咳の診かた、止めかた

ガイドラインだけではわからない日常診療の疑問に答えます！

藤森勝也 編
Katsuya Fujimori

羊土社 YODOSHA

謹告

　本書に記載されている診断法・治療法に関しては，発行時点における最新の情報に基づき，正確を期するよう，著者ならびに出版社はそれぞれ最善の努力を払っております．しかし，医学，医療の進歩により，記載された内容が正確かつ完全ではなくなる場合もございます．

　したがって，実際の診断法・治療法で，熟知していない，あるいは汎用されていない新薬をはじめとする医薬品の使用，検査の実施および判読にあたっては，まず医薬品添付文書や機器および試薬の説明書で確認され，また診療技術に関しては十分考慮されたうえで，常に細心の注意を払われるようお願いいたします．

　本書記載の診断法・治療法・医薬品・検査法・疾患への適応などが，その後の医学研究ならびに医療の進歩により本書発行後に変更された場合，その診断法・治療法・医薬品・検査法・疾患への適応などによる不測の事故に対して，著者ならびに出版社はその責を負いかねますのでご了承ください．

序

　外来診療において，咳嗽は最も多い主訴である．持続する咳嗽の一般人口での頻度は約10％程度である．米国では，咳嗽治療のため，年間100億円以上の医療費が費やされているという．

　咳嗽は一般に女性に多い．咳感受性は，男性より女性で亢進していることが知られている．筆者ら新潟大学呼吸器・感染症グループやほかの研究者が臨床的に検討したACE（アンジオテンシン変換酵素）阻害薬による咳嗽，咳喘息，アトピー咳嗽，胃食道逆流による咳嗽，かぜ症候群（感染）後咳嗽のいずれにおいても，女性に多くみられた．最近の検討[1]では，機能的MRI所見を用いて，脳機能局在の性差を検討したところ，咳嗽出現直前のカプサイシン濃度で，男性に比べ女性では両側大脳の第1次感覚皮質に局在がみられたと報告されており興味深い．

　咳嗽の年齢分布に関しては，差がないとの報告，高齢になるほど頻度が高いとの報告がある．筆者らが検討したACE阻害薬による咳嗽[2]では，高齢者ほど咳嗽発生率が高かった．

　持続する咳嗽の原因としては，アレルギー性が多い．特に咳喘息，咳優位型喘息の占める割合は半数以上である．この咳嗽には，臨床でよく使われている中枢性鎮咳薬は無効である．どのように治療したらよいであろうか？

　そのためにはまず，「遷延性・慢性咳嗽では，一般に中枢性鎮咳薬は有効ではない」，ということを認識する必要がある．本書を紐解いて，咳嗽だからすぐに中枢性鎮咳薬を使用することは避けてほしい．

　以上のように，咳嗽の診断・治療は一筋縄ではいかない．そのため，「咳嗽が長引き，治らないのでなんとかしてほしい」との声をしばしば聴き，診断と治療に難渋しておられる，あるいは悩まれておられる臨床医がまだまだ多いと認識している．医師会などの講演会で「咳嗽の基礎と臨床」などの話をした後で，多くのご質問をいただく．「どのように問診し，身体診察し，検査を考え，そこから得られた所見から診断を考え，治療したらよいか」，また，「治療してみたけれど，よくならない．このときどうしたらいいの？」「初期治療で改善しなかった場合の次の一手は？」などのご質問が多い．

　本書は，咳嗽の分野で，国内で活躍しておられる先生方にそれらの点をわかりやすく解説いただいた．きっと「咳嗽」に対する臨床医の悩みを解決してくれる一冊になるであろう．咳嗽治療の分野では，まだまだエビデンスに乏しく，経験的に治療されているところも多い．本書を読んでいただき，書かれていることを実践していただき，日常臨床にお役立ていただきたい．咳嗽でお困りの患者さん，先生方にお役にたてる一冊になると確信している．

2016年9月

新潟県立柿崎病院
藤森勝也

<参考文献>

1) Morice AH, et al：A worldwide survey of chronic cough: a manifestation of enhanced somatosensory response. Eur Respir J, 44：1149-1155, 2014
2) 藤森勝也，他：アンギオテンシン変換酵素（ACE）阻害薬によって誘発される咳嗽の検討．日胸，48：994-998, 1989

咳の診かた、止めかた
ガイドラインだけではわからない日常診療の疑問に答えます！

contents

◆ 序 .... 藤森勝也　3

第1章　総論

1. 本邦における「持続する咳嗽」の臨床研究をたどる
.... 藤森勝也, 鈴木榮一, 菊地利明　14

2. 咳嗽のあれこれ
.... 藤森勝也, 鈴木榮一, 菊地利明　18

第2章　咳嗽の基礎

1. 中枢性鎮咳薬の作用機序
ニューロンレベルでの作用 .... 髙濱和夫　32

2. 末梢（咳受容体）からみた咳嗽発生機序 .... 亀井淳三　45

第3章　咳嗽の臨床

I 総論

1. 診断のための問診, 身体所見, 各種検査
遷延性・慢性咳嗽の鑑別を中心に .... 藤森勝也, 鈴木榮一, 菊地利明　54

II 各論

A 急性咳嗽

1. 感染性咳嗽
病態生理と抗菌薬使用の考え方 .... 黒川　允, 菊地利明　68

2. 成人百日咳と咳嗽
近くに同じ症状の人がいないかに注意 .... 野上裕子　79

B 持続する乾性咳嗽（胸部X線写真に異常所見がみられない場合）

1. 咳喘息
まずは中用量のICSから！ 吸入剤は患者にあったものを選択 .... 新実彰男　87

2. アトピー咳嗽
咳喘息との鑑別のため, 病態をしっかり把握する！ .... 藤村政樹　100

3. 胃食道逆流による咳嗽
QUEST や F スケール問診票を有効活用！ ……………………………… 藤森勝也，鈴木榮一，菊地利明　108

4. かぜ症候群（感染）後咳嗽
自然軽快傾向にあるが長引く場合は薬物療法を！ …………………… 藤森勝也，鈴木榮一，菊地利明　119

5. ACE 阻害薬による咳嗽
投与中止が原則だが，再投与や鎮咳作用の報告されている薬物療法も考慮する ……… 塩谷隆信　127

6. 心因性咳嗽
安易に決めつけずに，器質的疾患の可能性を考える！ ……………………………… 西　耕一　136

7. 喉頭アレルギーと咳嗽
基本的な治療法はヒスタミン H_1 受容体拮抗薬 …………………………………… 内藤健晴　147

C 持続する乾性咳嗽（胸部X線写真に異常所見がある場合）

1. 間質性肺炎と咳嗽
問診，検査，CT を含めた総合的な判断を！ ………………………………………… 髙田俊範　151

D 持続する湿性咳嗽（胸部X線写真に異常所見がみられない場合）

1. タバコと咳嗽（慢性気管支炎）
慢性気管支炎の最大の治療は禁煙 …………………………………………………… 松本久子　156

2. 気管・気管支結核と咳嗽，喀痰
通常の肺結核の好発年齢に比べるとやや若年〜中年女性に多く，気管支喘息との間違いに注意！ ……… 塚田弘樹　165

E 持続する湿性咳嗽（胸部X線写真に異常所見がある場合）

1. 副鼻腔気管支症候群（後鼻漏を含む）と咳嗽，喀痰
後鼻漏を認めたら副鼻腔炎を疑え！ ………………………………………………… 藤枝重治　172

2. 肺癌による咳嗽，喀痰
肺癌のスクリーニングにはまず胸部単純X線 ……………………………………… 阿部徹哉　179

F 頻度の多い呼吸器疾患と咳嗽，喀痰

1. COPDと咳嗽，喀痰
40 歳以上，10-pack-year 以上の喫煙歴ではCOPDを疑う ……………… 平田一人，浅井一久　189

2. 典型的気管支喘息（咳喘息を除く）と咳嗽，喀痰
治療ステップに応じた薬剤の使い分けを身につける！ …………………… 岩永賢司，東田有智　197

G その他

1. 環境真菌と慢性咳嗽
担子菌類の *Bjerkandera adusta*（ヤケイロタケ）の重要性 ……………………… 小川晴彦　213

2. 咳嗽治療に漢方薬を使ってみよう
………………………………………………………………… 藤森勝也，菊地利明，鈴木榮一　220

3. プライマリ・ケアの現場で「長引く咳嗽」の診断・治療に困ったら
………………………………………………………………… 藤森勝也，菊地利明，鈴木榮一　235

◆ 索引 ……………………………………………………………………………………………… 244

一般臨床医からの疑問・質問リスト

第1章

2. 咳嗽のあれこれ ……………………… 18

- Q1 咳嗽は，どうして発生するのですか？
- Q2 咳嗽などの急性期気道症状が，ウイルス感染か細菌感染か見分けるにはどうしたらよいのでしょうか？
- Q3 咳嗽誘発物質には，どのようなものがありますか？
- Q4 咳嗽誘発物質に対する拮抗薬は，鎮咳作用がありますか？
- Q5 咳嗽の連鎖はあるのでしょうか？

第2章

1. 中枢性鎮咳薬の作用機序 ……………… 32

- Q1 中枢性鎮咳薬が一般にもつ副作用として，一般臨床医が特に知っておいた方がよいことは何かありますか？
- Q2 中枢性鎮咳薬のなかでデキストロメトルファンは，このグループのほかの鎮咳薬に比べて，鎮咳効果が優れているような印象を受けることがありますが，その科学的エビデンスは何かありますか？

2. 末梢(咳受容体)からみた咳嗽発症機序 ……… 45

- Q1 本邦における慢性，遷延性咳嗽の三大原因疾患と考えられているのは？
- Q2 乾性咳嗽の原因として考えられるのは？
- Q3 気道炎症時に咳受容体感受性を亢進させる機序として重要なのは？
- Q4 C線維を介した咳受容体の感受性亢進に関与するチャネルなどにはどのようなものがありますか？

第3章-Ⅰ

1. 診断のための問診，身体所見，各種検査 ……… 54

- Q1 咳嗽はどのように分類すると，臨床に役立つのでしょうか？
- Q2 胸部画像に異常のない成人慢性咳嗽の主要な疾患を教えてください．
- Q3 持続する咳嗽患者に対して，まずどうすればよいですか？
- Q4 持続する咳嗽患者に対して，どのような問診，身体診察をしたらよいでしょうか？
- Q5 持続する乾性咳嗽患者に対して，どのような臨床検査をしたらよいでしょうか？

第3章-Ⅱ

A-1. 感染性咳嗽 ……………………… 68

- Q1 感染性咳嗽とは何ですか？
- Q2 感染性咳嗽にみられる臨床像は？
- Q3 感染性咳嗽を疑った場合に，必要な検査は？
- Q4 感染性咳嗽における抗菌薬の適応とその使い方は？
- Q5 治療中の隔離は必要ですか？

A-2. 成人百日咳と咳嗽 ………………… 79

- Q1 成人にも百日咳感染があるのですか？
- Q2 臨床症状から百日咳感染を診断できますか？
- Q3 百日咳感染を診断する方法は？
- Q4 具体的な治療法は？

B-1. 咳喘息 …………………………… 87

- Q1 咳喘息とはどのような疾患ですか？
- Q2 咳喘息の臨床像の特徴は？
- Q3 咳喘息の病態は？
- Q4 咳喘息の確定診断はどのようにするのですか？
- Q5 咳喘息の治療の原則は？
- Q6 治療抵抗性の患者への対応のコツはありますか？

B-2. アトピー咳嗽 ……………………… 100

- Q1 咳嗽の原因がアトピー咳嗽である可能性はどのくらいですか？
- Q2 問診，身体所見，スパイログラフィー，胸部X線写真でアトピー咳嗽と咳喘息を鑑別できますか？
- Q3 アトピー咳嗽の咳嗽発生機序は何ですか？
- Q4 小児や高齢者でもアトピー咳嗽はありますか？
- Q5 痰が出る湿性咳嗽では，アトピー咳嗽は否定できますか？

B-3. 胃食道逆流による咳嗽 …………… 108

- Q1 胃食道逆流による咳嗽はどのように診断したらよいのでしょうか？
- Q2 ほかの原因の咳嗽に胃食道逆流による咳嗽が合併することはあるのでしょうか？
- Q3 治療はどうすればよいのでしょうか？
- Q4 治療中における生活上の注意点を教えてください．

B-4. かぜ症候群(感染)後咳嗽 ………… 119

- Q1 かぜ症候群(感染)後咳嗽は，どのように診断したらよいのでしょうか？
- Q2 かぜ症候群(感染)後咳嗽は，どのように治療したらよいのでしょうか？

B-5. ACE阻害薬による咳嗽 …………… 127

- Q1 ACE(アンジオテンシン変換酵素)阻害薬による咳嗽のメカニズムについて教えてください．
- Q2 ACE阻害薬による咳嗽の頻度はどのくらいですか？また，人種差はあるでしょうか？
- Q3 ACE阻害薬による咳嗽では，薬剤による差はありますか？
- Q4 ACE阻害薬による咳嗽ではどのように対処したらよいでしょうか？
- Q5 ACE阻害薬による咳嗽が起きた場合，ACE阻害薬の再投与はできませんか？

B-6. 心因性咳嗽 ……………………… 136

- Q1 どのような場合に心因性咳嗽を疑えばよいでしょうか？
- Q2 心因性咳嗽の診断の際の注意点は？
- Q3 心因性咳嗽に対してどのように対処すればよいですか？
- Q4 専門医へ紹介するタイミングは？

B-7. 喉頭アレルギーと咳嗽 ……………… 147
- Q1 スギ花粉症の咳嗽は喉頭アレルギーなのでしょうか？
- Q2 喉頭アレルギーの診断はどのようにするのですか？
- Q3 アレルギー性鼻炎の後鼻漏との関連は？
- Q4 アトピー咳嗽との異同は？

C-1. 間質性肺炎と咳嗽 ……………………… 151
- Q1 どれくらい咳嗽が続いたら，胸部X線を撮ればいいですか？
- Q2 胸部X線で陰影がなければ，CTは不要でしょうか？
- Q3 問診や診察にあたり，何に気をつければいいですか？
- Q4 血液検査は何をすればいいですか？

D-1. タバコと咳嗽（慢性気管支炎） ……… 156
- Q1 60歳代の現喫煙者が，3カ月以上続く湿性咳嗽を主訴に受診しました．必須検査を教えてください．
- Q2 この症例では，胸部画像検査で所見が乏しく，肺癌や結核は否定されました．呼吸機能検査でも気管支拡張薬吸入後の1秒率（FEV_1/FVC）は70％以上でした．COPDの診断基準は満たさず，単純性慢性気管支炎と診断しましたが，喘息の可能性を考えなくてもよいでしょうか？
- Q3 禁煙指導で注意すべき点を教えてください．
- Q4 去痰薬などの使い方，作用機序を教えてください．

D-2. 気管・気管支結核と咳嗽，喀痰 ……… 165
- Q1 肺結核や気管・気管支結核を発生しやすい集団はありますか？
- Q2 気管・気管支結核は，気管支喘息と間違えられることがあると聞きますが本当ですか？
- Q3 「感染性結核」と「非感染性結核」について教えてください．
- Q4 気管・気管支結核，喉頭結核患者と接触した際の接触者健診の手順は？

E-1. 副鼻腔気管支症候群（後鼻漏を含む）と咳嗽，喀痰 ……………………………… 172
- Q1 副鼻腔炎は，どのようにしたらわかりますか？
- Q2 副鼻腔炎があるとどうして咳嗽が出るのですか？
- Q3 鼻が悪い場合，副鼻腔炎かアレルギー性鼻炎かをどのようにしたら区別できますか？
- Q4 鼻が悪くて咳嗽がでれば，必ず副鼻腔気管支症候群ですか？

E-2. 肺癌による咳嗽，喀痰 ………………… 179
- Q1 咳嗽の原因が肺癌である可能性はどのくらいですか？
- Q2 どのような咳嗽のときに肺癌を疑えばよいですか？
- Q3 肺癌のスクリーニングとして行うべき検査は？
- Q4 肺癌で治療中の患者が咳嗽・喀痰の増加を訴えた場合に鑑別を要する病態は？
- Q5 肺癌に伴う咳嗽・喀痰の治療はどのように行うのでしょうか？

F-1. COPDと咳嗽，喀痰 …………………… 189
- Q1 50歳の喫煙者ですが，感冒後，咳嗽や喀痰や喘鳴がありますが咳喘息でしょうか？
- Q2 60歳男性ですが，最近階段を上がったり，速足で歩くと息切れがするのですがCOPDでしょうか？
- Q3 55歳の喫煙者ですが，最近痰が詰まった感じや咳嗽，夜間喘鳴があり，近医で喘息といわれたのですが？
- Q4 70歳女性ですが，以前喫煙していましたが最近は禁煙しています．咳嗽・喀痰とともに階段などの体動時に息切れが徐々に強くなって，休まなければ歩けません．喘息ですか？
- Q5 60歳の喫煙者ですが，咳嗽が続くため近医を受診し，咳喘息と言われ吸入ステロイド薬で治療を受けたのですが，よくなりません．かえってのどの調子が悪く息切れが強くなりましたが，このまま薬を続けるべきですか？

F-2. 典型的気管支喘息（咳喘息を除く）と咳嗽，喀痰 …………………………………… 197
- Q1 喘息の咳嗽の特徴はどのようなものですか？
- Q2 喘息の咳嗽に伴う症状にはどのようなものがありますか？
- Q3 喘息の咳嗽を誘発する因子にはどのようなものがありますか？

G-1. 環境真菌と慢性咳嗽 …………………… 213
- Q1 担子菌類の多くは，いわゆる「きのこ」をつくる真菌類の一部ですがこの担子菌類は，真菌関連慢性咳嗽の原因になるのでしょうか？
- Q2 真菌関連慢性咳嗽は，稀な疾患ですか？また，地域性がありますか？
- Q3 担子菌類は，一般臨床医でも喀痰から培養できますか？

G-2. 咳嗽治療に漢方薬を使ってみよう …… 220
- Q1 漢方はエビデンスや効果がありますか？
- Q2 鎮咳作用のある生薬を教えてください．
- Q3 気管支炎に使用される漢方薬を教えてください．
- Q4 咳嗽に適応のある漢方薬を教えてください．
- Q5 喀痰に適応のある漢方薬を教えてください．
- Q6 麦門冬湯は，どのような疾患に用いるとよいのでしょうか？

G-3. プライマリ・ケアの現場で「長引く咳嗽」の診断・治療に困ったら ……………… 235
- Q1 長引く咳嗽で，原因疾患が思いつきませんが，どうすればよいでしょうか？
- Q2 長引く咳嗽で，原因疾患が思いつきませんが，問診，身体所見以外に，さらにどんなことを確認すればよいでしょうか？
- Q3 それでも原因疾患が思いつかない場合は，さらにどのような検査をすればよいでしょうか？
- Q4 長引く咳嗽で困っている症例を，どのように治療したらよいでしょうか？

カラーアトラス

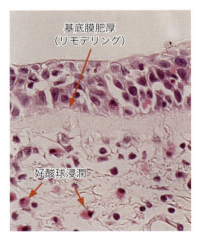

❶ 咳喘息における気道リモデリング（基底膜肥厚）
（p92 図6参照）

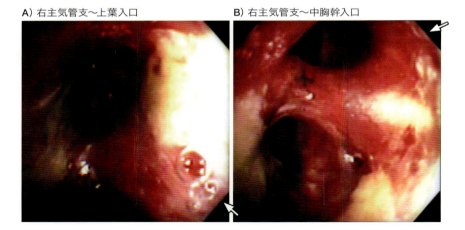

❷ 結核の気管支鏡所見（症例1）
気管・気管支結核 Type Ⅰ（発赤肥厚型）
粘膜の強い発赤があり粗造である．出血もみられる
（国立病院機構西新潟中央病院呼吸器科 桑原克弘先生のご提供）
（p169 図4参照）

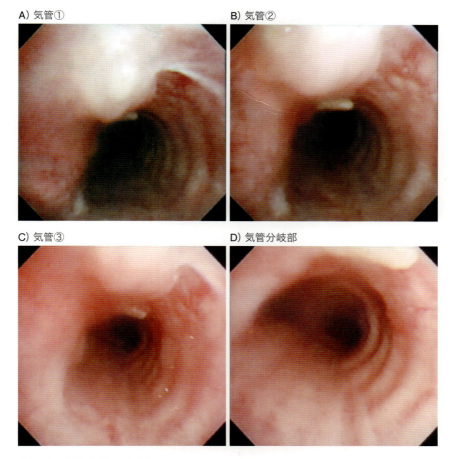

❸ **結核の気管支鏡所見（症例2）**
気管・気管支結核 Type Ⅳ＋Ⅲ（結節型肉芽腫型＋潰瘍型）
門歯から 20 cm に気管左から前壁にかけて，4 cm に及ぶ粗造で白苔伴う腫瘤形成が観察される
（国立病院機構西新潟中央病院呼吸器科 桑原克弘先生のご提供）
（p170図5参照）

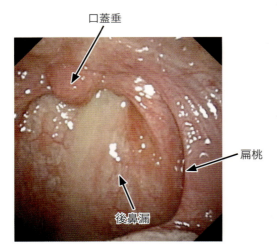

❹咽頭後壁を流れる後鼻漏
(p176図2参照)

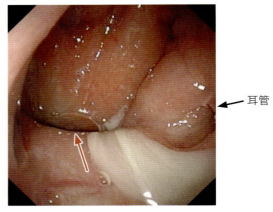

❺副鼻腔ファイバー所見
鼻腔から上咽頭に流れ込む膿性鼻汁（→）を認める
(p176図5参照)

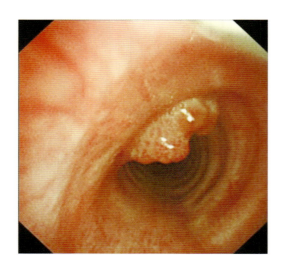

❻肺癌の気管支鏡像
気管内に突出する不整形の隆起性病変を認める
(p187図4D参照)

執筆者一覧

■ 編　集

藤森　勝也　新潟県立柿崎病院 院長

■ 執　筆（掲載順）

藤森　勝也　新潟県立柿崎病院 院長

鈴木　榮一　新潟大学医歯学総合病院 院長

菊地　利明　新潟大学医歯学総合病院 呼吸器・感染症内科

髙濱　和夫　熊本保健科学大学保健科学学部 医学検査学科/熊本大学 名誉教授

亀井　淳三　星薬科大学薬学部 薬物治療学教室

黒川　允　新潟県立坂町病院 内科

野上　裕子　国立病院機構福岡病院 呼吸器科

新実　彰男　名古屋市立大学大学院医学研究科 呼吸器・免疫アレルギー内科学

藤村　政樹　国立病院機構七尾病院 院長

塩谷　隆信　秋田大学大学院医学系研究科 保健学専攻理学療法学講座

西　耕一　石川県立中央病院 呼吸器内科

内藤　健晴　藤田保健衛生大学医学部 耳鼻咽喉科学教室

髙田　俊範　新潟大学医歯学総合病院 魚沼地域医療教育センター

松本　久子　京都大学大学院医学研究科 呼吸器内科学

塚田　弘樹　新潟市民病院 感染症内科

藤枝　重治　福井大学医学部 耳鼻咽喉科・頭頸部外科学

阿部　徹哉　新潟大学医歯学総合病院 呼吸器・感染症内科

平田　一人　大阪市立大学大学院医学研究科 呼吸器内科学

浅井　一久　大阪市立大学大学院医学研究科 呼吸器内科学

岩永　賢司　近畿大学医学部内科学 呼吸器・アレルギー内科部門

東田　有智　近畿大学医学部内科学 呼吸器・アレルギー内科部門

小川　晴彦　石川県済生会金沢病院 内科

第1章

総論

第1章 総論

1. 本邦における「持続する咳嗽」の臨床研究をたどる

藤森勝也，鈴木榮一，菊地利明

本稿では，本邦での「持続する咳嗽に関する臨床研究のはじまり」について記載する．

1980年代後半から，本邦での「持続する咳嗽（遷延性・慢性咳嗽）」の臨床研究が進んできた．1つの流れは，著者らが関与した新潟大学呼吸器・感染症・腎・膠原病グループにおける「アンジオテンシン変換酵素（angiotensin converting enzyme：ACE）阻害薬による咳嗽」（第3章-Ⅱ-B-5参照）の研究である．高血圧治療中に原因のはっきりしない咳嗽を訴える方が多く経験され，やがて降圧薬として使用されていたACE阻害薬が原因であることがはっきりしてきた．ACE阻害薬で最も早く発売されたカプトプリル（カプトリル®，1983年発売）の当時の添付文書には，副作用としての咳嗽の記載はなかった．臨床試験段階では，咳嗽があまりに一般的症状のため，副作用としての咳嗽に気づかれなかったのである．

1986年当時，臨床研修医であった著者は，病院外来で，高血圧治療中の患者でかぜ症候群，急性気管支炎などの感染症は考えにくいにもかかわらず，「咳嗽が長引いている」ことを不思議に思っていた．原因がはっきりしなかったのである．表1に1980年代のACE阻害薬の咳嗽発生の報告を示した．ここにあるように1986年，LancetにInmanが「Enalapril-

表1● 1980年代のACE阻害薬の咳嗽発生の報告

	報告年	報告者	論文	ACE阻害薬	発生率
1	1982	Havelka J, Boerlin HJ, et al	Br J Clin Pharmac, 14：71S-76S	カプトプリル	5.3％（4/76）
2	1982	Havelka J, Vetter H, et al	Am J Cardiol, 49：1467-1474	カプトプリル	6％（4/67）
3	1984	McFate SW, Kulaga SF, et al	J Hypertens, 2：S113-S117	エナラプリル	0.5％
4	1984	Stumpe KO, Kolloch R and Overlank A	Practical Cardiology, 10：111-124	カプトプリル エナラプリル	0.7％ 1.4％
5	1986	Inman WH	Lancet, 2：1218	エナラプリル	1.7％（139/8,299）
6	1987	Hood S, Nicholls MG, Gilchrist NL	NZ Med J, 100：6-7	両者	13.5％（12/89）
7	1987	Town GI, Hallwright GP, et al.	NZ Med J, 100：161-163	カプトプリル エナラプリル	25％（5/20） 33.3％（20/60）
8	1987	Coulter DM and Edwards IR	Br Med J, 294：1521-1523	カプトプリル エナラプリル	1.7％ 5.3％
9	1987	Fuller RW and Choudry NB	Br Med J, 295：1025-1026	両者	12.5％（5/40）
10	1988	Stokes GS, Tugwell S	Aust Fam Physician, 17：275～276	エナラプリル	10.3％（4/39）

文献1を参考に作成

induced cough」という論文を投稿されており，「これだ!!」と気づき，外来通院中の高血圧でACE阻害薬投薬中の方々のカルテを薬剤師さんと連携し，全数調査した．その結果を1989年に報告[1]した．そのなかで，以下にまとめたようなことが臨床検討で判明してきた．

- ACE阻害薬による咳嗽の頻度：カプトプリル3.9％，エナラプリル11.7％
- どのような患者さんに多いのか：性差があるのか？＝女性に多い，どの年齢層にみられるのか？＝高齢者ほど発生率が高い（表2）
- 咳嗽発生時間帯：就寝前に多い
- 咳嗽発生機序：NSAIDsのスリンダク（クリノリル®）がこの咳嗽を抑制（プロスタグランジン系の関与を示唆），抗コリン吸入薬のイプラトロピウム臭化物（アトロベント®）がこの咳嗽を抑制（cholinergic activationの関与を示唆）
- 対応方法：薬剤中止，薬剤中止後1年以上の長期観察で再発なし

また気管支喘息患者には安全に使用できるのか，気管支喘息発症との関係などの検討もなされた．

著者らは咳嗽に注目していたなかで，**「胃食道逆流による咳嗽」**症例を見出した．文献を検索したが，過去に本邦での報告がなく，1992年に，本邦1例目として報告した（「アレルギー」1992年報告)[2]．さらに，かぜ症候群後に，ほかの症状は改善したが，咳嗽のみが遷延する病態があることに気づいた．やはり文献を検索したが，本邦では明確に記載された報告がなく，1995年に**「かぜ症候群後の慢性咳嗽（postinfectious chronic cough）」**と名称して，疾患概念を報告した（「アレルギー」1995年報告)[3]．

本邦で最初に報告した「胃食道逆流による咳嗽」例（第3章–Ⅱ–B–3参照），「かぜ症候群（感染）後咳嗽」例（第3章–Ⅱ–B–4参照）に関しては，それぞれの項目の各論で記載したので合わせてみていただければ幸いである．

臨床研究の2つ目の流れは，金沢大学を中心としたもので，気管支喘息ではないが気道に好酸球が浸潤し，咳嗽を訴える患者の臨床的研究である．現在の**「アトピー咳嗽（1992年報告)[4]」**である．

3つ目の流れは，京都大学での**「咳喘息」**（第3章–Ⅱ–B–1参照）の臨床的検討であった（日胸疾会誌，1992年報告)[5]．4つ目の流れは，藤田保健衛生大学耳鼻咽喉科などの検討

表2　エナラプリル内服症例の年齢階級別咳嗽発生率

年齢階級	内服症例数	咳嗽症例数	咳嗽発生率（％）
30歳以上～40歳未満	2	0	0
40歳以上～50歳未満	11	0	0
50歳以上～60歳未満	45	3	6.67
60歳以上～70歳未満	52	5	9.62
70歳以上	27	8	29.6

相関係数 0.963，$p < 0.05$
文献1より引用

表3 ● 本邦での咳嗽に関する臨床研究のはじまり

遷延性・慢性咳嗽を呈する疾患名	本邦での疾患概念の報告年	雑誌	関係した医療機関	関連文献
咳喘息	1992年	日本胸部疾患学会誌	京都大学	5，7〜9
アトピー咳嗽	1992年	Internal Medicine	金沢大学	4，7，8，10
胃食道逆流による咳嗽	1992年	アレルギー	新潟大学	2，7，8，11〜13
かぜ症候群（感染）後咳嗽	1995年	アレルギー	新潟大学	3，7，8，14〜17
喉頭アレルギー	1995年	耳鼻と臨床	藤田保健衛生大学	6〜8，18

で「**喉頭アレルギー**（1995年診断基準提唱，1988年に喉頭アレルギー研究会発足，咳嗽の原因として喉頭アレルギーが考慮されるようになったのはその数年後からである）[6]」という概念の提唱であった（**第3章-Ⅱ-B-7参照**）．

以上のように，遷延性・慢性咳嗽の臨床研究は，約25年の歴史である（表3）．

金沢大学（現在国立病院機構七尾病院長）の藤村政樹医師は，咳嗽に興味をもたれ，この分野のリーダーとして，金沢で研究会を定期的に開き，咳嗽の分野に興味のある先生方との交流を続けられた．その研究会が発展して，1998年に「日本咳嗽研究会」が発足し，2016年までに計18回の全国研究会を開催している．ホームページもあるので，ご覧いただきたい（http://www.kubix.co.jp/cough/）．

また，今回，この本を執筆している先生方の多くは，それぞれの分野で咳嗽研究を続けておられる先生方である．ぜひ各稿を読み，咳嗽診療のポイントを体得していただきたい．

最後に，この分野のリーダーであり，金沢大学で多くの臨床医を育てた藤村政樹医師に敬意を表する．

〈参考文献〉

1) 藤森勝也，他：アンギオテンシン変換酵素（ACE）阻害薬によって誘発される咳嗽の検討．日本胸部臨床，48：994-998，1989
2) 藤森勝也，他：Gastroesophageal Reflux（GER）による慢性持続咳嗽の1例—GERを疑う症例での慢性持続咳嗽の検討を含めて—．アレルギー，41：454-458，1992
3) 藤森勝也，他：通常の鎮咳薬で改善せず，麦門冬湯が有効であったPostinfectious Chronic Coughの1例．アレルギー，44：1418-1421，1995
4) Fujimura M, et al：Bronchodilator-resistive cough in atopic patients：bronchial reversibility and hyperresponsiveness. Intern Med, 31：447-452, 1992
5) 新実彰男，他：Cough Variant Asthmaの臨床的検討．日胸疾会誌，30：1077-1084，1992
6) 岩田重信，他：喉頭アレルギーの基礎と臨床．耳鼻と臨床，41：839-851，1995
7) 「慢性咳嗽の診断と治療に関する指針　2005年度版」（日本咳嗽研究会，アトピー咳嗽研究会/著），前田書店，2006
8) 「慢性咳嗽を診る　改訂版」（藤村政樹/編），医薬ジャーナル社，2010
9) Niimi A, et al：Airway remodeling in cough-variant asthma. Lancet, 356：564-565, 2000
10) Fujimura M, et al：Eosinophilic tracheobronchitis and airway cough hypersensitivity in chronic non-productive cough. Clin Exp Allergy, 30：41-47, 2000
11) 藤森勝也，他：咳嗽の臨床：呼吸器疾患以外の慢性持続咳嗽の原因．気管支学，14：817-821，1992
12) 藤森勝也：胃食道逆流による慢性咳嗽．喉頭，20：74-78，2008

13) Fujimori K, et al：Clinical features of Japanese patients with chronic cough induced by gastroesophageal reflux. Allergology International 46：51-56, 1997
14) 藤森勝也，他：かぜ症候群後の慢性咳嗽の臨床像．アレルギー，46：420-425, 1997
15) 藤森勝也，他：慢性持続咳嗽の鑑別診断における気道過敏性検査の役割．アレルギー，48：713-718, 1999
16) 藤森勝也，他：咳と痰．「ダイナミックメディシン 1」（下条 文武，齋藤 康/監），pp3-138, pp4-20, 西村書店，2003
17) 「咳と痰の臨床」（三嶋理晃/編），医薬ジャーナル社，2010
18) 内藤健晴：耳鼻咽喉科領域の慢性咳嗽．耳鼻咽喉科臨床，84：667-675, 2001

第1章 総論

2. 咳嗽のあれこれ

藤森勝也，鈴木榮一，菊地利明

Q&A 一般臨床医からの疑問・質問

Q1 咳嗽は，どうして発生するのですか？

A1 咳嗽は生体の防御反射で，すなわち気道や肺を防御する必須のものです．つまり咳嗽は気道に誤って入ってきた異物を排除し，気道感染の広がりを抑制するために出ます．有効な咳嗽がなければ，気道分泌物が貯留し，感染を起こしたり，無気肺になりやすく，呼吸器系の抵抗力が低下します．

Q2 咳嗽などの急性期気道症状が，ウイルス感染か細菌感染か見分けるにはどうしたらよいのでしょうか？

A2 「かぜ症候群」の原因は，一般的にはウイルスです．健常成人（基礎疾患がない）の「急性気管支炎」の原因微生物のほとんどはウイルスです．「鼻炎」から「急性副鼻腔炎」を発症することもありますが，原因の多くはウイルス性です．ウイルス性急性副鼻腔炎の0.5〜2％に，二次的に細菌性副鼻腔炎を発症します．
見分け方としては，「細菌感染は，1カ所の局所症状が強く，鼻，咽頭，喉頭と3カ所にわたる急性症状はウイルス感染を示す」との原則があります．

Q3 咳嗽誘発物質には，どのようなものがありますか？

A3 咳嗽誘発物質には，プロスタグランジンD_2，E_2，$F_{2\alpha}$，ヒスタミン，ロイコトリエンやNOがあります．

Q4 咳嗽誘発物質に対する拮抗薬は，鎮咳作用がありますか？

A4 プロスタグランジンにはシクロオキシゲナーゼ-2阻害薬が，NOには麦門冬湯（ばくもんどうとう）が，ヒスタミンにはヒスタミンH_1受容体拮抗薬が，ロイコトリエンにはロイコトリエン受容体拮抗薬があり，いずれも咳嗽抑制の報告があります．

Q5 咳嗽の連鎖はあるのでしょうか？

A5 咳嗽というメカニカルストレスが気道上皮に影響して，気道炎症を惹起し，さらに咳嗽発生につながることが報告されています．したがって，咳嗽が次の咳嗽を引き起こさないよう，適切に治療することが大切です．

1 咳嗽とは[1〜5]

1) 概念

　　咳嗽は生体の防御反射で，すなわち**気道や肺を防御する必須のもの**である．つまり咳嗽は気道に誤って入ってきた異物を排除し，気道感染の広がりを抑制するために出る．有効な咳嗽がなければ，気道分泌物が貯留し，感染をおこしたり，無気肺になりやすく，呼吸器系の抵抗力が低下する．

　　多くの場合，咳嗽は，急性感染症の症状として認められる．しかし，持続する咳嗽を呈したり，咳嗽が続くがほかの症状がみられない場合や，呼吸器系以外のほかの医学的問題解決が必要な場合もみられる．

2) 咳嗽の種類

　　咳嗽の種類としては，喀痰を伴う場合（**湿性咳嗽**）と喀痰を伴わない場合（**乾性咳嗽**）がある．気道粘液は気道感染防御に働く．喀痰は，過分泌された気道粘液が喀出されたもので，病的状態の徴候である．一方喀痰を伴わない乾性咳嗽は，病的咳嗽である．

3) 性差

　　一般に，**咳嗽は，男性より女性に多い**ことが知られている．集団で比較すると，咳嗽反射は男性より女性で亢進しているからである．咳嗽反射がなぜ女性で亢進しているのか明確な理由はわかっていない．

2 咳嗽の身体的，心理的影響

　　咳嗽が続くと，身体的，心理社会的に影響を及ぼす．具体的には，心血管系（低血圧，徐脈，頻脈，意識消失発作など），消化器系（胃食道逆流の増加，ヘルニアなど），泌尿器・婦人科系（尿失禁など），骨・筋肉系（肋骨骨折，胸痛など），神経系（めまい，頭痛，咳失神，不眠など），心理社会的（不安の増強，ライフスタイルを変えざるを得ないなど）に影響し，QOLを悪化させる．特に女性では，咳嗽により，尿失禁などの問題が起こりやすい．したがって，病的咳嗽である乾性咳嗽は，その発生を抑制することが必要である．

⚠️ Pitfall

咳嗽が持続すると不安を引き起こす[6, 7]

　　遷延性・慢性乾性咳嗽は，筋肉痛，不眠，尿失禁などを引き起こし，QOLを悪化させる．また，咳嗽のために，レストラン，コンサートに行きたくなくなり，心理社会的健康に影響する．

　　遷延性咳嗽患者で，不安や抑うつがみられるか否か，HADSを用いて検討した筆者らの成績を示す．HADSは，Hospital Anxiety and Depression Scaleの略で，身体

第1章 総論

疾患を有する患者で，不安や抑うつなどの症状を評価する調査票である．遷延性・慢性咳嗽30例，年齢54±18歳，男10例，女20例で検討した．咳嗽持続期間は11.8±13.7週であった．その結果，不安スコアと咳嗽持続期間は，有意な正の相関関係を認めた（**図1**）．抑うつスコアと咳嗽持続期間は有意な関係はなかった．さらに不安スコアは，咳嗽が改善すると，有意に改善した（**図2**）．遷延性・慢性咳嗽症例では，**「咳嗽持続期間が長くなると，不安を引き起こす」**と考えられ，原因をはっきりさせ，なるべく早く咳嗽を抑えることが大切になる．

3 咳嗽発生機序[1〜5]

1) 咳受容体

　一般に，咳嗽は，知覚神経終末への刺激で引き起こされる．その知覚神経終末は，**rapidly adapting receptors**（別名：**irritant receptors**）やC線維（**C-fibers**）であると考えられている．**咳受容体**はirritant receptorsとC線維より構成されていると考えられている．

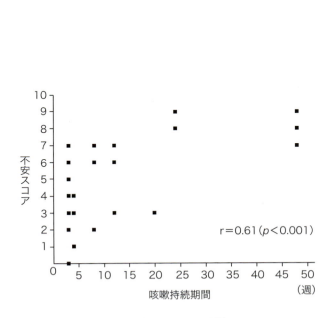

図1 ● 咳嗽持続期間と不安スコアとの関係
文献6より引用

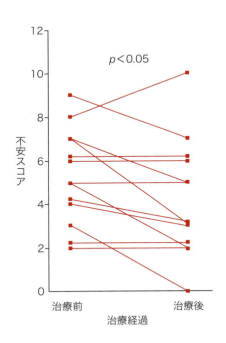

図2 ● 治療前後での不安スコア
文献7より引用

C線維が刺激されると咳嗽に重要な神経ペプチドである**サブスタンスP**などのタキキニンが遊離し，咳嗽を発生させる．気道にはサブスタンスPを分解する酵素である**neutral endopeptidase（中性エンドペプチダーゼ：NEP）**が存在している．

2）サブスタンスPと咳嗽，咳嗽反射

サブスタンスPは，咳嗽反射，嚥下反射にかかわる神経ペプチド（11個のアミノ酸残基からなるポリペプチド）である．迷走神経，舌咽神経の知覚枝の頸部神経節で合成され，末梢神経に一定濃度で保たれている．**大脳基底核にある黒質線条体で生成されるドパミンにより合成が促進される**．したがって，**大脳基底核の脳梗塞では，咳嗽反射，嚥下反射が障害される**．

血中サブスタンスPは，咳嗽がある症例とない症例で比べた報告[8]では，**咳嗽がある症例で有意に高値**を示した．

気道感染では，NEP活性が低下し，サブスタンスPが分解されにくいため咳嗽が発生しやすいと考えられる．

ACE阻害薬による咳嗽では，サブスタンスPが増加し，咳嗽が発生しやすいと考えられる．ACEはブラジキニンを不活性化する．ACE阻害薬により気道局所のブラジキニンが不活性化されず増加し，C線維を刺激するため，サブスタンスPが増加し，咳嗽が発生すると考えられている．

咳嗽反射は，脳幹反射の1つであり，この反射の消失は，**脳死判定基準**に入っている．

3）かぜ症候群（上気道感染）と咳嗽

求心性知覚神経終末は，咽頭，喉頭，気管・気管支・細気管支，胸膜，外耳道，食道などに存在している．したがって，くしゃみ，鼻汁，発熱，咽頭痛，嗄声，咳嗽などの「かぜ症候群」での咳嗽は，上気道からの刺激で咳嗽が出ていると判断できる．また**この原因は，一般的にはウイルス**である．なぜなら，**「細菌感染は，1カ所の局所症状が強く，鼻，咽頭，喉頭と3カ所にわたる急性症状はウイルス感染を示す」**との原則があるからである．かぜ症候群が遷延し，鼻汁，咽頭痛，発熱と咳嗽，ともに喀痰に変化してきた場合，下気道にウイルス感染が拡大した可能性がある．この場合，すぐに細菌感染合併と判断しない．**健常成人（基礎疾患のない）の「急性気管支炎」の原因微生物のほとんどはウイルスである**．インフルエンザウイルス，パラインフルエンザウイルス，コロナウイルス，ライノウイルス，RSウイルス，ヒトメタニューモウイルスなどである．一方，肺炎球菌，インフルエンザ菌，*Moraxella catarrhalis* などの肺炎の起炎菌が，「急性気管支炎」を起こすという確実な医学的根拠はなく，**多くの研究で，急性気管支炎における抗菌薬の投与の有用性は否定されている**．ただ，肺炎クラミジア，肺炎マイコプラズマによる細菌性急性気管支炎は知られており，**抗菌薬の投与を考慮する**．

「上気道感染」による急性咳嗽の治療に関しては，**ウイルス感染**が主体であり，対症療法が主体となる．内因性咳嗽誘発物質として**ヒスタミン**は重要であり，**ヒスタミンH_1受容体拮抗薬**は，この咳嗽の咳受容体に影響して鎮咳効果を発揮する．

欧米では，急性〜遷延性咳嗽の原因として，**「upper airway cough syndrome（上気**

道咳嗽症候群と訳す）」という概念が提唱されている．これは感染性，アレルギー性，非アレルギー性を問わず，鼻炎，副鼻腔炎などの後鼻漏を呈する疾患の総称として命名されている．**ヒスタミン H_1 受容体拮抗薬は有効**である．

4）咳嗽反射経路

咳嗽反射経路であるが，irritant receptors とC線維よりなる咳受容体への刺激が，上喉頭神経，迷走神経の求心性経路（afferent）を介して，咳中枢である**延髄の孤束核**に投射し，そこより遠心性経路（efferent）を通って咳嗽が発生する．遠心性経路では，咳中枢から脊髄を下行し，横隔神経から横隔膜へ，また，肋間神経から肋間筋へ至る経路と，迷走神経の反回枝を経由して喉頭筋に至る経路がある．

なお，移植肺では，迷走神経が切断されているため，気管支粘膜への機械的な刺激では咳嗽は誘発されない．

5）咳嗽のメカニックス

咳嗽反射は，非常に高度に構築された不随意筋の運動で成り立っている．この**咳嗽のメカニックス**であるが，吸気相，喉頭閉鎖，爆発的呼気相に分けられる．

まず素早い吸気が起こり，次に一過性に喉頭が閉鎖して，呼気筋が収縮して，胸腔内圧を高め，その後一挙に喉頭解放とともに非常に速い呼気流がつくられる．これが咳嗽である．呼気流速は，200〜400 km/時，50〜100 m/秒である．1回の咳嗽で約2 kcalが使われるほどである．

6）咳受容体への刺激

大気汚染などによる粒子状物質，異物などの機械的刺激や，カプサイシンなどの化学的刺激は，咳受容体に作用して咳嗽を発生させる．C線維には，**カプサイシン受容体＝バニロイド受容体Ⅰ型**（陽イオンチャネル：カルシウムイオンやナトリウムイオンなどの陽イオンを通すイオンチャネル）が存在している．

正常な気道粘液量は，1日約10〜100 mLである．Ⅱ型肺胞上皮細胞，クララ細胞，杯細胞，気管支腺などの分泌物からなる．気道上皮は線毛円柱上皮であり，線毛運動（1分間1,500回程度）により，分泌物はたえず上気道の方へ送り出され（mucous escalator），無意識に食道に飲み込まれてしまう．気道分泌物が病的に過剰になると，咳受容体を刺激して咳嗽が起こり，喀痰が喀出される．

4 咳嗽誘発物質（C線維を刺激する物質）[1〜5] (表1)

C線維を刺激する物質としてどのようのものがあるのであろうか．以前より内因性咳嗽誘発物質としてプロスタグランジン，ヒスタミンなどが想定されていた．研究が進み，プロスタグランジンやNO（一酸化窒素）などがC線維を刺激することがわかってきた．

1）プロスタグランジン

細胞膜のリン脂質はホスホリパーゼA2により分解され，遊離のアラキドン酸を生成する．

表1● 咳嗽誘発物質とその代表的作用，拮抗薬・抑制薬，代表的疾患

咳嗽誘発物質	プロスタグランジンD_2，E_2，$F_{2\alpha}$	NO	ヒスタミン	ロイコトリエン
原因	気道炎症	気道炎症	気道炎症	気道炎症
代表的産生場所	気道上皮，炎症細胞	気道上皮，炎症細胞	肥満細胞	気道上皮，炎症細胞
代表的作用	C線維からサブスタンスP遊離	C線維からサブスタンスP遊離	気道平滑筋収縮，ATP遊離，血管透過性亢進	気道平滑筋収縮，血管透過性亢進
拮抗薬	シクロオキシゲナーゼ2阻害薬	麦門冬湯（ばくもんどうとう）	ヒスタミンH_1受容体拮抗薬	ロイコトリエン受容体拮抗薬
代表的疾患	気管支喘息（咳喘息を含む），ACE阻害薬による咳嗽，副鼻腔気管支症候群	気管支喘息（咳喘息を含む）	気管支喘息（咳喘息を含む），アトピー咳嗽，かぜ症候群（感染）後咳嗽	気管支喘息（咳喘息を含む）

このアラキドン酸はシクロオキシゲナーゼ（COX）によりプロスタグランジン類やトロンボキサン類に生合成される．COXには，構成型COX-1と誘導型COX-2が存在する．気管支喘息やCOPD（慢性閉塞性肺疾患）では，気道炎症が存在し，気道上皮にCOX-2誘導が増加する．気道炎症時，COX-2が増加し，プロスタグランジン類，特にプロスタグランジンE_2あるいはプロスタグランジン$F_{2\alpha}$が増加し，C線維に存在するそれぞれの受容体（EP2あるいはEP4受容体）の刺激を介して，C線維から**サブスタンスP**などのタキキニン放出が増加する．

COX-2阻害薬は，カプサイシン誘発咳嗽を抑制する[9]．**ACE阻害薬による咳嗽**は，**NSAIDsにより抑制される**ことが以前から知られていた〔最初の報告はスリンダク（クリノリル®）〕．**気管支喘息**や**副鼻腔気管支症候群**の咳感受性は，**COX-2阻害薬**のエトドラク（ハイペン®）で鈍化することが報告されている．**かぜ症候群ではしばしば発熱を伴い，対症療法薬としてNSAIDsが広く使用されていた時代があったが，これはNSAIDsによって咳嗽を抑制していた可能性**がある．

2) NO

呼吸器系のNOは，気道上皮細胞，血管内皮細胞，非アドレナリン非コリン性神経などで，構成型NOS（構成型一酸化窒素合成酵素，cNOS）により産生される．このNOは，気道平滑筋弛緩，血管平滑筋弛緩，気道上皮の線毛運動の調節をしている．細菌感染，抗原刺激時には，誘導型NOS（iNOS）が誘導され，気道上皮細胞，血管内皮細胞，肺胞マクロファージ，好中球，好酸球などから，大量のNOが産生，放出される．iNOSによる過剰のNOは，気道上皮障害，好酸球の遊走と浸潤，血管透過性亢進を引き起こし，気道炎症を悪化させる．**呼気NO**は，**咳喘息**，**気管支喘息**，**COPD**で，健常人に比し有意に増加している．増加したNOは，**C線維を刺激**してサブスタンスPなどのタキキニンの放出を増大させている．

なお，漢方薬の**麦門冬湯（ばくもんどうとう）**は，**NOの合成や放出に対する阻害作用**があることが知られている．また麦門冬湯は，気道感染時NEP活性低下を抑制する．臨床的には，**かぜ症候群（感染）後咳嗽**，咳喘息，咳嗽を伴う**気管支喘息**，**COPD**の咳嗽に，麦門冬湯は効果がある．

3) ヒスタミン

気道平滑筋にはヒスタミンH_1受容体が存在している．irritant receptorsやC線維周辺に

は，ヒスタミンH₁受容体があることが推定されている．また，ヒスタミンと気道平滑筋からのATPの遊離との相互作用があることが知られている．すなわち，ヒスタミンが気道平滑筋からATPの遊離を促進し，ATPは肥満細胞からのヒスタミン遊離を促進する．ATP受容体はirritant recetorsやC線維周辺に存在しており，咳嗽反射の調節に関係している[10, 11]．気道上皮にはヒスタミンを分解する酵素のヒスタミン–N–メチルトランスフェラーゼがあるが，気道感染時にはこの活性が低下し，ヒスタミン分解が障害され，咳嗽が発生すると推定されている．

臨床的には，ヒスタミンH_1受容体拮抗薬は，**アトピー咳嗽，咳喘息，かぜ症候群（感染）後咳嗽**を改善する．

慢性咳嗽における誘発喀痰中の炎症性メディエータ濃度を測定した報告では，特発性咳嗽では，ヒスタミン，プロスタグランジンD_2，プロスタグランジンE_2が増加し，咳喘息では，ヒスタミン，ロイコトリエン，プロスタグランジンD_2，プロスタグランジンE_2が増加していた．

5 咳嗽が障害される原因と随意的咳嗽力

咳嗽が障害される場合がある．その原因として，呼気筋（横隔膜や肋間筋）力の低下，吸気筋力の低下，胸郭の変形，喉頭の閉鎖不全，気管軟化症，中枢性呼吸抑制状態（麻酔，鎮静，意識障害など）がある．例えば，筋ジストロフィー，筋萎縮性側索硬化症，脳性麻痺，脊髄損傷などの患者では，生体防御反射の咳嗽が障害され，分泌物を排出できなくなる．

咳嗽の強さは，定量的に測定可能である．咳嗽の最大流量をcough peak flow（CPF）とよんでいる．健常成人の随意的咳嗽の流量は360〜960 L/分である．

最大呼気流量，口腔で測定する最大呼気圧は，咳嗽の強さ（随意的咳嗽力）の指標として代用できる．咳嗽が障害されたときなどに使用する，咳嗽を強くさせ，排痰させるための装置が開発されている（mechanical in-ex sufflation）．これはフェイスマスクあるいは気管挿管チューブを使用し，気道に陽圧を加えた後，急速に陰圧にシフトすることをくり返す，機械的咳嗽（排痰）補助装置である．

6 咳嗽の原因を見極める（原因に対する特異的治療を行う）[1〜5]

咳嗽の原因には，少なくとも**咳受容体感受性亢進**と**気管支平滑筋収縮**（気道収縮）の2つがある．したがって，咳嗽を抑制するには，咳受容体感受性亢進を抑制する薬物，気管支平滑筋収縮を抑制する薬物，咳中枢を抑制する薬物（中枢性鎮咳薬）を用いる．中枢性鎮咳薬は，afferent（求心性神経）のインパルスに対する咳中枢の閾値を高めて，咳嗽反射を抑制するもので，麻薬性と非麻薬性にわかれる．咳中枢の神経細胞ネットワークに関してはブラックボックスであったが，最近の知見から，少しずつ解明されてきている．

中枢性麻薬性鎮咳薬は，延髄の咳中枢に作用して咳嗽を抑制する．副作用として，傾眠，便秘，習慣性があげられる．したがって**長期使用は慎まなければならない**．

中枢性非麻薬性鎮咳薬として一般的なデキストロメトルファン（メジコン®）は，市販もされており，安全性が高く，副作用も少ない．麻薬性鎮咳薬とは作用部位が異なり，どうしても必要の場合，併用可能である．

麦門冬湯，ヒスタミンH_1受容体拮抗薬は，咳受容体に影響して鎮咳効果を発揮すると考えられている．また，ステロイド薬は，気道炎症を抑制して鎮咳効果を発揮する．気管支喘息に伴う咳嗽では，気管支拡張薬により咳嗽が軽減する．いずれにしても，**咳嗽の原因を見極め，原因に対する特異的治療を行うのが原則である．**

7 湿性咳嗽の治療

　湿性咳嗽は，生理的咳嗽であり，単に中枢性鎮咳薬のみで，咳嗽を抑制してはならない．気道分泌物が，肺や気道内に貯留することになるからである．必ず原因療法を行う．加えて，喀出された**喀痰の検査**が重要である．**一般細菌検査，抗酸菌検査，細胞診検査**などを行う．喀痰が**好酸球性**か**好中球性**かも重要である（図3）．

　例えば，肺炎では痰と咳嗽を伴うが，この場合の咳嗽は，痰を喀出するための生理的反応であり，これを抑制する中枢性鎮咳薬を使用すると痰の排出が悪くなり，肺炎を悪化させる場合がある．**かぜ症候群での咳嗽に対して，安易に中枢性鎮咳薬を使用しない**．かぜ症候群の原因の約80〜90％は，上気道のウイルス感染であり，咳嗽はウイルスが肺内に広がらないようにするためであり，この生理的防御反射を抑制すると，かえって病態を悪化させ，場合により気管支炎，肺炎になってしまうので注意する．

　湿性咳嗽では，特にその原因に対する治療が重要である．例えば，肺癌による血痰と咳嗽，

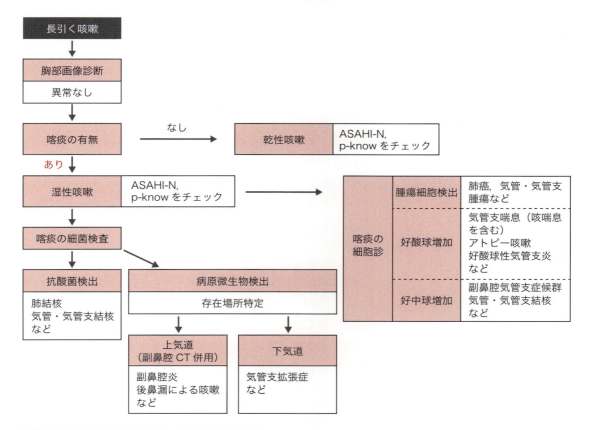

図3 ● 胸部画像に異常がない，湿性咳嗽の鑑別

気管支拡張症による膿性痰と咳嗽，肺炎による膿性痰と咳嗽，肺結核による血痰と咳嗽などでは，原因療法が当然優先される．けっして中枢性鎮咳薬のみを使用してはならない．以下に湿性咳嗽の治療についてまとめた．

- 肺癌では，病期により，選択すべき治療，すなわち手術療法，放射線療法，化学療法を単独または組合わせて行う．細菌感染を合併する場合には，抗菌薬を使用する
- 気管支拡張症による膿性痰と咳嗽では，細菌感染の合併を考え，抗菌薬を使用する．少量14員環マクロライド療法も合わせて行う
- 慢性湿性咳嗽の原因として多い副鼻腔気管支症候群では，長期少量14員環マクロライド療法が有効である
- 肺炎，肺化膿症による喀痰と咳嗽では抗菌薬を，肺結核では抗結核薬を使用する
- 急性気管支炎による喀痰と咳嗽では，ウイルス性には対症療法を，細菌性には抗菌薬を行う

8 コデインリン酸塩を含む鎮咳薬依存症

オピオイド系鎮痛薬の適応拡大が進んでいる．使う薬剤は「弱いオピオイドであるから依存症がない」と楽観的な医師もいるが，弱オピオイドに分類される「コデインリン酸塩」を含む鎮咳薬依存症患者はいるのである．安易に中枢性鎮咳薬を使用しないようにしたい．また，コデインリン酸塩処方を希望する患者にも注意が必要である．

9 咳嗽は次の咳嗽の誘因になる（咳嗽の連鎖）

「一度咳嗽が出ると，また次の咳嗽をしたくなる，次の咳嗽が出そうになる」のを感じるのではないだろうか．咳嗽は気道粘膜に影響して，さらなる咳嗽を誘発するのであろうか．

2011年にNEJMに発表された「Effect of bronchoconstriction on airway remodeling in asthma」[12]では，気管支喘息で，メサコリンによる反復気道収縮時の粘膜生検でTGF-βの発現増強，基底膜肥厚などの気道リモデリングが生じることが報告されている．また，Haraらは，2008年にAm J Respir Crit Care Medに発表された「Effect of pressure stress applied to the airway on cough-reflex sensitivity in guinea pigs」[13]で，気道への急速な陰圧が，6時間後に咳嗽反射を亢進させることを報告し，咳嗽が咳嗽を招く可能性を示している．

筆者らは，1997年に「アレルギー」で発表した[14]，かぜ症候群後の遷延性・慢性咳嗽22例の検討で，「咳嗽持続期間と治療開始後咳嗽軽快までの期間」との間に，有意な正の相関関係があったことを報告している（図4）．つまり**持続期間の長い咳嗽は，改善までに時間がかかり，持続期間の短い咳嗽は，早く改善していた**．また1998年の「日本呼吸器学会誌」に，かぜ症候群（感染）後咳嗽18例の検討で，「治療前咳嗽スコアと治療1週間後の咳嗽スコア」に有意な正の相関関係があったことを報告し（図5），咳嗽が強いほど，治療後の咳嗽が残りやすいことを示した[15]．

以上，「咳嗽が次の咳嗽を招く，誘因になる」ことを示唆するデータである．

したがって，長引く咳嗽は，原因をはっきりさせ，すみやかに咳嗽を抑えることが大切になる．

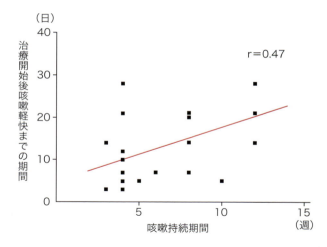

図4 ● かぜ症候群（感染）後咳嗽における咳嗽持続期間と治療開始後咳嗽軽快までの期間との関係
文献14より引用

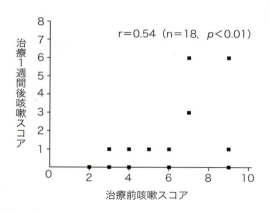

図5 ● かぜ症候群（感染）後咳嗽における治療前咳嗽スコアと治療1週間後咳嗽スコアとの関係
文献15より引用

10 咳嗽の主観的および客観的評価方法[1〜5]

1) 主観的評価方法

　自覚症状としての咳嗽は，咳日記を付ける方法や，咳嗽スコア，**visual analog scale (VAS)** で評価する方法（主観的評価方法）がある．

　筆者らが行っているVASについて記載する．これは自覚症状としての咳嗽の程度をVASで表現してもらう方法である．咳嗽は，咳嗽の強さと回数に分け，VASでそれぞれ評価してもらう．VASは100 mmの水平線で，0は咳嗽がない，100は強さに関してはイメージする最も強い咳，回数に関してはイメージする最も頻回の咳として，記入してもらう．筆者らの成績では，100人の咳嗽症例で評価したところ，強さのVASと回数のVASとの間には，正の相関関係がみられた（図6）．咳嗽の強さが強くなったり，回数が増えたりすると，強さのVASと回数のVASとの間に，ばらつきがみられる．

2) 客観的評価方法

　客観的評価方法として，よく行われるのが，**カプサイシン咳感受性検査**である．簡単に方法を述べる．カプサイシンを10段階（1.22〜625μM）に希釈し低濃度から吸入してもらい，15秒間吸入，その後45秒間観察し，合計1分間に5回以上咳が出るか否か判断し，出ない場合は次の濃度に移行する．咳嗽が5回以上誘発された最低濃度を咳閾値（C5）とする．
　100人の咳嗽症例で評価したところ，カプサイシン咳感受性と咳嗽のVASとの間には，有意な負の相関関係がみられた（図7）．つまり，咳嗽の頻度や強度が強いとカプサイシン咳感受性は亢進していた．

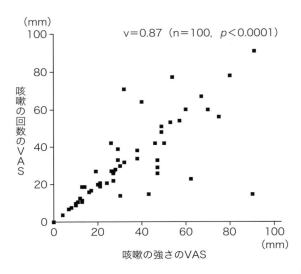

図6 ● 咳嗽の強さのVASと回数のVASとの関係

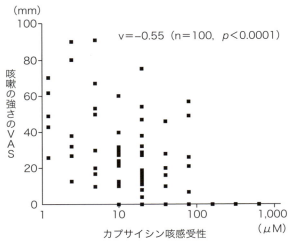

図7 ● 咳嗽の主観的評価であるVASと客観的評価であるカプサイシン咳感受性との関係

11 欧米で報告がみられる，新しい咳嗽治療の考え方[16～18]

　慢性咳嗽を訴える方々は，上気道や喉頭の異常感や不調を訴えることがある．

　また，咳嗽はわずかな物理的あるいは化学的刺激で誘発される．つまり咳受容体感受性の亢進状態（cough receptor hypersensitivity, cough hypersensitivity syndrome）が考えられる[17,18]．

　見方を変えて，**慢性咳嗽は，神経経路の障害からくるとの考えもある**[16]．炎症，感染，アレルギーなどにより気道の知覚神経の障害が起こり，そこからの**咳嗽反射経路の障害（neuropathic disorder）**をきたすとの考えである．この考えに従えば，神経障害性疼痛に使用できる**ガバペンチン（ガバペン®）やアミトリプチリン（トリプタノール®）**などが，慢性咳嗽の治療に使用できると考えられよう．海外では，実際に使用し，難治性慢性咳嗽に有効であった報告があるが，国内では，保険適用外である．

> **Column**
>
> ### 感染症の鑑別診断はしっかりと！
>
> 　ウイルス感染か細菌感染かを見分ける際に「**細菌感染は，1カ所の局所症状が強く，鼻，咽頭，喉頭と3カ所にわたる急性症状はウイルス感染を示す**」との原則は重要である．例えば，咽頭痛，発熱の場合，最も考えやすいのは急性咽頭炎である．その原因としてウイルス感染が最も多い．鑑別として重要なのが，killer sore throatである．
>
> ● **Killer sore throat**
> 　気道閉塞をきたす可能性のある細菌感染症で，急性喉頭蓋炎，扁桃周囲膿瘍，咽後膿瘍，口底蜂窩織炎（Ludwig's angina）などがある．いずれも咽頭痛とともに，飲み込みにく

い，唾をのみこむのがやっと，水を飲むのがつらい，固形物が食べられないなどの**強い嚥下障害を伴う**（**1 カ所の局所症状が強い**）．

● A群溶血性連鎖球菌感染症

もう 1 つ咽頭痛，発熱の重要事項として，**A 群溶血性連鎖球菌感染症**（group A streptococcus：GAS）の診断があげられる．GAS 感染の場合，適切な抗菌薬治療により将来における急性リウマチ熱の発症を予防しうるからである．GAS 感染の可能性を判断するクライテリアとしてよく知られているのが，**fever**（発熱），**tonsillar exudates**（滲出性扁桃腺炎），**tender anterior cervical adenopathy**（圧痛のある前頸部リンパ節腫大），**absence of cough**（咳嗽がないこと）の 4 つの評価項目である．該当項目数が増えるほど GAS の可能性が高まる．該当項目数が 0 から 2 項目までは，GAS の可能性は少なく，抗菌薬や GAS 診断迅速抗原検査は必要ないとされる．この評価項目は有用なツールであり，使用していただきたい．加えて，「咳嗽がない」ことが，クライテリアの 1 つを形成しているように，くしゃみ，鼻汁，発熱，咽頭痛，嗄声，咳嗽などの**多岐にわたる症状を呈するのは，細菌でなく，ウイルスが原因である**ことを，改めて認識したい．「かぜ症候群」は，80～90％はウイルス（インフルエンザウイルス，パラインフルエンザウイルス，RS ウイルス，ライノウイルス，コクサッキーウイルス，エコーウイルス，コロナウイルス，アデノウイルス，ヒトメタニューモウイルスなど）が原因で，残り 10～20％は，**肺炎マイコプラズマ，肺炎クラミジア**などの細菌が原因である．

肺炎マイコプラズマや肺炎クラミジアは，**家族内感染や集団内感染**を起こすので，注意が必要な細菌である．

● 肺炎マイコプラズマ

肺炎マイコプラズマは，細菌感染症で，上気道や気管，気管支，細気管支，肺胞などの下気道粘膜，線毛円柱上皮表面の**細胞外で増殖**を開始し，産生される過酸化水素により気道粘膜を傷害する．特に気管支，細気管支の線毛円柱上皮の障害が強く，したがって，**自覚症状は，発熱，咳嗽が主体**で，咽頭痛，頭痛，全身倦怠感を伴うのが通常である．肺炎マイコプラズマによる咳嗽では，**咳感受性は亢進していなかった**と報告されている．ではなぜ咳嗽が続くのであろうか？気道上皮障害によるC線維露出とここへの刺激がサブスタンスPなどのタキキニンを遊離し，irritant receptors を介して咳嗽反射を起こすと推定されているが，実は詳細は不明である．C線維からのサブスタンスP遊離，頻回の咳嗽により，逆にタキフィラキシス（急性の脱感作）を起こし，咳感受性検査としての体外からのカプサイシン吸入では，サブスタンスPが遊離しにくい状況となり，カプサイシン咳感受性が亢進していない結果となったのかもしれない．

● 肺炎クラミジア

肺炎クラミジアは，線毛円柱上皮**細胞内感染**やマクロファージ**内**で増殖する．咽頭炎，扁桃腺炎，気管支炎，肺炎，副鼻腔炎，中耳炎などを起こす．自然寛解がみられる細菌感染症であるが，ときに慢性化し，気管支喘息や慢性気管支炎，生活習慣病に併発する動脈硬化症との関連性も指摘されてきている．

● 急性副鼻腔炎

さて，「鼻炎」から「**急性副鼻腔炎**」を発症することも多い．**原因の多くはウイルス性**で，

7〜10日間で軽快する．ライノウイルス，インフルエンザウイルス，パラインフルエンザウイルスなどが原因ウイルスである．**ウイルス性急性副鼻腔炎の0.5〜2％**に，二次的に細菌性副鼻腔炎を発症する．原因となる細菌で多いのは，肺炎球菌，インフルエンザ菌，*Moraxella catarrhalis* などである．しかし**75％は，抗菌薬が投与されなくても1カ月以内に治癒する**．

以上，咳嗽と少し離れたが，プライマリ・ケアの現場では，咽頭痛，発熱，咳嗽は，頻繁に遭遇する臨床的重要問題であり，しっかりした問診からくる鑑別診断をしていきたいものである．

〈文献〉

1) 「慢性咳嗽の診断と治療に関する指針　2005年度版」（日本咳嗽研究会，アトピー咳嗽研究会/著），前田書店，2006
2) 「慢性咳嗽を診る　改訂版」（藤村政樹/編），医薬ジャーナル社，2010
3) 藤森勝也，他：咳と痰．「ダイナミックメディシン　1」（下条文武，齋藤康/監），pp3-138, pp4-20, 西村書店，2003
4) 「咳嗽　基礎的事項から臨床まで」（藤森勝也/企画編集），新興医学出版社，2006
5) 「咳嗽に関するガイドライン　第2版」（日本呼吸器学会　咳嗽に関するガイドライン第2版作成委員会/編），日本呼吸器学会，2012
6) 藤森勝也，下条文武：遷延性・慢性咳嗽の鑑別診断と治療．日本心療内科学会誌，10：217-224, 2006
7) 藤森勝也，他：咳嗽と不安，抑うつとの関係．モダンフィジシャン，26：1755-1757, 2006
8) Otsuka K, et al：Plasma substance P levels in patients with persistent cough. Respiration, 82：431-438, 2011
9) Kamei J, et al：Antitussive effect of NS-398, a selective cyclooxygenase-2 inhibitor, in guinea pigs. Eur J Pharmacol, 497：233-239, 2004
10) Kamei J, et al：Involvement of P2X receptor subtypes in ATP-induced enhancement of the cough reflex sensitivity. Eur J Pharmacol, 528：158-161, 2005
11) Kamei J & Takahashi Y：Involvement of ionotropic purinergic receptors in the histamine-induced enhancement of the cough reflex sensitivity in guinea pigs. Eur J Pharmacol, 547：160-164, 2006
12) Grainge CL, et al：Effect of bronchoconstriction on airway remodeling in asthma. N Engl J Med, 364：2006-2015, 2011
13) Hara J, et al：Effect of pressure stress applied to the airway on cough-reflex sensitivity in Guinea pigs. Am J Respir Crit Care Med, 177：585-592, 2008
14) 藤森勝也，他：かぜ症候群後の慢性咳嗽の臨床像．アレルギー，46：420-425, 1997
15) 藤森勝也，他：かぜ症候群後咳嗽に対する麦門冬湯，オキサトミド，デキストロメトルファンの併用療法　予備的検討．日本呼吸器学会誌，36：338-342, 1998
16) Chung KF, et al：Chronic cough as a neuropathic disorder. Lancet Respir Med, 1：414-422, 2013
17) Chung KF：Chronic 'cough hypersensitivity syndrome'：a more precise label for chronic cough. Pulm Pharmacol Ther, 24：267-271, 2011
18) Song WJ, et al：Changing the paradigm for cough：does 'cough hypersensitivity' aid our understanding? Asia Pac Allergy, 4：3-13, 2014

第2章

咳嗽の基礎

第2章 咳嗽の基礎

1. 中枢性鎮咳薬の作用機序
ニューロンレベルでの作用

高濱和夫

Q&A 一般臨床医からの 疑問 質問

Q1 中枢性鎮咳薬が一般にもつ副作用として，一般臨床医が特に知っておいた方がよいことは何かありますか？

A1 中枢性鎮咳薬は，麻薬性や非麻薬性に限らず，抗コリン作用をもつものが多くあります．したがって，高齢者や女性など便秘がちの人は，服用にあたっては，胃腸管の運動抑制による便秘に注意が必要です．

Q2 中枢性鎮咳薬のなかでデキストロメトルファンは，このグループのほかの鎮咳薬に比べて，鎮咳効果が優れているような印象を受けることがありますが，その科学的エビデンスは何かありますか？

A2 デキストロメトルファンはGIRKチャネル活性化電流抑制作用に加えて，NMDA誘発電流抑制作用，さらにはグリシン誘発電流抑制作用を併せもっています．これらの作用が，ほかの鎮咳薬に比べて臨床上やや優れた鎮咳効果につながっている可能性が考えられます．しかし，最終結論を得るためにはさらに研究が必要です（**表2**）．

◆ はじめに

　咳嗽反射は生体反射の1つであり，咳反射弓が何らかの原因で刺激を受け，興奮することにより発現する．咳反射弓は，ほかの生体反射と同様に，求心性神経，反射中枢（咳中枢），および遠心性神経からなる．求心性神経には咳嗽刺激に対するさまざまな受容部位（受容器）が存在する．咳嗽は，遠心性神経の投射先の効果器官が刺激を受けて，機能を発現することにより惹起される．

　中枢性鎮咳薬は，中枢神経系に作用して咳嗽を鎮める薬であり，これまでの薬理学的知見に基づいて，いわゆる咳中枢，すなわちその中枢に存在する神経（ニューロン）に作用すると考えられているが，その作用メカニズムはまだ十分解明されていない．その最大の理由は咳嗽反射のメカニズムが解明されていないためである．

本稿では，中枢性鎮咳薬の作用メカニズムに関するこれまでの研究で得られた知見，特にニューロンレベルでの知見を紹介し，中枢性鎮咳薬の作用メカニズムについて理解を深める一助になることを期したい．

1 咳嗽反射中枢の局在とその中枢性制御機構

1) 咳嗽に関与するニューロン

前述したように咳嗽反射は生体反射の1つであり，反射中枢としての咳中枢は，脳幹切断実験や電気刺激実験などの結果に基づき，古くから延髄から橋にかけての下位脳幹に存在するとされてきた．さらに，この部位での，咳嗽反射に関連したニューロン活動の解析の結果，Engelhornらは疑核尾側近傍の網様体内に，Moriらは疑核内に，いずれも正常呼息時には放電しないが，咳嗽時に放電するニューロンを見出し，それぞれ**Eβニューロン**，**Aニューロン**と命名した[1〜4]．いずれもネコを用いた実験で，これらのニューロンの咳嗽時の放電は中枢性鎮咳薬により選択的に抑制される．

2) 咳中枢の探索

われわれは，咳嗽反射に関する薬理学的実験や中枢性鎮咳薬の評価がしばしばモルモットを用いて行われること，また，中枢性鎮咳薬の作用をニューロンレベルで検討するには，モルモットのような小動物の方が得策であることをふまえて，モルモットの咳中枢の局在について，微小電極による電気刺激により探索した．その結果，延髄の閂より吻側に1,000 μm，正中より右外側に1,000 μmの位置で延髄表面から600〜800 μmの位置の刺激により，吸息に続く爆発性の呼息からなる咳嗽反射に類似した反応がみられた．この反応はコデインにより抑制された．この領域は，**孤束，孤束核を主としたその内腹側領域**で，ネコの場合とほぼ一致している．

3) 咳誘発部位の探索

前述した部位とは別に，脳内には刺激されることにより，中枢性の咳嗽や咳嗽様の呼息反応を起こす部位が存在している．その部位は，**分界条および分界条床核**，さらには**嗅索，吻側梨状葉皮質および扁桃体**である．Kitoらは，咳嗽反射の中枢機構に影響を及ぼす上位中枢に関するネコを使った研究の過程で，扁桃核の皮質核の電気刺激が咳嗽に酷似した痙攣性呼息反応を起こすことを見出した[5]．この反応は中枢性鎮咳薬で抑制されるが，ジアゼパムなどの抗不安薬でも強く抑制されるという特徴をもつ．ちなみに，いわゆる咳嗽反射は抗不安薬では抑制されない．このことから，この咳嗽様反応はヒトの心因性の咳嗽に類似している可能性が考えられる．

また，この皮質核の刺激による痙攣性呼息反応の経路についても，Kitoらは，詳細な電気刺激実験と回路の破壊実験で検討している．その結果，皮質核からの遠心路として，**分界条**，視床下部腹内側核を経由し，その後，背側縦束内を下行して延髄に至り，咳嗽反射にかかわる**延髄内の核群**（孤束核，小細胞性網様体核，疑核）にそのインパルスが伝わり，咳嗽の中枢機構を介して咳嗽様の痙攣性呼息反応を発現していると報告した[6]．

4) 咳嗽の中枢性調節機構（図1）

　生体反射のすべてがそうであるように，咳嗽反射もまた上位中枢によって調節されている．日常生活において，ヒトは咳払いをしたり，咳嗽がでるのを堪えたりするが，このことは咳嗽が上位中枢により制御されていることを示している．

　この咳嗽の調節機構について，Kaséらはネコを使った電気刺激実験によって，次のような知見を見出した[7]．すなわち，咳嗽は，嗅索，梨状葉の刺激で増強され，帯状回前部，後眼窩回の強い刺激により抑制された．一方，痙攣性呼息反応は嗅索，梨状葉の刺激で増強，咳嗽と同様に帯状回前部，後眼窩回の刺激により抑制されたが，咳嗽と異なり，弱い刺激で抑制がみられた．このように咳嗽反射は上位中枢により調節されている．

2 中枢性鎮咳薬の脳内での作用部位

　中枢性鎮咳薬が生体のどの部位に作用して鎮咳効果を発揮しているのか，ということについては，投与経路により鎮咳効果を示す用量に違いがみられることに基づき考察されてきた（表1）．要するに，この考え方は，作用部位に直接投与すると，その用量は全身投与に比べ

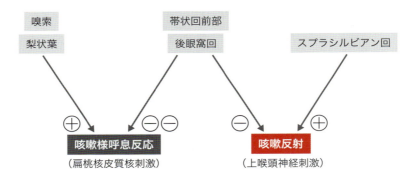

図1● 咳嗽反射および咳嗽様呼息反応に対する上位中枢からの調節
スプラシルビアン回：シルビアン回の上部という意味で，ヒトの脳の外側溝の上部（背側部）を指す

表1● 各投与経路で投与した鎮咳薬の有効量の比較（静脈内投与を1とした場合）

投与部位	鎮咳効果を示す用量の割合
中枢性麻薬性鎮咳薬（コデインなど）	
静脈	1
総頸動脈	1/8～1/4
椎骨動脈	1/12～1/8
小脳下延髄槽	1/100～1/50
末梢性鎮咳薬（肺の進展受容体を抑制する）	
静脈	1
総頸動脈	1/2～2/3
椎骨動脈	1/4～1/3
小脳下延髄槽	1/10～1/7

てはるかに少ない用量で効果を示すという考えに基づく．この割合に基づき，コデインに近い値を示す薬物は中枢に直接作用していると考えられてきた．

3 ニューロンレベルでの中枢性鎮咳薬の作用点

前述したように咳嗽反射はニューロンからなる反射弓を介して発現し，この上位の調節機構もニューロンを介しているはずである．もちろん，下気道のレベルにおいては気管・気管支平滑筋により修飾を受けている．このことと，中枢性鎮咳薬の作用は，動物だけでなくヒトにおいても服用後，短い時間で現れることを考慮すると，**中枢性鎮咳薬のprimaryの作用点は，ニューロン上にある**ことが推定される．このことは，前述した，中枢性鎮咳薬の作用部位が，ニューロンの集合体としての咳中枢にあるという考え方と矛盾しない．さらに，この考えは，咳反射弓の求心性神経や遠心性神経の誘発放電に対する中枢性鎮咳薬の作用のデータのうえからも支持される．

そこで，中枢性鎮咳薬が個々のニューロンレベルでどのような作用をもつのか調べることとした．ところで，中枢性鎮咳薬の構造は多岐にわたっているため，ニューロンレベルにおいて，これら鎮咳薬が同じ作用をもつのか否かという問題がある．そこで，われわれはモルモット脳から急性に単離した単一ニューロンを用いて実験を行ったので紹介する．

1) グリシン受容体

中枢性鎮咳薬の脳ニューロンレベルでの作用を考えるにあたって，はじめに，脳内の主要な抑制性神経伝達物質であるGABAやグリシン誘発電流に対する作用を調べた．中枢性鎮咳薬がこれらの抑制性神経伝達物質に類似した作用，あるいは，その作用を強化する作用を有していれば，神経回路の興奮がもたらす（と考えられる）咳嗽反射を抑制するかもしれないと考えたからである．現に，麻酔・睡眠作用をもたらすバルビタール系薬物は，$GABA_A$受容体–イオノフォア複合体に作用し，ニューロンのGABA応答を増強する．

●グリシン誘発電流の抑制

中枢性鎮咳薬のデキストロメトルファン（メジコン®）は，モルモットの孤束核から単離したニューロンにおいて，100 μmol/LでもGABA誘発電流を抑制しなかった．興味深いことに，デキストロメトルファンはこのニューロンにおいて，0.1 mmol/Lの濃度でグリシン誘発電流を抑制し，IC_{50}（50％抑制濃度）は，3.3 μmol/Lであった[8]．ほかの中枢性鎮咳薬もすべてグリシン誘発電流を抑制し，その濃度ではGABA誘発電流に作用しなかった．しかし，これらの中枢性鎮咳薬のグリシン誘発電流抑制作用は，デキストロメトルファンより弱かった[9]（**表2**）．

●咳嗽反射とグリシン

咳嗽反射とグリシン（受容体）のかかわりについては，①咳嗽刺激時に延髄の咳中枢近傍のグリシンレベルが増加する，②咳中枢へのグリシン微量注入は咳嗽曲線の振幅を増加（咳嗽を強化）させる，③延髄孤束核にグリシン受容体が存在する[10]，④咳中枢にストリキニー

ネ感受性のグリシン作動性伝達が存在する可能性（脳スライスを用いた電気生理実験），⑤デキストロメトルファンは，ビキュクリン感受性ではなくストリキニーネ感受性の抑制性シナプス電位を抑制する[11]などのわれわれの知見がある．これらをふまえると，デキストロメトルファンのような一部の中枢性鎮咳薬の効果の発現に，グリシン受容体が一部関与している可能性が考えられる．その作用は，動物実験でみられる高用量の中枢性鎮咳薬による痙攣の誘発を説明するかもしれない．

2) NMDA受容体およびNK1受容体

●NMDA受容体（表2）

気管・気管支の**機械的刺激**や**クエン酸吸入**による咳嗽は，グルタミン酸作動性神経により媒介され，その神経は**延髄の孤束核**尾側部に入力すると考えられている[12〜14]．孤束核のこの領域は，気管・気管支からの**RARs（rapidly adapting receptors）**[15]や，喉頭部や気管吻側部から立ち上り，機械的刺激やクエン酸刺激に応答する"**cough receptor（咳受容体）**"からの**神経の入力部**でもある[16〜18]．

孤束核は中枢性鎮咳薬の作用部位の1つとされ[19]，ここに存在するグルタミン酸受容体の1つであるN-methyl-D-aspartate（N-メチル-D-アスパラギン酸：NMDA）型受容体のアンタゴニストも実験動物で鎮咳作用をもつ[20]．孤束核ニューロンにおけるNMDA型グルタミン酸受容体のアゴニストである**NMDAによる誘発電流は，デキストロメトルファンにより抑制される**[21]．この中枢性鎮咳薬は同じ興奮性アミノ酸であるカイニン酸誘発の電流に対しては作用を示さない．しかしながら，エプラジノン（レスプレン®）のようなほかの非麻薬性鎮咳薬や麻薬性鎮咳薬のコデインはNMDAによる誘発電流を抑制しない．**デキストロメトルファン**は，ほかの中枢性鎮咳薬と異なり，NMDAやグリシン誘発電流も抑制するため，臨床において**ほかの中枢性鎮咳薬とはやや異なった作用プロファイル**を示すのかもしれない．

●NK1受容体

孤束核には**サブスタンスP**とともに**サブスタンスP受容体**が分布し，このサブスタンスPは気管支-肺のC線維を介する反射に関与し，気管支収縮や咳嗽を起こすことが知られている[22]．孤束核尾側部へのサブスタンスPの微量注入は咳嗽反射を増強する[13]．しかし，既存の中枢性鎮咳薬がサブスタンスP受容体の1つであるNK1受容体に対して作用をするのか否かは不明である．

また，サブスタンスPは誤嚥性肺炎とのかかわりにおいて注目されている．山谷らによると[23]，サブスタンスPのレベルの増加は，咳嗽や嚥下反射の回復あるいは強化により誤嚥性肺炎のリスクを低下させるという．これは，少なくとも一部は，**迷走神経の節状神経節や頸部神経節で生成されたサブスタンスP**が神経内の輸送により末梢の下気道に遊離され，**咳嗽刺激に対する増感現象を起こす**ことによると考えられる．一方，このサブスタンスPは孤束核においても遊離されるので[22]，ここでも咳嗽の強化に関与していることも考えられる．

いずれにしても，グリシン受容体とともにNK1受容体は，咳嗽の抑制という観点からだけでなく，咳嗽の強化という観点からも興味深い．

3) 5-HT$_{1A}$ 受容体

●薬理学的証拠

セロトニン（5-HT，5-ヒドロキシトリプタミン）とその受容体の咳嗽反射への関与については，それを示唆するいくつかの薬理学的実験がある．例えば，レセルピンでカテコールアミンやセロトニンを枯渇したラットにおいては中枢性鎮咳薬の効果が著しく弱くなることが報告されている．これはPCPA（para-chlorophenylalanine：パラクロロフェニルアラニン）により脳内のセロトニンを枯渇したラットでもみられるが，カテコールアミンの合成を阻害するα-methyl-p-tyrosine処置ではみられない．これらの成績に基づき，亀井らは，**セロトニンが鎮咳活性の発現において重要な役割を演じている**ことを示唆した[24]．われわれも，咳中枢への微量のセロトニンの注入は咳嗽反射を抑制する知見を得ている．

●セロトニン誘発電流に対する作用

咳中枢や咳嗽の一次求心性神経が入力する**孤束核**が存在する**延髄**には，セロトニン受容体の**5-HT$_{1A}$受容体**が局在している．5-HT$_{1A}$受容体アゴニストの8-OH-DPAT〔8-hydroxy-2-(di-n-propylamino)tetralin〕は咳嗽を抑制し[25]，デキストロメトルファンやジヒドロコデインの鎮咳作用は5-HT$_{1A}$受容体アンタゴニストのスピペロン（スピロピタン®）やメチゼルジドにより抑制される[26]．これらの実験成績は，**麻薬性および非麻薬性中枢性鎮咳薬は，5-HT$_{1A}$受容体の活性化を介して効果を発現している**ことを想起させる．

そこで，われわれは，モルモット孤束核から単離した単一ニューロンに対する中枢性鎮咳薬の作用をパッチクランプ法で調べた．まず，5-HTはそのニューロンにおいて，5-HT$_{1A}$受容体の活性化により電流を惹起することを確認した．このニューロンに対して中枢性鎮咳薬の作用を調べたところ，予期に反して，なんら作用がみられなかった．次に，このニューロンにおける5-HT誘発電流（I_{5-HT}）に対する中枢性鎮咳薬の作用を調べた．驚いたことに，中枢性鎮咳薬デキストロメトルファンはI_{5-HT}を強く抑制した[27]（表2）．全身動物を用いた薬理学的実験成績とは，一見相容れない成績である．

●GIRKチャネル活性化電流に対する作用

孤束核ニューロンにおけるI_{5-HT}は，5-HT$_{1A}$受容体の活性化による．この受容体はGタンパク質を介して**内向き整流性Kイオンチャネル**（G-protein-coupled inwardly rectifying potassium channel，以下**GIRKチャネル**と略記）と共役している．そこで，中枢性鎮咳薬のI_{5-HT}抑制作用のメカニズムを調べるために，GTPγSをニューロン内に還流した条件下，5-HTで不可逆的に活性化された電流に対するデキストロメトルファンの作用を調べた．その結果，デキストロメトルファンはこの電流を抑制した[27]．しかし，5-HT$_{1A}$受容体アンタゴニストのスピペロンは作用を示さなかった[27]．これらの成績は，デキストロメトルファンは，5-HT$_{1A}$受容体そのものではなく，それ以外の部位，すなわち，受容体の活性化とともにGタンパク質が3リン酸化され，続いてGタンパク質のβγサブユニットが5-HT$_{1A}$受容体から離れKイオンチャネルを活性するまでのプロセスのいずれかにおいて作用を示していることを示している（図2）．

その後のNMR（nuclear magnetic resonance：核磁気共鳴）解析とGIRKチャネルGIRK2サブユニットの点変異体を用いた卵母細胞による電気生理学的解析の結果，非麻薬性中枢性鎮咳薬のクロペラスチン（フスタゾール®）がGIRK2サブユニットのインナーポア領

域と相互作用をしていることを見出した．すなわち，GIRKチャネル本体に直接作用していることが示唆された．I_{5-HT}やGIRKチャネル活性化電流（I_{GIRK}）に対する抑制作用は，検討したすべての中枢性鎮咳薬でほぼ同じ濃度で認められた（表2）．麻酔薬のペントバルビタールやリン酸コデインでも作用がみられたが，その作用は，中枢性鎮咳薬の作用に比べるとはるかに弱かった．

中枢性鎮咳薬は，ほかの中枢作用薬と異なり，その化学構造は多岐にわたっているが，これらがすべて，1つの濃度帯域でI_{GIRK}を抑制したことは注目に値する．

4 非麻薬性中枢性鎮咳薬の作用機序（図2）

1）ピペリジノ基の重要性

中枢性鎮咳薬がI_{GIRK}を抑制したことは興味深いが，この作用が鎮咳効果のメカニズムにかかわっているのか，あるいはそのメカニズムには関係はない鎮咳薬の1つの薬理学的な性質に過ぎないのか，ということは重要な問題である．

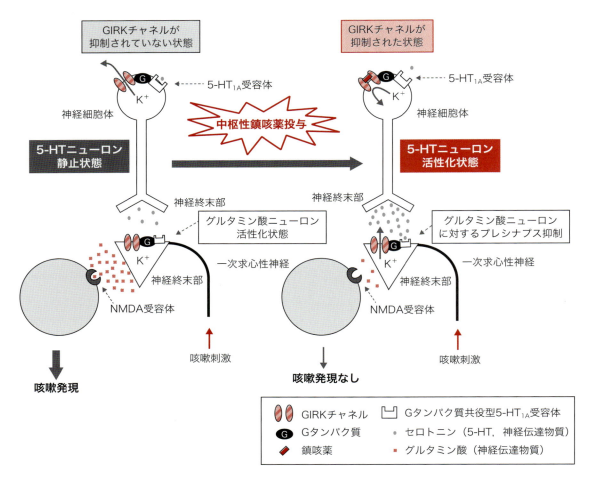

図2● GIRKチャネル抑制作用をもつ非麻薬性中枢性鎮咳薬の作用機序仮説

この課題を調べるうえで，ヒントになる知見がある．それは，**鎮咳薬のピペリジノ基説**である．加瀬らによって提唱された鎮咳薬の構造活性相関に関するこの仮説は，①ある化合物がすでに鎮咳作用をもっていれば，その化合物の構造中にピペリジノ基を導入することにより鎮咳作用が強くなり，②化合物が鎮咳作用をもっていないならば，ピペリジノ基を導入することにより鎮咳作用をもつようになる，という仮説である．

そこで，われわれは，ピペリジノ基をもつ薬物とそのピペリジノ基が開裂し脂肪族アミンの形になった薬物のペアについてI_{GIRK}に対する作用を調べた．その結果，3つのペアのいずれにおいても**ピペリジノ基をもつ薬物の方が強いI_{GIRK}抑制作用**を示した．さらに興味深いことに，I_{GIRK}抑制作用の強さと鎮咳効果の間には正の有意な相関関係が認められた．このことは，**I_{GIRK}抑制作用が非麻薬性中枢性鎮咳薬の鎮咳効果のメカニズムにかかわっている**可能性を示唆している．

2) I_{GIRK} 抑制作用と鎮咳効果（図2）

ところで，I_{GIRK}抑制作用はいかにして鎮咳効果を発現しているのであろうか．まだ，推定の域を出ないが，以下が考えられる．

①GIRKチャネルは，その活性化により神経細胞の内から外にKイオンを流出するので，その神経細胞を抑制性に調節している．このため，GIRKチャネルの抑制はその神経細胞を興奮させる．②GIRKチャネルは5-HT$_{1A}$受容体をはじめ，さまざまなGタンパク質共役型受容体（G-protein-coupled receptor：GPCR）と共役している．5-HT$_{1A}$受容体のような受容体は自己受容体として，5-HT含有神経細胞にも発現しているので，このGIRKチャネルの抑制は，その神経細胞を興奮させ，5-HTの遊離を増加させる．③われわれはマクロダイアリシス法を用いて，中枢性鎮咳薬が脳内の5-HTのレベルを増加させるという知見を得ている．④遊離された5-HTは，標的である節後神経細胞の5-HT$_{1A}$受容体を刺激して鎮咳効果を示す．

ちなみに，5-HTは，咳嗽反射の神経伝達にかかわっていると考えられる内在性グルタミン酸の放出を抑制し，かつ，グルタミン酸のNMDA型受容体に対しても直接抑制作用を示す．実際，われわれは，モルモット咳中枢への5-HTの微量注入は下気道への機械的刺激による咳嗽を抑制するという成績を得ている[28]．

3) GABA$_B$ 受容体アゴニスト

GABA$_B$受容体アゴニストも鎮咳効果を示す[29]．脳内のGABA$_B$受容体はGIRKチャネルと共役しており，プレシナップティック受容体でもあるので，鎮咳薬によるGIRKチャネルの抑制は脳内のGABAレベルを増加させるはずである．この遊離されたGABAがGABA$_B$受容体を介して鎮咳効果を発現している可能性が考えられる．GABA$_B$アゴニストは，咳嗽反射にかかわるグルタミン酸の開口分泌を抑制することも知られている[30]．また，中枢性筋弛緩薬であるGABA誘導体のバクロフェン（リオレサール®）が，難治性の胃食道逆流による咳嗽に有効であった報告がある（**第3章-Ⅱ-B-3参照**）．

5 麻薬性鎮咳薬の作用機序

1) オピオイド受容体を介した作用機序

いわゆる麻薬性鎮咳薬は，オピオイド受容体を刺激することにより鎮咳効果を発揮する．このことは，古くから，レバロルファン（ロルファン®）やナロキソンなどのオピオイド受容体拮抗薬でほぼ完全に拮抗されることにより信じられてきた．受容体レベルでの作用であることは，麻薬性鎮咳薬の作用発現が速く，かつ，その受容体拮抗薬での拮抗作用の発現が速いことからも示唆される．麻薬性鎮咳薬の作用機序については，薬理学的実験に基づく，亀井らの一連の報告がある．その主な内容は以下のようなものである．

①オピオイド受容体のμおよびκ受容体の選択アゴニストは鎮咳効果をもつ．δ受容体アゴニストはその効果を示さない[31, 32]．

②μ受容体アゴニストの鎮咳効果は，μ受容体サブタイプのμ_1ではなくてμ_2受容体を介して発現する[33, 34]．

さらに，亀井らは，δ_1受容体アゴニストのDPDPE〔D-penicillamine(2,5)-enkephalin〕はμやκ受容体アゴニストの鎮咳効果を抑制[32, 35]し，δ_2受容体アゴニストのDELT-IIはμ_2受容体を介する鎮咳効果を抑制する[36]ことを報告している．しかし，δ受容体について，Kotzerらは，δ受容体アゴニストのSB227122が鎮咳効果をもつことを報告している[37]．このようにδ受容体と鎮咳効果とのかかわりについては，結論が得られていないが，薬理学的実験成績は，その薬物が薬理学的にどの程度キャラクタライズされているか，また，投与量，動物種，評価系などの違いによりデータが異なることも多く，薬理学的実験データの解釈には注意が必要である．

2) その他の報告

麻薬性鎮咳薬のニューロンレベルでの作用については，いくつかの報告がある．例えば，孤束核ニューロンにおいて，μ受容体の刺激はN-タイプおよびP/Q-タイプ双方のCa^{2+}チャネルを抑制する．また，μ受容体アゴニストのDAMGO〔D-Ala(2)-N-MePhe(4)-Gly-ol(5)-enkephalin〕によるCa^{2+}電流の抑制には，経路の異なる2つのPT（pertussis toxin：百日咳毒素）-感受性Gタンパク質経路が関与することも示唆されている．しかしながら，これらの電流の抑制には比較的高濃度を要した．したがって，これらのチャネルは鎮咳薬の一次作用点としては考えにくく，現時点では，**麻薬性鎮咳薬の一次作用点はオピオイド受容体である**と考えるのが妥当である．

おわりに

　中枢性鎮咳薬は，化学構造上は，鎮痛薬，抗コリン薬，ヒスタミンH_1受容体拮抗薬などのさまざまな薬物の誘導体のため，その化学構造式は多岐にわたっている．そのため，鎮咳薬の作用機序の研究者にとっては，それぞれ作用メカニズムが異なるのか，それとも，化学構造は多岐にわたっていても共通の作用メカニズムが存在するのか，ということが関心事であった．

　一方，Cravisoらが行った結合実験の成績は，モルモット脳にデキストロメトルファンの高親和性結合部位は存在しないということを示していた[38]．このような状況のなかで，検討した**さまざまな中枢性鎮咳薬が，すべて比較的低濃度（用量）で，脳ニューロンのI_{GIRK}を抑制した**ことは注目に値する．ほかのチャネルに対する中枢性鎮咳薬の作用も検討したが，I_{GIRK}を抑制する濃度より高濃度を要した（**表2**）．ちなみに，この電流を抑制する濃度は，ヒトで経口投与された場合の血中濃度から推定される脳内濃度にほぼ近かった（健常人に50 mgのデキストロメトルファンを経口投与した場合の脳内濃度は$2〜6 \times 10^{-6}$ M程度）．

　神経興奮マーカーであるFos様タンパク質の免疫活性（fos-like immunoreactive：FLI）の発現を用いた研究で，脳内の多くの部位，例えば，孤束核，外側被蓋野内側部，外側網様核内側部，疑核，傍疑核，顔面神経核および内側傍結合腕を含む領域が，ネコの喉頭由来の咳嗽に関与していることが示唆されている[40〜42]．また，これらの部位のFLIは中枢性鎮咳薬によって抑制されることが報告されている[40]．GIRKチャネルは，これらの領域を含む脳内に広く分布し，さまざまな受容体（アセチルコリン，ドパミン，5-HT，GABA，ソマトスタ

表2 ● 脳単一ニューロンにおけるレセプター作動性およびイオンチャネル活性化電流に対する鎮咳薬の作用

| 関連する薬剤名[※] | 麻薬性鎮咳薬 | 非麻薬性鎮咳薬 | | その他[a] | δ受容体拮抗薬・刺激薬 |
| | コデイン | デキストロメトルファン | クロペラスチン | | |
	コデインリン酸塩	メジコン®	フスタゾール®	レスプレン®	
I_{Gly}	↓↓	↓↓	→	↓	ND
I_{GABA}	→	→	→	→	ND
I_{NMDA}	→	↓↓	→	→	ND
$I_{kainate}$	ND	→	ND	ND	ND
I_{5-HT}			↓↓↓		↓↓
I_{NE}	ND	↓↓	↓↓↓	ND	↓↓
I_{Na}		ND	↓	ND	ND
I_A	ND	ND	↓	ND	ND
I_{KD}	ND	ND	↓	ND	ND
GIRKチャネル	↓	↓↓	↓↓↓	↓↓	↓↓

下向きの矢印は，それぞれ電流抑制作用の強さを示し，矢印の数が多いほど抑制作用が強いことを示す．I_{Gly}，I_{GABA}，I_{NMDA}，$I_{kainate}$，I_{5-HT}，およびI_{NE}はそれぞれグリシン，N-メチル-Dアスパラギン酸，カイニン酸，セロトニン，およびノルアドレナリンによって誘発された電流を示す．I_{Na}，I_AおよびI_{KD}はそれぞれNa電流，急速一過性K^+電流，および遅延整流性K^+電流を示す．MAPK：mitogen-activated protein kinase（分裂促進因子活性化タンパク質キナーゼ）
ERK：extracellular signal-regulated kinase（細胞外シグナル調節キナーゼ）
GIRK：G-protein-coupled inwardly rectifying potassium，ND：not determined，a：例えばエプラジノン．
文献39から転載（※は著者により追加）

チン，ノルアドレナリン，ATP，さらにはオピオイド受容体）と共役している．これらを総合すると，**中枢性鎮咳薬の作用発現にGIRKチャネルの抑制**が少なくとも一部関与していると考えられる．

> **Point　MEK阻害薬は新しい鎮咳薬となるか？**
>
> 最近，一次求心性神経のシグナルトランスダクションにかかわっているとされるERK1/2をMEK（MAPK/ERK kinase）阻害薬によって抑制すると鎮咳作用をもたらすことが報告された[42]．この阻害薬はBreuer-Hering inflation反射，くしゃみ反射などに影響しなかったことから，新しい鎮咳薬としての可能性が示唆されているが[42]，ERK1/2のかかわる経路は，疼痛だけでなく，記憶など高次脳機能や細胞分化など，多くの機能にかかわっているので，鎮咳薬の標的としては，課題があるであろう．

MAPK：mitogen-activated protein kinase（分裂促進因子活性化タンパク質キナーゼ）
ERK：extracellular signal-regulated kinase（細胞外シグナル調節キナーゼ）

〈文献〉

1) Engelhorn R & Weller E：Aktionspotentiale atmungssynchron entladender Neurone der Medulla oblongata beim Husten. Pflügers Archiv, 273：614-635, 1961
2) Engelhorn R & Weller E：Zentrale Repräsentation hustenwirksamer Afferenzen in der Medulla oblongata der Katze. Pflügers Archiv, 284：224-239, 1965
3) Mori M, et al：Activities of ambiguus neurons and cough reflex. Japan J Pharmacol, 22：77, 1972
4) Mori M, et al：Effects of some antitussive drugs on the activities of the ambiguus neurons during cough reflex. Japan J Pharmacol, 23：59, 1973
5) Kito G, et al：A cough-like respiratory response induced by electrical stimulation of the amygdaloid complex in the cat. Arch Int Pharmacodyn Ther, 227：82-92, 1977
6) Kito G, et al：Neural mechanism for production of spasmodic expiratory response like cough induced by amygdala stimulation in the cat. I. Pathways from the amygdala to the lower brain stem. Arch Int Pharmacodyn Ther, 229：116-128, 1977
7) Kasé Y, et al：Influence of cerebral cortex stimulation upon cough-like spasmodic expiratory response (SER) and cough in the cat. Brain Res, 306：293-298, 1984
8) Takahama K, et al：Inhibition of glycine currents by dextromethorphan in neurones dissociated from the guinea-pig nucleus tractus solitarii. Br J Pharmacol, 120：690-694, 1997
9) Fukushima H, et al：Inhibition of glycine-induced current by morphine in nucleus tractus solitarii neurones of guinea pigs. Methods Find Exp Clin Pharmacol, 20：125-132, 1998
10) Kubo T & Kihara M：Evidence for the presence of GABAergic and glycine-like systems responsible for cardiovascular control in the nucleus tractus solitarii of the rat. Neurosci Lett, 74：331-336, 1987
11) Takahama K, et al：Is glycinergic transmission in the nucleus tractus solitarii (NTS) involved in cough reflex. Naunyn-Schmiedeberg's Arch Pharmacol, 358 (Suppl1)：R64, 1998
12) Mutolo D, et al：Role of excitatory amino acids in the mediation of tracheobronchial cough induced by citric acid inhalation in the rabbit. Brain Res Bull, 80：22-29, 2009
13) Mutolo D, et al：The role of excitatory amino acids and substance P in the mediation of the cough reflex within the nucleus tractus solitarii of the rabbit. Brain Res Bull, 74：284-293, 2007
14) Bonham AC, et al：Plasticity of brainstem mechanisms of cough. Respir Physiol Neurobiol, 152：312-319, 2006

15) Kubin L, et al：Central pathways of pulmonary and lower airway vagal afferents. J Appl Physiol (1985), 101：618-627, 2006
16) Canning BJ, et al：Identification of the tracheal and laryngeal afferent neurones mediating cough in anaesthetized guinea-pigs. J Physiol, 557：543-558, 2004
17) Canning BJ & Mori N：An essential component to brainstem cough gating identified in anesthetized guinea pigs. FASEB J, 24：3916-3926, 2010
18) Mazzone SB, et al：Synergistic interactions between airway afferent nerve subtypes regulating the cough reflex in guinea-pigs. J Physiol, 569：559-573, 2005
19) Mutolo D, et al：Modulation of the cough reflex by antitussive agents within the caudal aspect of the nucleus tractus solitarii in the rabbit. Am J Physiol Regul Integr Comp Physiol, 295：R243-R251, 2008
20) Kamei J, et al：Effects of N-methyl-D-aspartate antagonists on the cough reflex. Eur J Pharmacol, 168：153-158, 1989
21) Netzer R, et al：Dextromethorphan blocks N-methyl-D-aspartate-induced currents and voltage-operated inward currents in cultured cortical neurons. Eur J Pharmacol, 238：209-216, 1993
22) Mutoh T, et al：Substance P in the nucleus of the solitary tract augments bronchopulmonary C fiber reflex output. Am J Physiol Regul Integr Comp Physiol, 279：R1215-R1223, 2000
23) Yamaya M, et al：Interventions to prevent pneumonia among older adults. J Am Geriatr Soc, 49：85-90, 2001
24) Kamei J, et al：Monoamines and the mechanisms of action of antitussive drugs in rats. Arch Int Pharmacodyn Ther, 290：117-127, 1987
25) Stone RA, et al：Effect of 5-HT1A receptor agonist, 8-OH-DPAT, on cough responses in the conscious guinea pig. Eur J Pharmacol, 332：201-207, 1997
26) Kamei J, et al：Effects of methysergide on the cough reflex. Jpn J Pharmacol, 42：450-452, 1986
27) Ishibashi H, et al：Inhibition of the 5-HT(1A) receptor-mediated inwardly rectifying K(+) current by dextromethorphan in rat dorsal raphe neurones. Neuropharmacology, 39：2302-2308, 2000
28) Honda H, et al：Involvement of N-methyl-D-aspartic acid (NMDA) receptor in the central mechanism of cough reflex. Jpn J Pharmacol, 52 Suppl1：308P, 1990
29) Bolser DC, et al：Peripheral and central sites of action of GABA-B agonists to inhibit the cough reflex in the cat and guinea pig. Br J Pharmacol, 113：1344-1348, 1994
30) Nicholls DG & Sánchez-Prieto J：Neurotransmitter release mechanism. 「Amino acid neurotransmission」(Turner AJ, Stephenson FA, eds), pp1-24, Portland Press, 1998
31) Kamei J, et al：Antitussive effects of two specific kappa-opioid agonists, U-50,488H and U-62,066E, in rats. Eur J Pharmacol, 187：281-286, 1990
32) Kamei J, et al：Modulation of mu-mediated antitussive activity in rats by a delta agonist. Eur J Pharmacol, 203：153-156, 1991
33) Kamei J, et al：Possible involvement of mu 2-mediated mechanisms in mu-mediated antitussive activity in the mouse. Neurosci Lett, 149：169-172, 1993
34) Kamei J, et al：The role of the mu 2-opioid receptor in the antitussive effect of morphine in mu 1-opioid receptor-deficient CXBK mice. Eur J Pharmacol, 240：99-101, 1993
35) Kamei J, et al：Modulation of kappa-mediated antitussive activity in rats by a delta-agonist. Res Commun Chem Pathol Pharmacol, 76：375-378, 1992
36) Kamei J, et al：Differential modulation of mu-opioid receptor-mediated antitussive activity by delta-opioid receptor agonists in mice. Eur J Pharmacol, 234：117-120, 1993
37) Kotzer CJ, et al：The antitussive activity of delta-opioid receptor stimulation in guinea pigs. J Pharmacol Exp Ther, 292：803-809, 2000
38) Craviso GL & Musacchio JM：High-affinity dextromethorphan binding sites in guinea pig brain. II. Competition experiments. Mol Pharmacol, 23：629-640, 1983
39) Takahama K et al：Neuronal Mechanisms of Action of Centrally Acting antitussives Using Electrophysiological and Neurochemical Study Approach. 「Handbook of Experimental Pharmacology」(Barrett JE, et al, eds) Springer, pp219-240, 2004

40) Gestreau C, et al : Differential brainstem Fos-like immunoreactivity after laryngeal-induced coughing and its reduction by codeine. J Neurosci, 17 : 9340-9352, 1997
41) Jakus J, et al : Brainstem circuitry of tracheal-bronchial cough: c-fos study in anesthetized cats. Respir Physiol Neurobiol, 160 : 289-300, 2008
42) Mutolo D, et al : Suppression of the cough reflex by inhibition of ERK1/2 activation in the caudal nucleus tractus solitarii of the rabbit. Am J Physiol Regul Integr Comp Physiol, 302 : R976-R983, 2012

第2章 咳嗽の基礎

2. 末梢（咳受容体）からみた咳嗽発症機序

亀井淳三

Q&A 一般臨床医からの疑問・質問

Q1 本邦における慢性・遷延性咳嗽の三大原因疾患と考えられているのは？
A1 咳喘息，アトピー咳嗽および副鼻腔気管支症候群です．

Q2 乾性咳嗽の原因として考えられるのは？
A2 咳受容体の感受性亢進と気管・気管支平滑筋の収縮の亢進です．

Q3 気道炎症時に咳受容体感受性を亢進させる機序として重要なのは？
A3 炎症細胞から放出されたNOによりC線維終末への取り込みが促進されたアナンダミドがTRPV1を刺激することで，タキキニン類の放出を増大させ，咳受容体の感受性を亢進させます．

Q4 C線維を介した咳受容体の感受性亢進に関与するチャネルなどにはどのようなものがありますか？
A4 アナンダミドトランスポーター，TRPV1，NO，プロトン感受性イオンチャネル，TRPA1や電位依存性Na^+チャネルなどがあります．

◆ はじめに

1) 咳嗽の発生機序

　気道の炎症，異物や痰などの貯留物が溜まることにより咳受容体が刺激され，その刺激は舌咽神経や上喉頭神経などの求心性神経を介して，延髄脳幹部に存在する呼吸中枢内の咳中枢に伝わる．その後，迷走神経，横隔神経などの遠心性神経を介して横隔膜や胸郭の筋肉に情報が伝わり，急激な胸腔内圧の上昇に伴う強力な呼気努力が生じることで，咳嗽反射が発現する．
　咳嗽反射の末梢から中枢への伝達経路は，有髄神経であるAδ線維によると考えられており，Aδ線維の末梢神経終末には，咳嗽の刺激を受容する感覚受容器，いわゆる咳受容体の

1つである rapidly adapting receptors（RARs）が存在する．RARsは気道上皮においては粘液などの機械的な刺激や，クエン酸などによる化学的な刺激を受容する．RARsは気道平滑筋にも存在すると考えられており，気道平滑筋の収縮によっても刺激され，咳嗽反射を惹起する．

一方で，Aδ線維の興奮性を調節するものとしてC線維が知られている．カプサイシンなどの吸入によりC線維が活性化すると，C線維末端からサブスタンスP，ニューロキニンなどのタキキニン類やプロスタグランジンが放出され，RARsを刺激することによりAδ線維の興奮性が上昇すると考えられている．

2）咳嗽の種類

咳嗽には大きく分けて，**湿性咳嗽**と**乾性咳嗽**がある．湿性咳嗽は気道内の分泌物などの異物を体外へ排泄するための生体防御反応であり，むやみに止めることは好ましくない．しかし，乾性咳嗽は咳嗽のみが起こり苦痛となる病的咳嗽であり，治療により抑制することが必要となる．

3）咳嗽の要因

近年，8週間以上持続する咳嗽，いわゆる慢性咳嗽を訴えて医療機関を受診する患者が増加している．慢性咳嗽患者で認められる咳嗽は従来の鎮咳薬に対する反応性が低く，臨床上大きな問題となっている．**咳喘息（乾性咳嗽），アトピー咳嗽（乾性咳嗽）および副鼻腔気管支症候群（湿性咳嗽）**がわが国における慢性咳嗽の三大原因疾患と考えられている．これら以外に，胃食道逆流による咳嗽（乾性咳嗽），ACE（アンジオテンシン変換酵素）阻害薬による咳嗽（乾性咳嗽），後鼻漏症候群（欧米では乾性咳嗽），喉頭アレルギー，心因性・習慣性咳嗽（乾性咳嗽）なども重要である．これらに加えて，遷延性咳嗽ではかぜ症候群後遷延性咳嗽（以下，感染後咳嗽とする，乾性咳嗽）がある．

4）咳受容体の感受性との関連

湿性咳嗽の場合，気道の過分泌の制御や，分泌物の性状を正常化することによって症状が改善する．さらに，咳受容体の感受性はほぼ正常であることから，**気道内分泌物による咳受容体の過剰な刺激**によって咳嗽が誘発されると考えられる．

一方，乾性咳嗽は気道内分泌物による咳受容体の直接的な刺激によらない咳嗽である．乾性咳嗽の原因には，**咳受容体の感受性亢進**と**気管支平滑筋収縮の亢進**の2つがあげられる．気管支平滑筋の収縮がトリガーとなって発生する咳嗽が，咳喘息における乾性咳嗽のメカニズムと考えられている．この病態においては，咳受容体の感受性は正常であり，咳嗽が軽快しても咳受容体の感受性は変化しないことが知られている．また，咳受容体の感受性が亢進していない咳嗽では気管支平滑筋収縮が主因であることがわかっている．

咳受容体の感受性が亢進すると，吸気の温度変化や弱い刺激物質（受動喫煙や線香の煙など）でも咳嗽が発生する状態となる．咳受容体の感受性亢進が原因となる咳嗽は，喘息や咳喘息以外のアトピー咳嗽などの乾性咳嗽であり，咳嗽が軽快した状態においては咳受容体の感受性も正常化していることが特徴である．**咳感受性の亢進機序は多岐にわたっており，その理解が慢性咳嗽の診断治療にとって重要**である．そこで本稿では，咳感受性の調節機構，

特にC線維によるAδ線維の興奮性の調節に関する知見を概説したい．なお，咳嗽誘発に関与する末梢受容体，チャネルを図1にまとめているので，これを見ながら以下の解説を読んでほしい．

1 内因性アナンダミドと一酸化窒素（NO）の関与

1）内因性アナンダミドと咳嗽

咳嗽誘発物質であるカプサイシンは，その受容体であるtransient receptor potential vanilloid 1（TRPV1）に結合することで，C線維終末からのタキキニン類の放出を介して，RARsを刺激することによりAδ線維の興奮性の上昇，すなわち咳感受性の亢進を引き起こす．TRPV1の内因性物質の1つとして**アナンダミド**があるが，このアナンダミドは，C線維終末の細胞膜上に存在するトランスポーターを介して細胞内に取り込まれ，細胞の内側へ結合領域をもつTRPV1受容体を興奮させ，**タキキニン類**の放出を促進させることが報告されている[1]（図1）．

モルモットにアナンダミドを吸入させると咳嗽反射が誘発され，この咳嗽反射が選択的TRPV1拮抗薬により抑制されることから，内因性アナンダミドがTRPV1の刺激を介してC線維を興奮させ，タキキニン放出を増大させ，咳嗽を誘発させる可能性を示唆している．

2）NOと咳嗽

一方，細菌感染や抗原刺激などで誘導型NO合成酵素（**iNOS**）が誘導されると，気道上

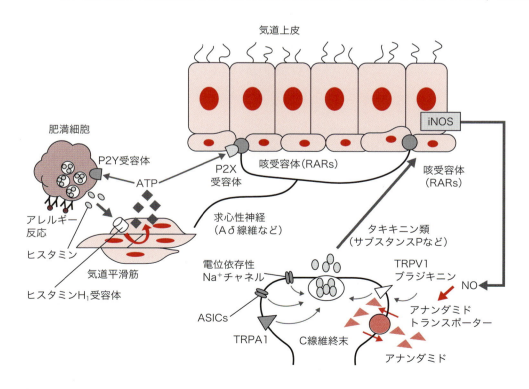

図1● 咳嗽誘発に関与する末梢受容体，チャネルなどの関与

皮，血管内皮，肺胞マクロファージおよび好中球や好酸球などの炎症性細胞から多量のNOが産生・放出される．NOの過剰産生は，気道上皮障害，好酸球の遊走・浸潤や血管透過性の亢進による気道浮腫など，気道炎症の増悪因子として作用する．

咳嗽誘発におけるNOの生理的役割の1つとして，カプサイシン受容体であるTRPV1の活性化に関与する可能性がある．TRPV1の発現細胞を用いた検討において，NOがアナンダミドの細胞内への取り込みを促進させ，さらにTRPV1を介したCa^{2+}流入量を増加させることが報告されている（図1）．これまで，気管支喘息患者などの気道炎症性疾患患者の呼気中NO濃度が，健常者に比べ増加していることがすでに知られているが，最近，健康成人喫煙者に比べ，慢性閉塞性肺疾患（COPD）患者の肺胞中NO産生量も増加していることも報告されている．したがって，気道炎症などにより増加したNOが，気道のC線維終末におけるアナンダミドトランスポーターを活性化し，その結果，アナンダミドによるTRPV1の感受性の亢進を介してタキキニン放出を増大させることが，咳感受性亢進機序の1つである可能性が考えられる．

2 テトロドトキシン抵抗性Na^+チャネルの関与

リドカインやメキシレチンなどの電位依存性Na^+チャネル阻害作用をもつ局所麻酔薬は，鎮咳作用をもつ（図1）．

電位依存性Na^+チャネルのなかでも**テトロドトキシン（TTX）抵抗性Na^+チャネル**は気道の求心性神経細胞，特に**カプサイシン感受性神経細胞上に発現**していることが知られている[2]．電位依存性Na^+チャネル開口薬のフェンバレレートをマウスに吸入させることにより咳嗽が誘発され，吸入濃度に依存して咳嗽数が増加することも報告されている[3]．さらに，単独では咳嗽反射を誘発しない低濃度のフェンバレレートを吸入により前処置しておくと，カプサイシンの吸入により誘発される咳嗽数が，フェンバレレートの溶媒を事前吸入したときに比べ増加する．また，フェンバレレートにより誘発される咳嗽数はTTXにより影響を受けないことも明らかになっている[3]．

したがって，電位依存性Na^+チャネルのなかでもTTX抵抗性Na^+チャネルが咳嗽誘発，特にC線維を介した咳感受性亢進において重要な役割を果たしていることが考えられる．

3 TRPA1およびプロトン感受性イオンチャネル（ASICs）の関与

1) TRPA1と咳嗽

TRPA1（transient receptor potential ankyrin 1）は侵害性温度付近の冷刺激（17℃以下）で活性化される冷受容体チャネルで，感覚神経にのみ発現し，TRPV1と共発現している．TRPA1は車の排気ガス，タバコの煙などに反応することから，咳嗽反射発現への関連も考えられる．事実，モルモットにTRPA1アゴニストのアリルイソチオシアネートを吸入させることにより咳嗽反射が誘発され，その咳嗽数は吸入濃度に依存して増加し，TRPA1選択的アンタゴニストのHC-30031により抑制される[4]．さらに，アリルイソチオシアネートの吸入により誘発される咳嗽はTRPV1アンタゴニストのカプサゼピンでは抑制されないが，C

線維を脱感作したモルモットでは咳嗽が誘発されなくなる[4]．したがって，TRPA1はC線維上にTRPV1と共発現しているものの，**TRPV1とは独立して**咳嗽反射の誘発に寄与しているものと考えられる（図1）．

2) ASICsと咳嗽

一方，プロトンにより活性化される**ASICs**（acid-sensing ion channels：プロトン感受性イオンチャネル）も気道においてはC線維上に局在しているものの，TRPA1と同様に**TRPV1非依存的**に活性化される（図1）．マウスに酸性リン酸緩衝液（pH 5.0）を吸入させることで，pH 6.9の生理食塩水の吸入により引き起こされる咳嗽数より明らかに多い咳嗽数が誘発され，ASICsの阻害薬であるアミロライドの事前吸入により，酸性リン酸緩衝液により誘発される咳嗽数を濃度依存的に抑制できる．これらの結果は，ASICsを活性化することで咳嗽が誘発されることを強く示唆している．

4 ブラジキニンのTRPV1を介した咳嗽誘発

ACE阻害薬の副作用として乾性咳嗽が認められることはよく知られた事実である．このACE阻害薬による咳嗽誘発に炎症性メディエーターの1つである**ブラジキニン**が関与していることを示唆する報告はいくつかみられる．

Zhangらは培養細胞を用いた実験系において，ブラジキニンがブラジキニンB2受容体の刺激によりホスホリパーゼCおよびプロテインキナーゼCの活性化を介してTRPV1の感受性亢進を引き起こすことを報告している[5]．したがって，ブラジキニンはブラジキニンB2受容体を介してTRPV1を活性化することで咳嗽発生に関与していることが推測できる．

われわれはマウスにブラジキニンを吸入させることで濃度依存的に咳嗽数を増加させ，その咳嗽数は，ブラジキニンB2受容体拮抗薬のHOE140を前処置することで，わずかではあるが有意に減少することを見出している．興味深いことに，ブラジキニン誘発咳嗽数はTRPV1拮抗薬のカプサゼピンによりほぼ完全に消失する．これらの結果は，ブラジキニンはブラジキニンB2受容体を介してTRPV1の感受性を亢進させるとともに，TRPV1を直接刺激して咳嗽誘発に関与している可能性を示唆している（図1）．

5 ATPの関与

1) ATP受容体と咳嗽

ATPは後根神経節（dorsal root ganglion：DRG）ニューロン，後角ニューロン，脊髄ミクログリアおよび上位中枢神経系などに発現するさまざまなタイプのATP受容体を介して，痛み情報伝達に多様に関与していることが明らかになっている[6]．ATP受容体タイプのうち，イオンチャネル型の**P2X受容体**は後根神経節神経のCおよびAδ線維に発現していることが明らかになっており，咳嗽反射の調節にATP受容体が関与している可能性が考えられる（図1）．そこで，われわれが咳嗽反射誘発におけるATP受容体の関与を検討したところ，Aδ線維の興奮性を直接的に調節して咳嗽反射の発現に関与していることを示唆するデータを得ている．

クエン酸の吸入前にATPを吸入させることにより，クエン酸誘発咳嗽数はATPの濃度に依存して増加することも知られている．ATPにより増加した咳嗽数はP2X受容体拮抗薬であるTNP-ATPにより減少したものの，Gタンパク質共役型のP2Y受容体拮抗薬のreactive blue 2（RB2）には何ら影響を受けなかった．また，カプサイシンの慢性投与によりC線維を脱感作させたモルモットにおいても，ATPはクエン酸により誘発した咳嗽数を増加させた．これらのことから，ATPは気道上のATP受容体，特にP2X受容体を介して，RARsの感受性を亢進させ咳嗽反射を増加させている可能性が考えられる[7]．

2）ヒスタミンH_1受容体拮抗薬の鎮咳機序との関係

アトピー咳嗽あるいは花粉症や喉頭アレルギーを有する患者における遷延性咳嗽の治療にヒスタミンH_1受容体拮抗薬が奏効することが知られている．ヒスタミンH_1受容体拮抗薬のそれら咳嗽に対する鎮咳機序については不明な点が多いが，ヒスタミンH_1受容体拮抗薬の鎮咳機序とATPによる咳嗽亢進に関連があるデータがある[8]．ヒスタミンはその吸入濃度に依存して0.1 Mクエン酸誘発咳嗽数を増加させるが，その増加はヒスタミンH_1受容体拮抗薬のフェキソフェナジンあるいはATP受容体拮抗薬のTNP-ATPにより拮抗される．ヒスタミンが平滑筋からのATPの遊離を促進することが報告されていることから[9]，アレルギー反応により遊離されたヒスタミンが，ヒスタミンH_1受容体を介してATPを遊離し，そのATPがRARsの感受性を亢進させ咳嗽反射を増加させていると考えられる（図1）．さらに，ATPがP2Y受容体を介してアレルギー反応による肥満細胞からのヒスタミン遊離を促進することから[10]，ATPが肥満細胞からヒスタミン遊離を増加させるといった悪循環が起こり，咳嗽をさらに遷延化させている可能性が考えられる．

◆ おわりに

臨床的に咳嗽の治療は，これまでに示した咳嗽の末梢性機序をはじめとして，中枢を含む反射機序の経路のなかでどの部位を遮断することによって咳嗽を抑制するかが問題となる．コデインリン酸塩のような中枢作用性の薬剤は咳嗽のメカニズムのなかで共通の経路を遮断することより効果は大きい．しかし，本来止めてはならない咳嗽も止めてしまう危険性がある．さらに，中枢抑制性の薬剤であるため，鎮咳作用以外の中枢作用，眠気などを起こす可能性をもつ．また，慢性咳嗽の患者にコデインリン酸塩などの従来の鎮咳薬は効果が期待できない．これらを総合すると，中枢性の薬剤で咳嗽を抑制することは好ましくない病態があり，すなわちその発症機序に応じたより選択的な手段で咳嗽を治療すべきである．

図1および表1に咳嗽誘発に関与する気道上の受容体やチャネルについてまとめた．慢性咳嗽には種々の病態があるものの，その病因のほとんどが図1や表1で示した**末梢神経系，いわゆる気道の受容体やチャネルの反応性の亢進**にある．慢性咳嗽，特に咳受容体の感受性が亢進した病態においては，**C線維の活性化**が咳嗽反射亢進に重要である．

今後，さらに末梢における咳嗽発現に関与する受容体の感受性亢進機序を検討することにより，慢性咳嗽の病因を明らかにでき，よりよい治療法・治療薬の発展に寄与できるものと期待する．

表1 覚えておきたい咳嗽誘発に関与するキーワード

C線維を介してAδ線維（RARs）の興奮性を調節
アナンダミドトランスポーター
TRPV1
一酸化窒素（NO）
プロトン感受性イオンチャネル（ASICs）
transient receptor potential ankyrin 1（TRPA1）
電位依存性 Na$^+$チャネル

直接的にAδ線維（RARs）の興奮性を調節
ATP受容体（P2X，P2Y受容体）
ヒスタミン

〈文献〉

1) Di Marzo V, et al : Anandamide : some like it hot. Trends Pharmacol Sci, 22 : 346-349, 2001
2) Kwong K, et al : Voltage-gated sodium channels in nociceptive versus non-nociceptive nodose vagal sensory neurons innervating guinea pig lungs. J Physiol, 586 : 1321-1336, 2008
3) Kamei J, et al : Possible involvement of tetrodotoxin-resistant sodium channels in cough reflex. Eur J Pharmacol, 652 : 117-120, 2011
4) Andrè E, et al : Transient receptor potential ankyrin receptor 1 is a novel target for pro-tussive agents. Br J Pharmacol, 158 : 1621-1628, 2009
5) Zhang X, et al : NGF rapidly increases membrane expression of TRPV1 heat-gated ion channels. EMBO J, 24 : 4211-4223, 2005
6) Kamei J, et al : Involvement of P2X receptor subtypes in ATP-induced enhancement of the cough reflex sensitivity. Eur J Pharmacol, 528 : 158-161, 2005
7) Kamei J & Takahashi Y : Involvement of ionotropic purinergic receptors in the histamine-induced enhancement of the cough reflex sensitivity in guinea pigs. Eur J Pharmacol, 547 : 160-164, 2006
8) Tamesue S, et al : ATP release caused by bradykinin, substance P and histamine from intact and cultured smooth muscles of guinea-pig vas deferens. Naunyn Schmiedebergs Arch Pharmacol, 357 : 240-244, 1998
9) Tamesue S, et al : ATP release caused by bradykinin, substance P and histamine from intact and cultured smooth muscles of guinea-pig vas deferens. Naunyn Schmiedebergs Arch Pharmacol, 357 : 240-244, 1998
10) Schulman ES, et al : ATP modulates anti-IgE-induced release of histamine from human lung mast cells. Am J Respir Cell Mol Biol, 20 : 530-537, 1999

第3章

咳嗽の臨床

第3章 咳嗽の臨床

Ⅰ 総論　Ⅱ 各論

1. 診断のための問診，身体所見，各種検査
遷延性・慢性咳嗽の鑑別を中心に

藤森勝也，鈴木榮一，菊地利明

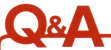

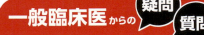

Q1 咳嗽はどのように分類すると，臨床に役立つのでしょうか？

A1 咳嗽の持続期間により原因疾患が異なってきますので，期間による分類をぜひ覚えてください．「慢性咳嗽」は，「8週間以上持続する咳嗽」で，「遷延性咳嗽」は「3週間以上持続する咳嗽」であり，「急性咳嗽」は「3週間未満の咳嗽」とそれぞれ定義されています．急性咳嗽では，感染症が原因となることが多くなります．慢性咳嗽では，感染症が原因である頻度は相当程度低くなり，アレルギーが関与する咳喘息，アトピー咳嗽が多くなります．

Q2 胸部画像に異常のない成人慢性咳嗽の主要な疾患を教えてください．

A2 成人慢性咳嗽の頻度の高い原因疾患は，咳喘息です．本邦では約半数を占めています．

Q3 持続する咳嗽患者に対して，まずどうすればよいですか？

A3 咳嗽が長引いているのであれば，咳嗽の原因を特定することが大切になります．まずは，鑑別診断のため，胸部X線撮影を行います．胸部X線写真に異常がみられれば，胸部CT検査も行い，画像所見から鑑別診断していきます．喀痰を伴う湿性咳嗽では，喀痰の細菌検査（抗酸菌検査を含む），細胞診検査を行い，鑑別診断を考えましょう．

Q4 持続する咳嗽患者に対して，どのような問診，身体診察をしたらよいでしょうか？

A4 問診で重要なことは，ASAHI-N（「旭-日本」と記憶）を聴取することです（表3）．身体所見では，「p-know」の有無を確認してください（表3）．

Q5 持続する乾性咳嗽患者に対して，どのような臨床検査をしたらよいでしょうか？

A5 プライマリ・ケアの現場でできる主な臨床検査は，胸部X線写真で異常所見がないことを確認後の，末梢血好酸球数，血清IgE値，呼吸機能検査，鼻汁好酸球検査です．問診や身体診察でまったく該当する項目がなく，ここまでの検査で原因がはっきりしない場合，CT検査ができる施設では，患者と相談して，（医療費などの）負担を考え，胸部CT検査と副鼻腔CT検査を行うか否か検討します．

1 咳嗽の分類[1〜6]

日本咳嗽研究会では,「慢性咳嗽の診断と治療に関する指針 2005年度版」を作成し[1],咳嗽を**持続期間**により3つに分類した.その後呼吸器学会が出した「咳嗽に関するガイドライン 第2版」でも同様の分類がなされている[5].

咳嗽の持続期間により原因疾患が異なってくるので,このように分類したのである(**表1**).例えば,急性咳嗽では,感染症が原因となることが多い.遷延性・慢性咳嗽では,感染症が原因である頻度は相当程度低くなり,アレルギーが関与する咳喘息,アトピー咳嗽が多くなる.

2 遷延性・慢性乾性咳嗽の原因疾患を鑑別するために[1〜7]

1) 胸部X線写真に異常がない場合

本邦において,胸部X線写真に異常がなく,ACE(アンジオテンシン変換酵素)阻害薬を内服していない,鼻・副鼻腔疾患がない,遷延性・慢性乾性咳嗽の4大原因疾患は,咳喘息,アトピー咳嗽(非喘息性好酸球性気管気管支炎),かぜ症候群(感染)後咳嗽,胃食道逆流による咳嗽である.そのなかで,**最も頻度の高い疾患は,咳喘息**である.これらの鑑別診断(**表2**)と診断の流れ(フローチャート,**図1**)を示した.

> **Point** 遷延性・慢性咳嗽の4大原因疾患
> 4大原因疾患はGEAR CAP(ギアキャップ)と記憶するとよい.GEAR CAPとは,GE(A)R(gastroesophageal reflux:胃食道逆流による咳嗽),C(cough variant asthma:咳喘息),A(atopic cough:アトピー咳嗽),P(postinfectious cough:かぜ症候群(感染)後咳嗽)のことである.

これらの疾患の鑑別で重要な点は,**アレルギー歴,アトピー素因の有無**(有:咳喘息,アトピー咳嗽),**周囲に同様の症状があるか否か,かぜ症状の先行**〔有:かぜ症候群(感染)後咳嗽〕,**QUEST問診票またはFスケール問診票**(QUEST4点以上,Fスケール8点以上:胃食道逆流による咳嗽を疑う,第3章-Ⅱ-B-3参照),**喀痰中好酸球比率増加の有無**(有:咳喘息,アトピー咳嗽),**気道過敏性亢進の有無**(有:咳喘息),**気管支拡張薬が有効か否か**(有効:咳喘息)である.

これらの疾患以外では,心因性咳嗽,稀な疾患として,気管・気管支結核,気管・気管支腫瘍,気道異物などによる咳嗽がある.

なお,胸部X線写真に異常がなく,ACE阻害薬を内服していない,遷延性・慢性**湿性**咳嗽の原因の大部分は**副鼻腔気管支症候群**であり,喫煙による慢性気管支炎もある.

表1 ● 咳嗽の持続期間による分類

分類	定義
急性咳嗽	3週間未満の咳嗽
遷延性咳嗽	3週間以上持続する咳嗽
慢性咳嗽	8週間以上持続する咳嗽

表2 遷延性・慢性乾性咳嗽の原因疾患とその鑑別診断，治療

		咳喘息	アトピー咳嗽	かぜ症候群（感染）後咳嗽	胃食道逆流による咳嗽
鑑別診断	好発年齢	若年〜中高・老年	若年〜中高年	中高・老年	中高・老年（肥満，脊椎後彎）
	性差	男＜女	男＜女	男＜女	男＜女
	アレルギー歴（ASAHI-NのA）	時にあり	時にあり	ある症例もある	ある症例もある
	周囲に同様の症状，かぜ症状先行（ASAHI-NのI）	なし	なし	あり	なし
	QUEST問診票，Fスケール問診票（ASAHI-NのH）	約4割程度に異常所見あり	所見なしが多い	所見なしが多い	異常所見あり
	末梢血好酸球数	増加または正常範囲内	増加または正常範囲内	正常	正常
	血清IgE値（アトピー素因）	増加または正常範囲内	増加または正常範囲内	正常	正常
	喀痰中好酸球比率	増加	増加	正常	正常
	％1秒量	低下または正常範囲内	正常	正常	正常
	ピークフローの日内変動	あり	なし	なし	なし
	ピークフローの日差変動	あり	なし	なし	なし
	気道過敏性	亢進	正常	正常	正常
	咳感受性	正常または亢進	亢進	亢進	亢進
治療	気管支拡張薬の効果	有効	無効	無効	無効
	おもな治療薬				
	1）ヒスタミンH_1受容体拮抗薬	有効	有効	有効	－
	2）ロイコトリエン受容体拮抗薬	有効	－	－	－
	3）Th2サイトカイン抑制薬	有効	有効	－	－
	4）$β_2$刺激薬	有効	無効	無効	無効
	5）テオフィリン薬	有効	－	－	－
	6）抗コリン薬	－	－	有効	有効
	7）ステロイド薬	有効	有効	有効，無効の相反する報告あり	－
	8）麦門冬湯	有効	－	有効	－
	9）プロトンポンプ阻害薬	－	－	－	有効

文献7を改変して転載

複数の原因疾患が同時に存在する場合もある．例えば**胃食道逆流は，それ自体が咳嗽の原因疾患**となる一方，**咳喘息やかぜ症候群（感染）後咳嗽で，持続する咳嗽により胃食道逆流が増悪し，咳嗽反射を亢進させ，咳嗽を悪化させる**ことがある．

2）胸部X線写真に異常がある場合

　　胸部X線写真に異常がみられれば，胸部CT検査も行い，画像所見から鑑別診断していく．このとき，感染症，非感染症，腫瘍などを鑑別する．**感染症**では，肺炎（マイコプラズマ肺炎，クラミジア肺炎を含む），気管支拡張症，びまん性汎細気管支炎，結核，非結核性抗

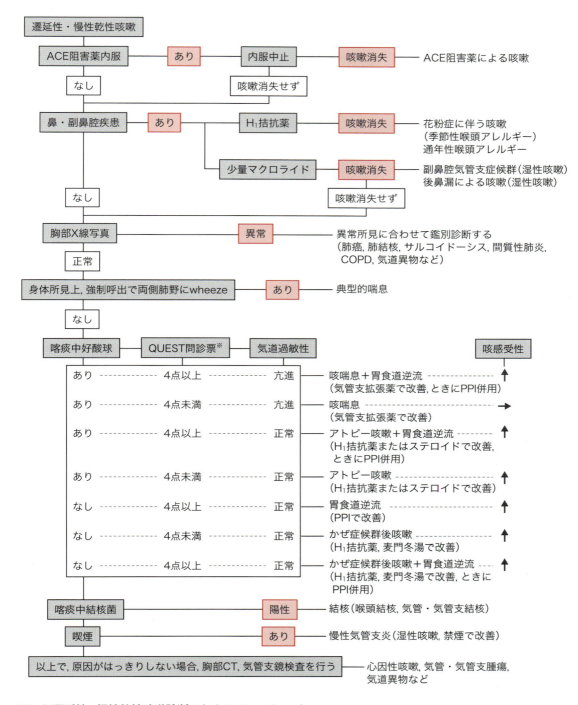

図1 ● 遷延性・慢性乾性咳嗽診断のためのフローチャート
※QUEST問診票の代わりにFスケール問診票使用の場合は8点以上を陽性とする
COPD: chronic obstructive plumonary disease（慢性閉塞性肺疾患），PPI: proton pomp inhibitor（プロトンポンプ阻害薬），H_1拮抗薬：ヒスタミンH_1受容体拮抗薬
文献7より改変して転載

酸菌症，真菌症などを（第3章-Ⅱ-A-1参照），**非感染症**では，Churg Strauss症候群（好酸球性多発血管炎性肉芽腫症）などの血管炎を含む膠原病，COPD，サルコイドーシス，間質性肺炎，うっ血性心不全，肺血栓塞栓症，誤嚥，気道異物などを，**腫瘍**では，肺癌，縦隔腫瘍，非上皮性腫瘍などを鑑別していく．

3 それぞれの疾患の診断基準と特徴[1〜5, 8]

　咳喘息，アトピー咳嗽，かぜ症候群（感染）後咳嗽，胃食道逆流による咳嗽の診断基準は，日本咳嗽研究会，アトピー咳嗽研究会の作成した「慢性咳嗽の診断と治療に関する指針」（前田書店）[1]や「慢性咳嗽を診る　改訂版」[2]，咳嗽研究会ホームページに記載されている．ここでは，診断のポイントを示す．

●それぞれの疾患の診断のポイント

●咳喘息（乾性咳嗽）
①アレルギー歴・アトピー素因あり，②喀痰中好酸球比率が増加，③気道過敏性の亢進，④気管支拡張薬有効（咳喘息は，咳嗽を唯一の症状とする喘息であり，喘息の診断基準である，慢性気道炎症，気道過敏性亢進，可逆性気道閉塞を満たす）

●アトピー咳嗽（乾性咳嗽）
①アレルギー歴，アトピー素因あり，②喀痰中好酸球比率が増加，③気道過敏性の亢進なし，④咳感受性亢進，⑤気管支拡張薬無効

●かぜ症候群（感染）後咳嗽（乾性咳嗽）
①かぜ症状が先行し，咳嗽のみが残存（周囲に同様の症状あり），②喀痰中好酸球比率の増加なし，③気道過敏性の亢進なし，④咳感受性亢進，⑤気管支拡張薬無効

●胃食道逆流による咳嗽（乾性咳嗽）
①胃食道逆流が証明される（QUEST問診票で4点以上，Fスケール問診票で8点以上，上部消化管内視鏡検査で逆流性食道炎がみられる，食道バリウム検査で胃内から中部食道へバリウムの逆流がみられる，食道pHモニターで胃食道逆流を証明），②プロトンポンプ阻害薬，ヒスタミンH_2受容体拮抗薬で咳嗽が抑制される

4 鑑別疾患に必要な性別，年齢の特徴（表2）

　遷延性・慢性咳嗽は基本的に女性に多い．4大原因疾患については，以下のような特徴がある．

　咳喘息は，若年〜中高・老年まで幅広い年齢層に，アトピー咳嗽は，若年〜中高年女性に主にみられる．かぜ症候群後咳嗽は，中高・老年の女性に多い．胃食道逆流による咳嗽は，中高・老年の肥満女性に多い．

5 鑑別診断に必要な問診（ASAHI-Nの聴取）[7]（表3）

　乾性咳嗽と湿性咳嗽の区別は意外と難しい．問診上の**「痰がからむ」「痰が出る」**という訴えで，**すぐに湿性咳嗽と考えない**ようにしたい．湿性咳嗽は，痰を出すための咳嗽である．したがって診療の現場で咳嗽の様子を観察したり，実際に咳をしてもらい痰が出るか観察し，判断することが重要である．

　問診で重要なことは，ASAHI-N（「旭-日本」と記憶）を聴取することである．ASAHI-Nとは，A（ACE阻害薬内服の有無），S（smokingの有無），A（allergyの有無），H（heartburnの有無），I（infectionの有無：地域での感染症流行状況，職場・学校・家庭での感染症の有無），N（nasal and paranasal sinus diseaseの有無）のことである．

表3● 問診ASAHI-N（旭-日本）と身体所見p-knowから推察される持続する咳嗽の原因

	意味	確認すべき事柄	有所見時，推察される疾患
A	ACE inhibitor	ACE阻害薬内服の有無	ACE阻害薬による咳嗽
S	smoking	現在喫煙，過去喫煙の有無	慢性気管支炎
A	allergy	小児喘息，花粉症，アレルギー疾患の家族歴などの有無	気管支喘息（咳喘息を含む），アトピー咳嗽，喉頭アレルギー
H	heartburn	胸やけの有無（QUEST問診票，Fスケール問診票にて確認）	胃食道逆流による咳嗽
I	infection	地域での感染症流行状況，職場・学校・家庭での感染症の有無	感染症による咳嗽，かぜ症候群（感染）後咳嗽
N	nasal and paranasal sinus disease	鼻・副鼻腔疾患の有無	鼻炎・副鼻腔炎による咳嗽，後鼻漏による咳嗽
p	postnasal drip	後鼻漏の有無	副鼻腔炎による咳嗽，後鼻漏による咳嗽
k	kyphosis	脊椎後彎症の有無	胃食道逆流による咳嗽
n	nasal voice	鼻声の有無	鼻炎，副鼻腔炎による咳嗽
o	obesity	肥満の有無	胃食道逆流による咳嗽
w	wheeze	喘鳴の有無	気管支喘息（咳優位型喘息を含む）

	咳喘息	アトピー咳嗽	胃食道逆流による咳嗽	かぜ症候群（感染）後咳嗽	鼻炎・副鼻腔炎による咳嗽	ACE阻害薬による咳嗽	慢性気管支炎
解説ページ	p87	p100	p108	p119	p172	p127	p156
A						○	
S							○
A	○	○					
H			○				
I				○	○		
N	ときに△				○		
p					○		
k			○				
n					○		
o			○				
w	○						

allergyのなかには，住居，職業，ペット飼育など生活環境歴，家族のアレルギー歴も含まれる．以下に詳述する．

1) A：ACE阻害薬内服の有無

ACE阻害薬内服の有無の確認は重要である．中高・老年では，高血圧，心不全や糖尿病とその腎症などの持病がある場合があり，それら疾患の治療薬としてのACE阻害薬内服の有無の問診は忘れてはならない（ASAHI-NのA）．

2) S：喫煙歴の有無

喫煙歴もまた重要である．老年では，現在喫煙していなくても，**過去の喫煙歴**まで十分聴取する．現在は高齢で喫煙していないが，過去に1日20本，20年以上の喫煙歴がある方々も意外に多い．注意が必要である．

現在喫煙者には，禁煙を指示する（ASAHI-NのS）．

3) A：アレルギーの有無

次に，アレルギー疾患の既往，**特に小児喘息，アレルギー性鼻炎，アレルギー性結膜炎，アトピー性皮膚炎**などの既往を聞く．これらのアレルギー性疾患の既往がある場合，咳喘息とアトピー咳嗽から鑑別していく．

加えて，住居，職業，ペット飼育など生活環境歴についての問診も必要である．さらに，家族歴の聴取は重要である．気管支喘息では，アレルギー疾患の家族歴をもつものが多いことが知られており，アレルギー既往歴とともに役立つ（ASAHI-NのA）．

4) H：胸やけの有無

胸やけ，口腔内に胃酸の逆流の自覚があるか否かも聞くようにしたい．QUEST問診票やFスケール問診票を使用するとよい．それぞれ4点以上，8点以上で胃食道逆流による咳嗽を疑う（ASAHI-NのH）．

5) I：感染症の有無

診療圏内の感染症流行状況も把握しておく．RSウイルス感染，インフルエンザ，肺炎マイコプラズマ，百日咳の流行などを把握しておく．咳嗽患者の周囲，家族内，学校内，職場内などで同じ症状の方々がいるか否かを問診する（ASAHI-NのI）．

6) N：鼻・副鼻腔疾患の有無

さらに，**鼻・副鼻腔疾患の既往や治療歴，現在の鼻汁，鼻閉，後鼻漏**を聞くことを忘れてはいけない（ASAHI-NのN）．

なお，老年では，持続する咳嗽の原因として，気道異物があり，異物として，義歯や歯冠の頻度が多く，したがって，**歯科治療歴**などの聴取も重要である．

6 鑑別診断に必要な身体所見（p-know の確認を）[8]（表3）

身体所見で重要なことは，p-know（「physical を知る」と記憶，「I know the physical status.」）の有無の確認である．p-know とは，p（postnasal drip：後鼻漏の有無），k（kyphosis：脊椎後彎症の有無），n（nasal voice：鼻声の有無），o（obesity：肥満の有無），w（wheeze：喘鳴の有無）のことである．

まず鼻声（nasal voice）であるか否か判断する．鼻声の場合，鼻・副鼻腔疾患を考える．くしゃみ，鼻汁，鼻閉，後鼻漏（postnasal drip），頭重感，頭痛，副鼻腔周辺の痛みについての問診を加える．さらに，口腔内を観察し，上中咽頭に粘液性，粘液膿性の分泌物（後鼻漏）や cobblestone appearance※ がないか確認する．

> **用語解説** ※ cobblestone appearance（敷石状所見）
> 身体診察で咽頭後壁に敷石状粘膜変化がみられること．副鼻腔炎に伴う症状．

胃食道逆流による咳嗽は，肥満（obesity）や老年の脊椎後彎症（kyphosis）の患者にみられることがあり，注意したい．

胸部の聴診所見では，強制呼出時に wheeze が聞かれるか否かが大切である．wheeze が聞かれるのであれば，喘息による咳嗽を考える．

以上のように，ぜひ p-know（post nasal drip, kyphosis, nasal voice, obesity, wheeze）を中心に身体所見をとってみていただきたい．

7 診断までの思考の流れ[1〜8]

持続する咳嗽患者に出会った際の思考の流れを以下およびフローチャートとして図2にまとめる．のちに詳しく記載するが，ASAHI-N の問診，p-know の身体所見が有効である（表3）．
思考の流れは以下のようである．

①高血圧の治療薬である ACE 阻害薬内服患者の 1〜20％程度に咳嗽がみられる．持続する咳嗽を主訴とした症例では，問診で **ACE 阻害薬の内服**（ASAHI-N の A）の有無を確認する
②次に，咳嗽が長引いているのであるから，鑑別診断のため，**胸部 X 線撮影**を行う
③胸部 X 線写真に異常がなく，3週間以内の咳嗽の多くは，**かぜ症候群**（ASAHI-N の I）が原因である
④胸部 X 線写真に異常がなく，3週間以上続く乾性咳嗽では，**咳喘息**（ASAHI-N の A，p-know の w），**アトピー咳嗽**（ASAHI-N の A），**かぜ症候群（感染）後咳嗽**（ASAHI-N の I），**胃食道逆流による咳嗽**（ASAHI-N の H，p-know の k と o），**喉頭アレルギー**（ASAHI-N の A と N，p-know の n），心因性咳嗽，気管・気管支結核，気管・気管支腫瘍，気道異物などを鑑別する．アトピー咳嗽と喉頭アレルギーとの異同については議論のあるところである．
3週間以上続く湿性咳嗽の多くは，**副鼻腔気管支症候群**（ASAHI-N の N，p-know の p と n）である．咳嗽，喀痰のほか，後鼻漏，鼻汁を伴うことが多く，副鼻腔画像所見で副鼻

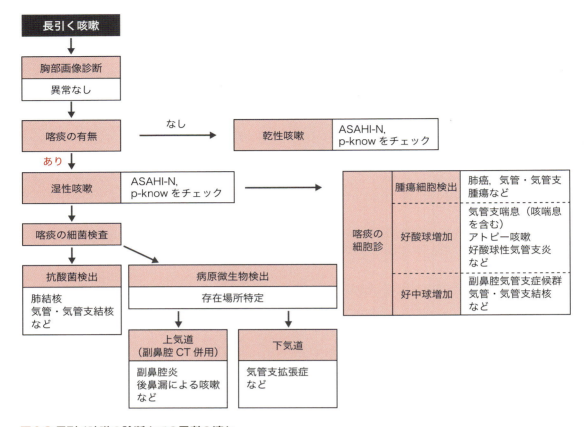

図2 ● 長引く咳嗽の診断までの思考の流れ

腔炎を示唆する所見を認める．欧米で多いとされる**後鼻漏による咳嗽**（ASAHI-NのN，p-knowのpとn）は湿性咳嗽である．副鼻腔気管支症候群と後鼻漏による咳嗽との異同については議論のあるところである．一定レベル以上の**喫煙歴**（ASAHI-NのS）があれば喫煙による**慢性気管支炎**を考える

⑤胸部X線写真に異常がある場合には，その性状により鑑別診断を行う．胸部CT，胸部MRI，喀痰培養と喀痰細胞診などの喀痰検査，血液検査，呼吸機能検査，気管支鏡検査などを併用して鑑別する

⑥胸部X線写真に異常がない喀痰を伴う湿性咳嗽では，喀痰の細菌検査（抗酸菌検査を含む），細胞診検査を行い，鑑別診断を考える

8 鑑別診断に必要な検査所見（一般内科医向け）[1〜5, 8] （表2, 4, 5）

1) 末梢血好酸球数

末梢血好酸球が増加していた場合，疑いやすい疾患は，咳喘息，アトピー咳嗽，喉頭アレルギーである．筆者らの検討では，胸部X線写真正常で，遷延性・慢性咳嗽を主訴とし，**末梢血好酸球数が500/mm^{3}以上であれば気道過敏性が亢進している咳喘息**であった．

表4 ● 一般内科医が行える臨床検査とその異常所見で疑うべき疾患

検査項目		陽性の場合,疑うべき疾患
末梢血好酸球数(増加)		気管支喘息(咳喘息を含む), アトピー咳嗽, 喉頭アレルギー
血清IgE値(増加)		気管支喘息(咳喘息を含む), アトピー咳嗽, 喉頭アレルギー
呼吸機能検査(閉塞性障害)		気管支喘息(咳喘息を含む)
鼻汁好酸球検査(陽性)		気管支喘息(咳喘息を含む), アレルギー性鼻炎
喀痰細胞診検査	(好酸球比率)	気管支喘息(咳喘息を含む), アトピー咳嗽
	(好中球比率)	副鼻腔気管支症候群, 後鼻漏による咳嗽 気管・気管支結核
上部消化管内視鏡検査 (逆流性食道炎あり)		胃食道逆流による咳嗽

表5 ● 持続する咳嗽を主訴とし,胸部X線写真に異常がない症例で気道過敏性亢進(咳喘息)を示唆する割合(陽性反応的中率)

	陽性反応的中率	陰性反応的中率
末梢血好酸球数 500/mm^3 以上	99%	32%
血清IgE値 500 IU/mL 以上	94%	30%
鼻汁中好酸球増加	99%	50%
%FEV$_1$ 80%未満	99%	31%
%$\dot{V}_{25}$ 60%未満	83%	50%

文献8より引用

末梢血好酸球数が正常の場合,咳喘息,アトピー咳嗽,かぜ症候群(感染)後咳嗽,胃食道逆流による咳嗽などいずれの疾患も考えられる.

2) 血清IgE値

血清IgE値が増加していた場合,疑いやすい疾患は,咳喘息,アトピー咳嗽,喉頭アレルギーである.筆者らの検討では,胸部X線写真正常で,遷延性・慢性咳嗽を主訴とし,**血清IgE値が500 IU/mL以上であれば,94%は気道過敏性が亢進している咳喘息**であった.血清IgE値が正常の場合,咳喘息,アトピー咳嗽,かぜ症候群後咳嗽,胃食道逆流による咳嗽などいずれの疾患も考えられる.

3) 呼吸機能(%1秒量, %$\dot{V}_{25}$)

%1秒量,%$\dot{V}_{25}$が異常値を示す疾患は,咳喘息である.咳喘息とアトピー咳嗽,かぜ症候群後咳嗽の3群を比較すると,咳喘息では有意に%1秒量,%$\dot{V}_{25}$は低値を示す.筆者らの検討では,胸部X線写真正常で,遷延性・慢性咳嗽を主訴とし,**%1秒量が80%未満であれば,気道過敏性が亢進している咳喘息**であった.また,**%$\dot{V}_{25}$が60%未満であれば**,83%が気道過敏性が亢進している**咳喘息**であった.

4) 鼻汁中好酸球

気管支喘息では,アレルギー性鼻炎合併は約40〜80%にみられる.そのため,**鼻汁中好酸球が増加していた場合,疑いやすい疾患は,咳喘息**である.アトピー咳嗽で鼻汁中好酸球

が増加しているか否かは検討されていない．かぜ症候群後咳嗽，胃食道逆流による咳嗽では，鼻汁中好酸球増加はみられない．筆者らの検討では，胸部X線写真正常で，遷延性・慢性咳嗽を主訴（主訴は咳嗽＞鼻汁，鼻閉）とし，**鼻汁中好酸球増加**があれば，**咳喘息**と診断する敏感度73％，特異度100％，**陽性反応的中率99％**，陰性反応的中率50％であった．

鼻汁好酸球検査の方法は，一般内科医でも簡単にでき，有用なので，長引く咳嗽の原因検索のための検査としてぜひ行ってみていただきたい．もちろん花粉症，鼻アレルギー診断にも有用である．具体的な検査方法であるが，対象患者の鼻腔内を綿棒で擦過し，スライドガラスに塗布し，Hansel stainを用いて染色する．**400倍で検鏡し，各視野に1個以上好酸球がみられる場合を陽性**としている．

5) 喀痰中好酸球・好中球比率（図2）

喀痰中の好酸球・好中球の比率をみるには喀痰細胞診検査を利用する．喀痰中の有核細胞は，組織球，好中球，リンパ球，好酸球などである．有核細胞を200個程度数えて，**好酸球比率が3％以上**の場合は好酸球増加である．**喀痰中好酸球比率が増加していた場合**，疑う疾患は，**咳喘息，アトピー咳嗽**である．

喀痰中に**好中球が増加**していた場合（61％以上との考えもあるが明確な基準はない），**副鼻腔気管支症候群**，後鼻漏による咳嗽であり，見落としていけないのは，**気管・気管支結核**である．

6) 上部消化管内視鏡検査

胸やけ，溜飲などの自覚症状がある場合，積極的に上部消化管内視鏡検査を行う．逆流性食道炎がみられた場合，**胃食道逆流による咳嗽**を疑い，プロトンポンプ阻害薬，ヒスタミンH_2受容体拮抗薬で治療し，咳嗽が軽快するか否か経過観察する．

9 鑑別診断に必要な検査所見（呼吸器専門医向け）[1〜5, 8, 9]

1) ピークフローと咳点数（咳日記から）

咳喘息では，**ピークフローの日内変動**がみられる．また咳点数（咳日記から）とピークフローとの関係を検討すると，**咳嗽が強いときには，ピークフローが低く，咳嗽が軽快するとピークフローが改善する**（図3，9例の咳喘息で，朝のピークフロー，就寝前のピークフローは，咳点数と有意な負の相関関係がみられた）[9]．

アトピー咳嗽，かぜ症候群後咳嗽，胃食道逆流による咳嗽では，ピークフローの日内変動はみられない．

2) 気道過敏性検査

気道過敏性が亢進する疾患は，**咳喘息**である．**気道過敏性亢進と判定した時に，咳喘息診断の敏感度，特異度はいずれも約80〜90％**である．気道過敏性は，正常人でもばらつきのある指標であり，正常範囲が広く，病的状態（咳喘息）とのオーバーラップも一部に認められる．一時点における気道過敏性の測定だけでは，咳喘息とアトピー咳嗽との鑑別に苦慮する症例があり，経過を観察する必要がある場合がある．

3）咳感受性検査

　咳感受性の亢進する疾患は，アトピー咳嗽，かぜ症候群後咳嗽，胃食道逆流による咳嗽である．筆者らの検討では，気管支喘息では，自覚症状としての咳嗽がある場合とない場合で，咳感受性は異なっていた．すなわち，咳嗽があるときには咳感受性は亢進していた．

　咳喘息では，咳感受性の亢進している症例と正常の症例がある．咳喘息では，約40％に胃食道逆流を合併しているが，胃食道逆流を合併した咳喘息では，咳感受性が亢進していた．

　なお，咳感受性検査は，検査当日の咳受容体の感受性亢進の有無を知るものであり，変動しうる指標である．したがって遷延性・慢性咳嗽の**鑑別診断には，気道過敏性検査ほど役に立たない**．

4）気管支鏡検査

　気管・気管支結核，気管・気管支腫瘍，気道異物を考える場合に主に行う．

　また気道炎症の種類と程度を評価する場合に気道生検を行う場合がある．咳喘息では，気道粘膜に好酸球が浸潤し，基底膜の肥厚などの気道のリモデリングがみられる．アトピー咳嗽では，気管・気管支粘膜に好酸球がみられる．胃食道逆流による咳嗽では，気道粘膜にリンパ球が浸潤し，基底膜の肥厚などの気道の炎症がみられる．

5）副鼻腔単純Ｘ線検査，副鼻腔CT検査

　くしゃみ，鼻汁，鼻閉，後鼻漏，頭重感，頭痛，副鼻腔周辺の痛みがあれば，副鼻腔疾患を疑い，副鼻腔単純Ｘ線，CT検査を行う．副鼻腔に液貯留，粘膜肥厚などの画像所見を認めれば，副鼻腔炎が示唆される．ここに遷延性・慢性咳嗽，喀痰（湿性咳嗽）があれば，副鼻腔気管支症候群，後鼻漏による咳嗽が考えられる．

症例	年齢	性別	咳嗽点数とＸ間の相関係数	
			x＝朝のピークフロー	x＝就寝前のピークフロー
1	33	M	－0.681***	－0.356***
2	42	M	－0.572***	－0.452***
3	54	F	－0.748***	－0.558***
4	49	M	－0.361**	－0.402***
5	35	M	－0.514***	－0.381**
6	32	F	－0.729***	－0.681***
7	28	M	－0.814***	－0.814***
8	57	M	－0.758***	－0.875***
9	43	M	－0.648***	－0.568***

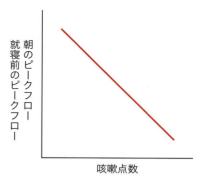

<解釈>
咳嗽点数が高いとき，朝や就寝前のピークフローは低くなる．これは咳喘息の咳嗽が気道収縮で出ていることを推定させる．

図3● 咳喘息9症例での咳嗽点数とピークフローとの関係
M：男性，F：女性，PEF：peak expiratory flow（ピークフロー）．
＊＊：$p < 0.01$，＊＊＊：$p < 0.005$
左表：文献9より引用

10 代表的疾患の特徴 [10〜12]

1) 咳喘息

　咳喘息は，咳嗽を唯一の症状とする喘息で，新潟大学呼吸器・感染症科の検討では，気管支喘息に占める頻度は5.4〜7.6％である．**成人慢性乾性咳嗽のもっとも頻度の高い原因疾患である**．**鼻アレルギーが約4〜7割程度**に，**胃食道逆流が約4割程度**に合併する．中年女性に多くみられる．咳嗽は，**季節性，夜間〜明け方に強い，温度変化や受動喫煙で増悪**などの特徴がある．咳喘息の特徴を典型的喘息と比較すると，罹病期間が短く，喫煙歴がない，起床時や寝る前に咳が出る，重症度が低い，血清IgE値が低いことが特徴である．

　気流制限が時間とともに変化したり，**気管支拡張薬での改善**が，スパイロメトリーやピークフローメーターで確認できれば，咳喘息の診断が可能となる．

　咳喘息では，吸入ステロイド薬を中心とした治療で，咳嗽は改善するが，**症状が残る症例が，約3割程度いる**ことが問題である．

2) アトピー咳嗽

　アトピー咳嗽は，アトピー素因を有する中年女性に多く，**咽喉頭のイガイガ感，搔痒感を伴う乾性咳嗽**で，非喘息性好酸球性気管気管支炎である．喀痰中に好酸球が3％以上認められ，気流制限や気道過敏性亢進がなく，**気管支拡張薬が無効**である．**ヒスタミンH₁受容体拮抗薬，ステロイド薬が有効**である．

3) かぜ症候群（感染）後咳嗽

　かぜ症候群後咳嗽は，別名，感染後咳嗽といい，ウイルス，肺炎マイコプラズマ，肺炎クラミジアなどの呼吸器感染症の後に続く，胸部X線写真に異常所見がなく，咳嗽が遷延する病態で，自然軽快傾向のある疾患である（ここには百日咳も含まれる）．**ヒスタミンH₁受容体拮抗薬や麦門冬湯が有効**である．

4) 胃食道逆流による咳嗽

　胃食道逆流は，生理的現象である．胃食道逆流症（gastroesophageal reflux disease：GERD）は，胃食道逆流により，何らかの症状や組織障害を伴う場合に使用される．胃内容物が下部食道に達すると，下部食道粘膜にある迷走神経知覚神経終末が刺激され，咳嗽反射回路を経て，咳嗽が発生する．逆流が咽頭まで達すると胃液の誤嚥が起こり，化学的刺激が咳嗽反射回路を働かせ，咳嗽が発生する．

　自覚的には，胸やけ，胸骨裏灼熱感，頻発するゲップ，嗄声，咽頭痛などは，胃食道逆流症存在の可能性を考えさせる．ただしこれは，**特異的所見ではない**．なお，**胃食道逆流が存在しても，咳嗽を呈さない症例が多いという事実**もある．

　胃食道逆流による咳嗽は，近年増加している．この咳嗽は，咳嗽を主な症状とし，胸やけなどの胃食道逆流症状の訴えがはっきりしない場合もある．また，**ほかの持続咳嗽に合併して，症状を修飾している可能性**がある．「胃食道逆流による咳嗽」であると単独の原因として診断する場合は，病歴，問診票などで疑い，ほかの遷延性・慢性咳嗽の原因を否定し，empirical therapyとしてのプロトンポンプ阻害薬（PPI）で咳嗽が改善することを確認する．

治療は，薬物（**プロトンポンプ阻害薬やヒスタミンH$_2$受容体拮抗薬**など）による**胃酸逆流抑制**を行い，**食事療法，生活習慣の改善，危険因子の除去も併せて指導**する必要がある．

5）ACE阻害薬による咳嗽

ACE阻害薬による咳嗽は，ACE阻害薬を内服している患者の1〜20％程度に発生する．内服量には関係しない．ACE阻害薬を内服しており，説明のできない咳嗽を呈する患者では，その内服を一時的に中止してみるべきである．

内服中止により咳嗽が改善する場合，ACE阻害薬による咳嗽と診断できる．1カ月以上経過しても咳嗽が改善しない場合，ACE阻害薬が原因でない可能性が高くなる．

ACEは，ブラジキニンやサブスタンスPなどを代謝する．ACE阻害薬による咳嗽発生機序として，ブラジキニンが蓄積して，知覚神経終末を感作，刺激している可能性が考えられている．

6）後鼻漏による咳嗽

後鼻漏は，下咽頭の知覚神経終末に対する刺激や，あるいは後鼻漏の気管への流入による刺激で，咳嗽反射回路が働くと考えられている．病歴で重要なことは，後鼻漏，くしゃみ，鼻汁とくり返される咳払いである．鼻腔内を観察すると，粘液や膿性分泌物，鼻腔粘膜の炎症や浮腫，ポリープが認められることがある．咽頭後壁に分泌物や敷石状の粘膜変化（cobblestone appearance）が確認できる場合もある．

なお，**後鼻漏のある患者が，必ずしも咳嗽を呈していない**という事実もある．**後鼻漏と咳嗽が併存している場合，後鼻漏による咳嗽を考える**．

後鼻漏を呈する原因では，感染，アレルギー，血管運動性鼻炎などがあり，原因に応じて治療する．治療には**経口ヒスタミンH$_1$受容体拮抗薬**，点鼻ステロイド薬，点鼻抗コリン薬などを用いる．

〈文献〉
1）「慢性咳嗽の診断と治療に関する指針　2005年度版」（日本咳嗽研究会，アトピー咳嗽研究会/著），前田書店，2006
2）「慢性咳嗽を診る　改訂版」（藤村政樹/編），医薬ジャーナル社，2010
3）藤森勝也，他：咳と痰．「ダイナミックメディシン　1」（下条文武，齋藤　康/監），pp3-138，pp4-20，西村書店，2003
4）「咳嗽　基礎的事項から臨床まで」（藤森勝也/企画編集），新興医学出版社，2006
5）「咳嗽に関するガイドライン　第2版」（日本呼吸器学会　咳嗽に関するガイドライン第2版作成委員会/編），日本呼吸器学会，2012
6）藤森勝也，他：咳の診かた本当のトコロ　第1回咳嗽の定義，発生機序．日本医事新報，4589：41-45，2012
7）藤森勝也，他：咳の診かた本当のトコロ　第2回長引く咳嗽—原因，鑑別疾患，問診．4593：40-44，2012
8）藤森勝也，他：咳の診かた本当のトコロ　第3回長引く咳嗽—身体所見，各種検査．4597：40-43，2012
9）藤森勝也，他：咳喘息に対するツロブテロール経皮吸収型製剤の有用性の検討　予備的検討．アレルギー，49：658-661，2000
10）藤森勝也，他：咳の診かた本当のトコロ　第5回長引く咳嗽—最も頻度が高い咳喘息，アトピー咳嗽．4606：41-44，2012
11）藤森勝也，他：咳の診かた本当のトコロ　第6回長引く咳嗽—かぜ症候群後咳嗽，胃食道逆流による咳嗽．4610：40-45，2012
12）藤森勝也，下条文武：遷延性・慢性咳嗽の鑑別診断と治療．日本心療内科学会誌，10：217-224，2006
13）藤森勝也，他：咳の診かた本当のトコロ　第4回長引く咳嗽—治療，漢方薬を含めて．4602：40-43，2012

第3章 咳嗽の臨床

A 急性咳嗽

1. 感染性咳嗽
病態生理と抗菌薬使用の考え方

黒川　允，菊地利明

Q&A

一般臨床医からの疑問・質問

Q1 感染性咳嗽とは何ですか？
A1 気道感染症に伴う咳嗽症状を感染性咳嗽とよびます．

Q2 感染性咳嗽にみられる臨床像は？
A2 以下の所見がみられる場合，感染性咳嗽を疑います．
①先行する感冒様症状がある，②自然軽快傾向である，③周囲に同様の症状の人がいる，④経過中に膿性度の変化する喀痰がみられる．

Q3 感染性咳嗽を疑った場合に，必要な検査は？
A3 症状が改善傾向にあれば検査の必要はありませんが，症状の改善を認めない場合は，血液，喀痰，画像検査などを可能な範囲で行います．

Q4 感染性咳嗽における抗菌薬の適応とその使い方は？
A4 百日咳・マイコプラズマ・肺炎クラミジアを疑う場合，抗菌薬を使用します．第一選択薬はマクロライド系抗菌薬です．マクロライド系抗菌薬が使用できない成人例はニューキノロン系抗菌薬も考慮します．治療期間は1週間を目安としてください．

Q5 治療中の隔離は必要ですか？
A5 百日咳は乳幼児に重篤な合併症を起こすので，抗菌薬を使用する5日間は乳幼児との接触を回避します．マイコプラズマ・肺炎クラミジアについても，抗菌薬の使用が終わるまで，患者はサージカルマスクを着用して飛沫感染対策を実施します．

1 概念・定義

1）定義

2012年に改訂された「咳嗽に関するガイドライン　第2版」では，感染性咳嗽とは「ウイ

ルスや細菌などの微生物の新たな気道への感染によって，上気道および/または下気道に炎症が起こり，その部分症状として咳嗽がみられる状態」と定義される[1]．すなわち感染性咳嗽とは，**気道感染症がもたらす炎症による症状の1つ**である．

2）気道感染症の種類

気道感染症は，病態と持続期間によって，**急性気道感染症**と**慢性気道感染症**に分類される（図1）．

●急性気道感染症

急性気道感染症とは，気道に発生する急性もしくは亜急性の感染に対する炎症反応である．微生物が排除されても炎症が持続すれば，咳嗽は続くことが多い．急性気道感染症は，**ウイルス感染症が主**であるが，マイコプラズマ（*Mycoplasma pneumoniae*），肺炎クラミジア（*Chlamydia pneumoniae*），百日咳菌（*Bordetella pertussis*）などによるものも存在する．

●慢性気道感染症

一方，慢性気道感染症は，気管支拡張症，副鼻腔気管支症候群，びまん性汎細気管支炎，タバコ煙や汚染した大気の吸入などによる慢性的な気道炎症に，気道感染が加わった病態である．**持続的な膿性痰の喀出を伴う**ことが多い．この病態では微生物の存在自体によってではなく，持続する炎症とそれに伴う喀痰の排出によって咳嗽が起こる．

広義の感染性咳嗽には，急性と慢性のいずれの気道感染症に伴う咳嗽も含まれるものの，一般に「感染性咳嗽」の用語は，より狭義に急性気道感染症に伴う咳嗽のみを指して用いられる．以下本稿では，狭義の感染性咳嗽として，急性気道感染症に伴う咳嗽を中心に概説する．

2 疫学

1）患者数

厚生労働省の患者調査によると，感染性咳嗽と診断されうる上気道炎，感冒および急性気管支炎の外来患者は，人口10万対1日300人程度である（図2）．また，わが国の地方都市のプライマリ・ケア医の診断を調査した結果によると，咳嗽を主訴に来院し急性咳嗽あるいは遷延性咳嗽と診断された患者のうち，それぞれ**72％（急性）と7％（遷延性）が感染性咳嗽**であった．さらにこの調査によると，遷延性咳嗽あるいは慢性咳嗽と診断された患者の

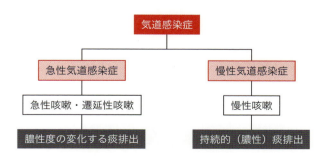

図1● 気道感染症と咳嗽症状の関係
文献1より引用

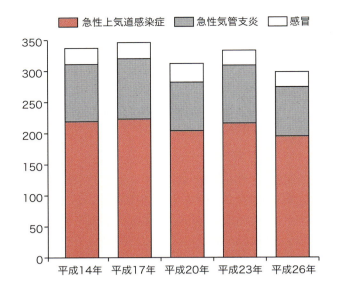

図2 わが国の急性上気道炎，感冒および急性気管支炎の人口10万対受療率/日

文献2より引用

うち，それぞれ12％（遷延性）と11％（慢性）が感染後咳嗽であった[3]．

2) かぜ症候群

日本呼吸器学会は，「かぜ症候群は，上気道（鼻，咽頭，喉頭）のみでなく，最近は，下気道（気管，気管支，肺）にまで広がって，急性炎症をきたす感染性疾患」と定義しており，原因微生物は，80〜90％がウイルスで，主な起炎ウイルスは，ライノウイルス，コロナウイルス，パラインフルエンザウイルス，RSウイルス，インフルエンザウイルス，アデノウイルスである．表1に示す通り，**ライノウイルス，インフルエンザウイルス，コロナウイルス**が，かぜ症候群の原因となる頻度が高い．

3) 肺炎

わが国の市中肺炎における原因微生物の割合は，肺炎球菌が最も多く，次いでインフルエンザ菌，非定型病原体であるマイコプラズマ，肺炎クラミジア（クラミジア・ニューモニエ）となっている（表2）．これらの4菌種によって，わが国の市中肺炎のほぼ半数の症例が発症している．

4) 感染性咳嗽の流行時期

感染性咳嗽の原因となる微生物には，それぞれ特有の流行時期が存在する（表3）．国立感染症研究所から発表されるInfectious Disease Weekly Report JAPAN（IDWR）の統計データによると，感染性咳嗽の主な原因微生物の流行時期として，**RSウイルスやインフルエンザウイルスは冬季**に流行のピークがあり，**アデノウイルスは夏季**に流行のピークがある．**マイコプラズマは通年性**に散発し，明らかな季節的ピークは認められない．

表2 ● 市中肺炎の起炎菌割合（%）

病原微生物	5大学病院と関連病院 入院 232例	基幹病院 入院 349例	大学病院 入院 400例	大学病院 外来 106例	診療所 外来 168例
肺炎球菌	24.6	38.7	26.3	12.3	22.0
インフルエンザ菌	18.5	6.0	13.0	4.7	14.3
マイコプラズマ	5.2	11.2	9.3	27.4	14.9
クラミジア・ニューモニエ	6.5	3.4	6.8	11.3	25.0
レジオネラ	3.9	1.4	1.5	0.9	0.6
黄色ブドウ球菌	3.4	1.4	3.3		7.1
クラミジア・シッタシ	2.2	0.3	1.3	1.9	
モラクセラ・カタラーリス	2.2	1.7	3.5		6.5
クレブシエラ	1.3	1.4	2.0		1.2
ミレリ・グループ	1.3	1.1	1.8		
嫌気性菌	2.5	1.1	5.5		
コクシエラ	0.9		0.5		
緑膿菌	0.4	1.1	2.0		
真菌	0.4	0.3		1.9	
ウイルス	22.4	1.4	3.0		
その他	2.8	2.9	0.8	7.5	
複数菌の割合	18.5	6.1	14.0	47.2	17.9
原因微生物不明の割合	23.7	32.7	34.5		27.9

文献5より引用

表3 ● 感染性咳嗽の原因微生物の流行期

原因微生物	主な感染経路	4月	5月	6月	7月	8月	9月	10月	11月	12月	1月	2月	3月
百日咳菌	飛沫感染	→→→→→→											
アデノウイルス	飛沫・接触感染		→→→→→→→→→										
RSウイルス	飛沫・接触感染								→→→→→				
インフルエンザウイルス	飛沫感染										→→→→		
マイコプラズマ	飛沫感染											→→→→→	

文献6を参考に作成

❸ 病態生理

　感染により気道上皮細胞が傷害されると，気道炎症が惹起され，咳嗽反射は亢進する（図3）．これによって感染性咳嗽が誘発される．各種ウイルス，マイコプラズマ，肺炎クラミジアなどの微生物が気道上皮細胞を傷害しうる．これらの気道感染した微生物は，宿主の免疫の成立によって排除される．しかし気道炎症は，原因微生物が感染症学的に**検出されなくなっ**

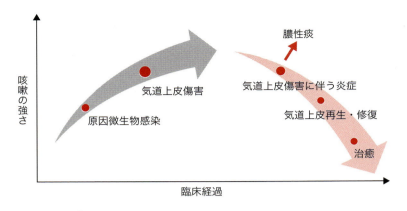

図3● 感染性咳嗽の病理・病態と臨床経過
文献1より引用

ても残存し，傷害された気道上皮組織が修復されるまで持続する．この間続く咳嗽症状は**「感染後咳嗽」**とよばれる．すなわち，気道感染後に持続する咳嗽症状は，必ずしも原因微生物の持続的感染を示すものではない．

4 臨床像

持続する咳嗽を訴えている患者で感染性咳嗽を疑う臨床像として，以下のような所見があげられる[7]．
①先行する感冒様症状がある
②自然軽快傾向である
③周囲に同様の症状の人がいる
④経過中に膿性度の変化する喀痰がみられる

なお感染性咳嗽は，**8週間以上持続することは稀**であるとされている[8]．結核などの慢性感染症や併存するほかの呼吸器疾患がなければ，感染性咳嗽の経過は良好で，8週間以内に治癒することが多い．感染性咳嗽が8週間以上持続する原因としては，結核菌などの抗酸菌感染，アスペルギルスなどの真菌感染，および稀ではあるがウエステルマン肺吸虫などの寄生虫感染などが考えられる．

5 診断

感染性咳嗽を疑った場合，図4に示すフローチャートを参考に，診断と治療を進める．
臨床症状が改善傾向であれば特段の検査は必要ではない．症状の改善を認めない場合には，感染性咳嗽のほかに，肺炎や結核や感染症以外の肺病変などの器質的気道病変を鑑別にあげ，胸部X線検査・細菌学的検査・血清学的検査を行う．

そのような際，**特に検索すべき原因微生物は，集団感染を起こしうる微生物**で，結核菌，百日咳菌，マイコプラズマ，肺炎クラミジア，インフルエンザウイルスなどがあげられる．

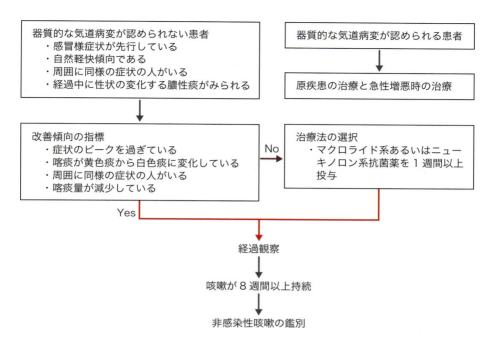

図4 感染性咳嗽の診断・治療
文献1より引用

1）結核

　結核は排菌状態によって入院治療の適応の判断が左右される．結核が疑われた場合，**必ず喀痰抗酸菌塗抹検査を行う**．ただし，「結核診療ガイドライン　改訂第3版」によると，初回の抗酸菌塗抹検査の感度は64％と決して高くはない[9]．培養検査と核酸増幅法検査も含め，喀痰抗酸菌検査は可能な限り**3回行う**．なお，核酸増幅法検査は保険診療内で1回のみ実施可能なので，3日分の検体を混合して行うこともある．喀痰が採取できないような症例では，胃液での抗酸菌検査を考慮する．

2）百日咳（第3章-Ⅱ-A-2参照）

　百日咳は，14日間以上続く咳嗽に**「発作性の咳込み」「吸気性笛声」「咳込み後の嘔吐」のいずれか1つ以上**伴っていれば，臨床的に百日咳と診断できる．病初期のカタル期には菌を培養できるものの，痙咳期に入ると菌は分離培養できなくなる．迅速診断としてPCR法やLAMP法などの検査法も提案されているが，実施可能な施設は限られている．確定診断法としては，百日咳菌の代表的な抗原である百日咳毒素（pertussis toxin：PT）に対する抗体価の測定が汎用され，PT-IgGが100 EU/mL以上であれば「百日咳」と診断できる．ただし，病初期では抗体価の上昇を認めないこともあるので，ペア血清による評価が基本である．

3）マイコプラズマ感染

　マイコプラズマ感染の特徴的な症状は，**頑固で夜間不眠になるほどの咳嗽と38℃を超える高熱**であり，基礎疾患を有していない**若年者**が主な患者層となる．

確定診断には，マイコプラズマ培養用のPPLO培地を用いた培養検査を行う．しかし，培養期間は7〜10日間を要するため，**早期の臨床診断に培養検査は有用ではない**．

2013年よりイムノクロマト法による迅速抗原診断法が一般臨床に導入されている．咽頭拭い液を用いて検査することから，簡便性にも優れているものの，感度は50％程度であることも指摘されている[10]．そこで，マイコプラズマ感染の診断は，**血清抗体価測定により行う**のが主流である．血清抗体価の測定には，微粒子凝集反応（particle agglutination test：PA法）と補体結合反応（complement fixation test：CF法）の二法があり，ペア血清で4倍以上，単一血清であればPA法320倍以上・CF法64倍以上で陽性と判定する．

4) 肺炎クラミジア感染

肺炎クラミジア感染では，マイコプラズマ感染と同様に**頑固な咳嗽**が遅延するものの，病初期に**高熱を呈することは少なく，高齢な患者も多い**点がマイコプラズマ感染と異なる．臨床症状だけで診断することは難しく，早期診断も困難である．

肺炎クラミジア感染も，培養が困難であるため**血清抗体価測定**による診断が一般的に行われる．IgM抗体は，初感染ではIgG抗体やIgA抗体より早期に上昇し，発症後2〜3カ月で消失する傾向を示すことから，急性感染の指標に用いられる．最近，5〜10分で判定可能な診断キット，エルナス®肺炎クラミドフィラIgMが使用可能となった．ただし，再感染の場合IgM抗体は上昇しないか低値であるため，IgG抗体，IgA抗体の方が有用とされる．肺炎クラミジアの診断基準を**表4**に示す．

5) インフルエンザウイルス感染

インフルエンザウイルス感染は，**迅速抗原検出キットで診断**でき，特異的なノイラミニダーゼ阻害薬で治療できる点において，特に流行期に，その診断の意義は高い．ほかに，RSウイルス，A群溶連菌，アデノウイルスの感染症診断にも，抗原の迅速診断キットは有用である．このような診断キットを，重症化や合併症のリスクを勘案しながら適宜活用することは重要である．

表4 ● 肺炎クラミジアの診断基準

1) 病原体検出				
確診	分離培養 or PCR 陽性			
疑診	抗原※陽性			
2) 血清診断				
	抗体		ヒタザイムC.ニューモニエAb	Micro-IF法
確診	シングル血清	IgM	ID ≧ 2.00	≧16倍（32倍）
	ペア血清	IgG	ID 1.35 以上の上昇	（2管）以上の上昇
		IgA	ID 1.00 以上の上昇	
疑診	シングル血清	IgM	1.10 ≦ ID < 2.00	
		IgG	ID ≧ 3.00	≧512倍
		IgA	ID ≧ 3.00	

※IDEIAなどEIA法は，属特異抗原検出法のみである
文献11より引用

6) 肺炎

咳嗽症状だけでは気管支炎と肺炎の鑑別は困難である．そのため，腋窩体温で **37.5℃以上の発熱**，**呼吸困難**，**胸痛**などの症状が併存し，特に**片側性の湿性ラ音**や**呼吸音減弱**を聴取した場合は，肺炎を鑑別する必要がある．ただし，高齢者は肺炎に特徴的な症状を呈さない場合があるので注意が必要である．

肺炎は，抗菌薬選択の観点から，「細菌性肺炎」と「非定型肺炎」とに分けられる．細菌性肺炎は，βラクタム系抗菌薬が有効な肺炎で，肺炎球菌やインフルエンザ菌による肺炎に代表される（表2）．一方，非定型肺炎は，βラクタム系抗菌薬が無効な肺炎の総称である．非定型肺炎の代表的な原因微生物として，マイコプラズマ，肺炎クラミジア，レジオネラ，百日咳菌などがあげられる．

細菌性肺炎と非定型肺炎を鑑別するポイントが，日本呼吸器学会の「成人市中肺炎ガイドライン2007」で示されている（表5）．鑑別ポイントが，一般的な症候と末梢血白血球数のみで構成されていることから，臨床現場で広く活用されているが，この鑑別法では非定型病原体として**レジオネラが含まれない**点に注意が必要である．

6 治療

1) 抗菌薬の使用

感染性咳嗽は病原微生物による気道上皮の傷害と炎症が原因なので，微生物が排除されても咳嗽は持続する．このため，抗菌薬や抗ウイルス薬は，しばしば感染性咳嗽自体には無効である．ただし，**マイコプラズマ，肺炎クラミジア**，および**百日咳菌**については，周囲への感染力が強く，感染宿主によって重症化する可能性があり，適切な治療薬もあることから，このような微生物による活動性感染性咳嗽には抗菌薬を投与する．その際用いる抗菌薬としては，これらの病原菌の感染を想定して，マクロライドあるいはニューキノロン系抗菌薬が推奨されている（図4および**処方例**）．

表5 ● 非定型肺炎の鑑別項目

鑑別に用いる項目
① 年齢60歳未満
② 基礎疾患がない，あるいは，軽微
③ 頑固な咳がある
④ 胸部聴診上所見が乏しい
⑤ 喀痰がない，あるいは，迅速診断法で原因微生物が証明されない
⑥ 末梢血白血球数が10,000/μL未満である

鑑別基準
・①〜⑥の6項目中4項目以上合致した場合：非定型肺炎疑い
・6項目中3項目以下の合致：細菌性肺炎疑い この場合の非定型肺炎の感度は77.9%，特異度は93.0%
・①〜⑤の5項目中3項目以上合致した場合：非定型肺炎疑い
・5項目中2項目以下の合致：細菌性肺炎疑い この場合の非定型肺炎の感度は83.9%，特異度は87.0%

文献5より引用

〈処方例：感染性咳嗽に対する治療例〉
・感染性咳嗽に対する抗菌薬の使用例（成人）
　①アジスロマイシン（ジスロマック®SR）　1回2g　1回のみ経口
　②アジスロマイシン　1回500 mg　1日1回　3日間経口
　③クラリスロマイシン　1回200 mg　1日2回　10日間経口
　④エリスロマイシン　1回200 mg　1日4回　14日間経口

・マクロライド系抗菌薬が使用できない場合
　①モキシフロキサシン　1回400 mg　1日1回　7日間経口
　②ガレノキサシン　1回400 mg　1日1回　7日間経口
　③レボフロキサシン　1回500 mg　1日1回　7日間経口
　④ミノサイクリン（ミノマイシン®）　初日は1回100 mg　1日2回，翌日より1回100 mg　1日1回経口

2) 抗菌薬使用時の注意

　百日咳に対する抗菌薬治療は，**特にカタル期では有効**である．通常，患者からの百日咳菌の排菌は約3週間持続するが，マクロライド系抗菌薬の開始5日後には菌の分離培養はほぼ陰性となる．マイコプラズマ，肺炎クラミジアは，一般的には1週間程度の抗菌薬の使用が推奨されている．

マクロライド系かニューキノロン系か

　感染性咳嗽の第一選択薬として，マクロライド系抗菌薬が推奨されている．たしかに，近年，マクロライド耐性マイコプラズマの増加が指摘されているが，ニューキノロン系抗菌薬もマイコプラズマの耐性を誘導する懸念が報告されており[12]，安易な使用は避けるべきである．成人におけるマイコプラズマ感染の第一選択薬は，やはりマクロライド系抗菌薬とし，治療開始後48～72時間で解熱が得られない場合には耐性を疑う．マクロライド耐性を疑った場合には，妊婦や乳幼児を除き，テトラサイクリン系抗菌薬を選択する．

　前述したように，マイコプラズマ，肺炎クラミジア，百日咳は周囲への感染力が強く，家庭内，学校，職場，施設での集団感染の原因となる．百日咳は，成人では重篤な合併症は少ないが，乳幼児では窒息などの合併症の発症率が高くなる．このため，百日咳患者を治療する際は，**抗菌薬を使用する5日間，乳幼児との接触を避ける**ように指導する．また，マイコプラズマや肺炎クラミジア患者を治療する際も，**抗菌薬を使用している時期は，サージカルマスクの着用**を勧める．

A）胸部X線

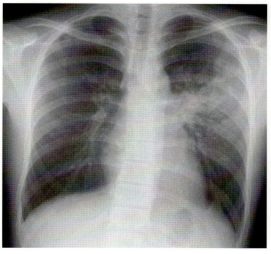

B）胸部CT

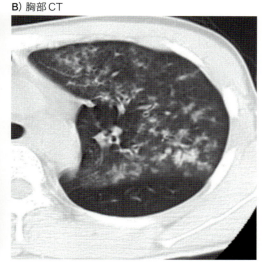

図5● 自験例の胸部画像
A）左肺炎を認める．B）左上葉に経気道性分布で淡い濃度上昇・気管支壁の肥厚・一部小結節影を認める

7 症例呈示

症例　19歳，女性

39℃の発熱，夜間不眠となるほどの咳嗽，下痢を発症し，2日後近医を受診した．アジスロマイシン（1回500 mg　1日1回）の投与を開始されるが，その後4日間発熱が続いたためA病院を受診した．

来院時は体温38.2℃，胸部聴診で異常な呼吸音は聴取できなかった．採血でWBC 5,620/μL（Neu 76.3％），CRP 7.08 mg/dL，GOT 29 U/mL，GPT 34 U/mL，LDH 301 mg/dL，胸部X線で左肺野に浸潤陰影を認めた（図5）．非定型肺炎の鑑別項目（表5）のうち6項目を満たし，非定型肺炎が強く疑われた．原因微生物の検索のため実施した，イムノクロマト法によるマイコプラズマ抗原キットは陽性であった．マクロライド耐性マイコプラズマ肺炎と判断し，ミノマイシン®の投与を開始した．これにより症状のすみやかな改善が得られた．

〈文献〉

1）「咳嗽に関するガイドライン　第2版」（日本呼吸器学会　咳嗽に関するガイドライン第2版作成委員会/編），日本呼吸器学会，2012
2）厚生労働省：平成26年（2014）患者調査の概況
　　http://www.mhlw.go.jp/toukei/saikin/hw/kanja/14/
3）Yamasaki A, et al：Cough and asthma diagnosis：physicians' diagnosis and treatment of patients complaining of acute, subacute and chronic cough in rural areas of Japan. Int J Gen Med, 3：101-107, 2010
4）比嘉　太：かぜと気道感染―重症化する例を見極める―．Moderen Physician, 30：601-604, 2010

5)「成人市中肺炎診療ガイドライン」(日本呼吸器学会　市中肺炎診療ガイドライン作成委員会/編), 日本呼吸器学会, 2007
6) 国立感染症研究所：感染症発生動向調査 週報 (IDWR) 2016年第26週通巻第18巻第26号 http://www.nih.go.jp/niid/ja/idwr.html
7) Braman SS：Postinfectious cough：ACCP evidence-based clinical practice guidelines. Chest, 129：138S-146S, 2006
8) Fujimura M, et al：Importance of atopic cough, cough variant asthma and sinobronchial syndrome as causes of chronic cough in the Hokuriku area of Japan. Respirology, 10：201-207, 2005
9)「結核診療ガイドライン　改訂第3版」(日本結核病学会/編), 南江堂, 2015
10) 松本重孝, 熊埜御堂義昭：マイコプラズマ・ニューモニエ抗原検出による迅速診断キットの性能評価. 医学と薬学, 71：2145-2150, 2014
11) 岸本寿男, 他：I. 血液検査　1. 感染症の血清診断　2) クラミジア呼吸器感染症の血清診断. 日本胸部臨床, 67：S9-S15, 2008
12) Gruson D, et al：In vitro development of resistance to six and four fluoroquinolones in Mycoplasma pneumoniae and Mycoplasma hominis, respectively. Antimicrob Agents Chemother, 49：1190-1193, 2005

第3章 咳嗽の臨床

Ⅰ 総論　**Ⅱ 各論**

A 急性咳嗽

2. 成人百日咳と咳嗽
近くに同じ症状の人がいないかに注意

野上裕子

Q&A

一般臨床医からの　疑問　質問

Q1 成人にも百日咳感染があるのですか？

A1 元来乳幼児，小児の疾患といわれている百日咳ですが，本邦では，予防のためのワクチンの普及によりしだいに減少していました．しかし2001年頃より発症数が増加し（図1），そのほとんどが思春期や成人の罹患増加です（図2）．

成人の百日咳増加の原因は，ワクチンによって幼小児期には罹患せず，抗体価が下がってくる時期に感染し発症するためであるといわれています．欧米でも同様な現象が生じていますが，思春期や成人期にブースターとしてワクチン接種をしている国においても成人の百日咳罹患は増加しているため，よりよいワクチン開発が課題となっています．

Q2 臨床症状から百日咳感染を診断できますか？

A2 ワクチン未接種の乳幼児では，痙咳期において発作性の咳込みや吸気性笛声音，咳込み後の嘔吐など典型的な特徴ある咳嗽を生じるため，臨床的に診断は容易です．しかし成人の症状はほかのウイルス感染との鑑別が困難であり，長引く咳嗽の鑑別診断として常に百日咳を考えておく必要があります．

Q3 百日咳感染を診断する方法は？

A3 成人の場合，臨床症状からの診断は困難です．ただ感染性咳嗽のうち，高熱がなく，炎症反応も高値ではなく，家族や同僚などが同じ症状を呈している場合，百日咳の可能性は高くなります．確定診断には，抗原陽性（PCRやLAMP法，イムノクロマト法など）や，培養陽性，発症より4週間以上であれば，血清抗体価の上昇などがあります．なお，抗原検査は陽性率が低く，また抗体価はその結果がでるまでに時間がかかります（図3）．

Q4 具体的な治療法は？

A4 マクロライド系抗菌薬で治療します．カタル期では抗菌薬の効果で罹病期間が短縮しますが，それ以降では罹病期間の短縮は困難です．抗菌薬を投与して3～7日で，菌が消失し感染が防御されます．キノロン系も抗菌作用を有しています．診断がつくまでに長期間かかる場合，ワクチン未接種の乳幼児に接触する機会があれば，早期に抗菌薬を投与することで乳幼児への感染が予防されます．

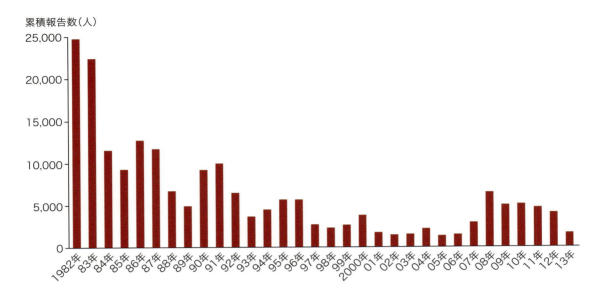

図1 本邦の百日咳患者累積報告数の推移（1982〜2013年）

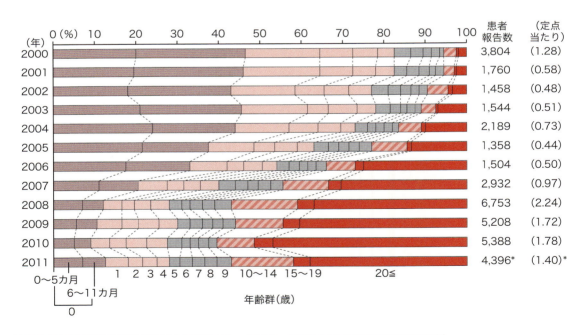

図2 百日咳患者の年齢分布（小児科定点），2000〜2011年（感染症発生動向調査）
＊2012年3月6日現在報告数
文献1より引用

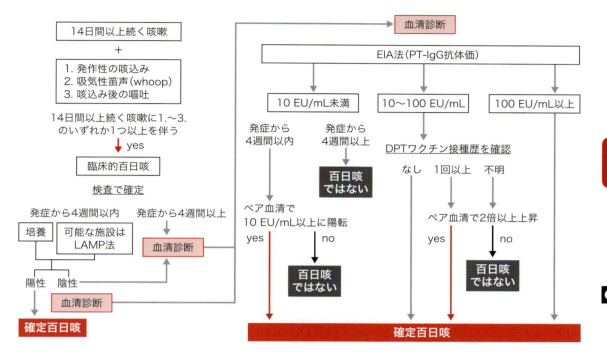

図3 ● 百日咳診断のフローチャート
文献2より引用

1 概念・定義

百日咳は好気性グラム陰性短桿菌である百日咳菌（*Bordetella pertussis*）によって引き起こされる急性の気道感染症である．百日咳菌は，気道上皮細胞，主として線毛細胞に付着して百日咳毒素を産生し，その結果，激しい咳嗽を生じるとされている．典型的にはカタル期（1〜2週間），痙咳期（4〜8週間），回復期（1〜2週間）という経過をとるが，痙咳期における**連続性の咳嗽（staccato）**や，**吸気時の笛声音（whooping）**が特徴的である．

元来乳幼児の疾患として知られていたが，2000年頃より思春期や成人において増加していることが報告されてきた．成人の百日咳感染は，症状がワクチン未接種の乳幼児のように典型的ではなく，特にカタル期では，**ウイルス感染（かぜ症候群）との鑑別が難しい**．そのため診断に苦慮し，適切な治療がなされない場合が多くみられる．成人の百日咳は乳幼児の感染源となっている場合があり，ワクチン未接種の乳幼児が百日咳に感染すると重篤となる危険性が高い．よって成人百日咳を早期診断し，抗菌薬を早期に投与することは重要であると思われる．

2 疫学

百日咳は世界的にみられる疾患で，WHOの発表[3]によれば，世界の百日咳患者数は年間2,000〜4,000万人で，その約90％は，発展途上国の小児であり，死亡数は約20〜40万人とされている．

本邦の伝染病統計によると，1947年には152,072人が罹患し，死亡は17,000人であった．1950年，百日せきワクチンが予防接種法に定められ，1958年からジフテリアとの2種混合，1968年からはさらに破傷風との3種混合ワクチン（Tdapワクチン）として定期に接種され，その結果，患者報告数は減少，1972年には269人まで低下した．しかし1970年代に脳症などのワクチンによる重篤な副反応が問題となり，1975年2月にワクチン接種は一次中止された．そのため，1979年には年間届け数が13,000人，死亡数も20〜30例と増加した．その後ワクチンの改良が進み，副反応の少ない無細胞ワクチンが開発され，1981年から導入されるとワクチン接種率が再び増加し，患者数も減少した．さらに2012年11月1日からは，不活化ポリオワクチンを加えて4種混合ワクチンが導入されている．しかし，2000年頃より，ワクチン接種歴のある成人における百日咳感染増加の報告[4]があり，無細胞性不活化ワクチンの予防効果が懸念されている．ワクチン接種率の高い欧米では，さらに思春期にワクチンを追加接種しているが，2012年の百日咳罹患数は増加していた[5]．

3 病態

　原因菌となる百日咳菌は好気性グラム陰性桿菌で，飛沫感染により経気道的に宿主内に侵入し，上部気道から気管支，細気管支へと線毛上皮細胞の線毛間で定着，増殖しながら感染部位を拡大していく．非線毛上皮細胞には定着しない．この感染過程において，種々の接着因子や毒素性病原因子を産生し，気管支上皮を障害する．気道上皮への接着因子として，線維状赤血球凝集素（filamentous hemagglutinin：FHA），パータクチン（pertactin：PRN），毒素として，百日咳毒素（pertussis toxin：PT），アデニル酸シクラーゼ毒素（adenylate cyclase toxin：ACT）などが同定されている．栄養要求が特殊で発育速度が遅いため，通常の培地では発育せず，Bordet-Gengou培地，cyclodextrinsolid medium（CSM）培地などの専用培地が必要である．
　百日咳菌は患者の上気道分泌物の飛沫などにより経気道的に伝播され（飛沫感染），その感染力はきわめて強く，**ワクチン接種をしていない場合は家族内接触でほとんど9割以上が感染する**とされており，不顕性感染もある．**潜伏期間は5〜21日（通常7〜10日）**である．百日咳の病原体サーベイランスでは定着因子であるパータクチンを欠損する百日咳や，新たな百日咳類縁菌（*Bordetella holmesii*）の出現が認められ，この流行株の変化が今日の百日咳感染の増加にかかわっているとも考えられている．

4 臨床像

　日本呼吸器学会が作成した「咳嗽に関する　ガイドライン第2版」[2]では8週間以上続く咳嗽を慢性咳嗽と定義し，その治療的診断を示している．百日咳による咳嗽は，感染後咳嗽のなかに含まれるが，その診断のフローチャート（**図3**）[2]では，臨床的診断と検査による確定診断を示している．臨床的診断では，**14日以上続く咳嗽で，①発作性の咳込み，②吸気性笛音，③咳込み後の嘔吐，のうち1つ以上あれば百日咳**と診断できるとしている．
　われわれは，この臨床的診断を満たした33例を検討した結果，検査により最終的に百日咳と確定した群は，33例中14例のみであり，19例は百日咳感染とは診断できなかった（**表1**）[6]．

表1 ● 臨床症状の比較

	確定群 (あり/なし)	非確定群 (あり/なし)	p value
周囲の咳嗽※	5/8	12/6	0.119
発作性の咳込み	11/3	17/2	0.628
吸気性笛声音	3/11	5/14	1.000
咳込み後嘔吐	5/9	5/14	0.707
夜間覚醒	8/6	14/5	0.459
窒息しそうな咳嗽	7/7	10/9	0.881
胸痛	6/8	6/13	0.506
喘鳴	3/11	2/17	0.628
37.5℃以上の発熱	0/14	5/14	0.057

※ 不明2例
文献6より引用

そこでわれわれは，新しい診断基準案として，**乳幼児であれば，咳嗽の期間は問わず**，症状として前述3項目に**無呼吸発作**を追加している[6]．なお，1歳以上であれば咳嗽の期間を1週間以上としている．しかしながら，思春期や成人の場合，臨床的に百日咳感染を確定診断するのは困難であり，**確定診断は，血清診断（抗体価の測定）検査による**と考えている．

5 診断

ガイドラインのフローチャート（**図3**）において，検査による診断では，**抗百日咳毒素抗体（抗PT抗体，PT-IgG）価が100 EU/mL以上であればシングル血清でも百日咳感染**と診断し，10～100 EU/mLではDPTワクチン接種歴で診断方法が異なっている．最も確実なのは菌の分離であるが，臨床的に百日咳と診断された成人の患者における実際の菌培養陽性率は9％[7]と低い．またPCR法においてもその陽性率は15％である[7]といわれている．痙咳期や回復期においては，菌の分離される率はさらに低下する．

現在，開発中の診断方法として，抗原を検査する**LAMP法**と**イムノクロマト法**がある．これらが実際の診療に利用できるようになると，診断率が高くなり，早期治療も可能となり，乳幼児への感染も予防できるようになるだろう．診断方法の特徴を**表2**にまとめた．

6 治療と予後

1) 治療

百日咳の治療は，エリスロマイシン，クラリスロマイシンなどの**14員環マクロライド系抗菌薬**が用いられる．投与期間は，エリスロマイシン14日間，クラリスロマイシン7日間とされているが，臨床的にはクラリスロマイシンも14日間の方がよいようである．また15員環マクロライド系のアジスロマイシンも有効である．各種抗菌薬のMIC（minimum inhibitory concentration：最小発育阻止濃度）を**表3**に示した[8]．これらは特にカタル期では有効であり，投与5～7日で菌の排出は消失し，感染力が低下するといわれている．

表2 ● 百日咳菌診断の検査比較

検査法	抗原検査法 迅速診断検査キット （イムノクロマト）	抗体検査法	分離培養法	核酸検出法 （LAMP法）
検査時間	15分～	数時間～4週間	1～4週間	1～2時間
機器・設備	不要	不要	培養設備	増幅機器
検査時期	発症後～	抗体出現後	発症後～	発症後～
採血	不要	必要	不要	不要
実施料 （2016年9月現在）	—	D012 感染症免疫学的検査34 PT/FHA血清抗体価測定 294点	D018 細菌培養同定検査 口腔，気道または 呼吸器からの検体 160点	研究試薬 （保険未収載）

表3 ● 百日咳菌に対する各種抗菌薬のMIC

抗菌薬	MIC (μg/mL)		
	範囲	MIC_{50}	MIC_{90}
エリスロマイシン	0.023～0.064	0.032	0.032
クラリスロマイシン	0.032～0.047	0.047	0.047
アジスロマイシン	0.023～0.064	0.032	0.047
クリンダマイシン	0.25～0.5	0.38	0.5
テトラサイクリン	0.125～1	0.5	0.75
ミノサイクリン	0.064～0.19	0.125	0.19
スパルフロキサシン	0.008～0.016	0.016	0.016
シプロフロキサシン	0.016～0.032	0.023	0.023
キヌプリスチン/ダルホプリスチン	1.5～4	4	4
スルファメトキサゾール/トリメトプリム	0.094～0.25	0.125	0.25
リファンピシン	0.125～0.25	0.19	0.19

文献8より引用

　成人の百日咳感染では，受診時一般的に咳嗽症状が4週間を超えている症例が多く，すでに痙咳期に入っていると考えられ，百日咳菌は消失しているため抗菌薬の効果は期待できない．そのため，診断がつくまでは，**対症的に中枢性鎮咳薬が投与される**ことが多い．

2）予後

　成人の百日咳感染者の予後は治療により軽快し，重症化することはないが，**乳幼児への感染源にならないことが重要**である．ワクチン未接種の乳幼児がいる場合は，**診断が確定する前に抗菌薬を投与**した方がいいと思われる．また，咳嗽症状が長期続くときは，最終的に吸入ステロイド薬で咳嗽が落ち着いた例も経験している．このような症例は，咳喘息に類似しており，気道過敏性を獲得する症例もある．また喘息や咳喘息の患者が百日咳に罹患した場合，百日咳感染を契機に喘息発作が生じる例も少なくない．

7 予防

　成人における感染を予防するため，ワクチンによる抗体価が低下する時期に再度追加のワクチンを打つことが推奨されている．しかし，Tdapワクチンを導入している米国，カナダ，オーストラリア，ドイツなどでは，成人の患者数に変化がないことが報告されている[9]．一方で現在も全菌体ワクチンを接種しているブラジルでは，百日咳罹患の増加はみられていない．この理由は無細胞ワクチンの効果が短期間にとどまり，全菌体ワクチンの方が，効果の持続が長期に及ぶのではないかと考察されている．全細胞性から無細胞性不活化ワクチンへの切り替え後10年で，患者数の増加がみられることから，抗体価の低下を示していると考えられる．今後，副作用が少なく，効果の持続が長いワクチンの開発が望まれる．

　また米国では，新生児や早期乳幼児の症例数を減らすために，妊娠後期の妊婦へのワクチン接種を薦めている．

8 症例呈示

症例1　46歳，男性

【主　訴】頑固な長引く咳嗽．
【既往歴】特記すべきことなし．
【現病歴】2カ月前より咳嗽が続き，鎮咳薬を服用するもよくならず，咳嗽は肋骨骨折を生じるほどであった．17歳の息子も同時期に咳嗽が続き，親子で当院を受診した．
【身体所見】肺音は正常，発熱なし．リンパ節腫脹なし．
【検査成績】胸部X線で異常認めず．スパイログラムも正常．気道過敏性なし．炎症反応（CRP）陰性．PT-IgG 828 EU/mL，マイコプラズマ抗体（PA）＜40

●臨床経過と治療

　息子も咳嗽がみられるため，感染症を疑い，クラリスロマイシン（1回200 mg　1日2回）を2週間投与した．咳嗽は幾分軽くなったが，消失するまで3カ月かかった．ちなみに，同時に受診した息子のPT-IgGは1,039 EU/mLであった．

症例2　45歳，女性

【主　訴】長引く咳嗽．
【既往歴】花粉症．
【現病歴】受診の2カ月前より咳嗽が続いている．最近咳嗽後，息が吸えなくなり息苦しさを感じたため，当院受診した．喘鳴なし．16歳の息子も少し前に咳嗽がみられた．
【身体所見】身長：158.5 cm，体重：58.0 kg，血圧：120/70 mmHg，呼吸音：正常肺胞音，心音：正常，貧血，黄疸認めず．リンパ節触知せず．その他異常所見認めず．

【検査成績】WBC 6,660/μL（Neu 72.9％，Ly 21.2％，Mono 4.5％，Eo 1.1％，Baso 0.3％），RBC 408/μL，Hb 12.5 g/dL，Ht 37.6％，platelet 28.6×10^4/dL，AST 20 IU/L，ALT 27 IU/L，γ-GTP 19 IU/L，BUN 14.3 mg/dL，Cre 0.68 mg/dL，CRP 0.3＞（−）．

胸部X線写真 異常認めず．換気機能（スパイログラム）肺活量 3.89 L（142.5％），努力肺活量 3.97 L（145.4％），1秒量 3.32 L（133.9％），1秒率 83.6％，$\dot{V}_{50}$ 4.87 L/秒（114.6％），$\dot{V}_{25}$ 1.49 L/秒（70.3％），メサコリン吸入による気道過敏性検査（アストグラフ）にて気道過敏性認めず．カプサイシン吸入による咳閾値（C5 3.91 μmol）はやや亢進している．PT-IgG 213 EU/mL．

● 臨床経過

　胸部X線で異常を認めず，また喘鳴などの異常肺音も聴取しなかったため，慢性咳嗽と診断し，原因疾患の鑑別を行った．咳喘息は，気道過敏性が認められず，否定された．耳鼻科的に後鼻漏は認めず，胃食道逆流の症状もなく，上部消化管内視鏡所見も食道炎はなかった．息子に咳嗽がみられたとのことで，感染症の可能性を考え，百日咳を疑い，PT-IgGを測定した．その結果，百日咳毒素に対する抗体価が高値であったため，百日咳感染と診断した．なお，マイコプラズマ抗体価，肺炎クラミジア抗体価も測定したが，それらの上昇はなかった．

● 治療

　抗体価が判明するまでは，中枢性の鎮咳薬であるジヒドロコデインリン酸塩を投与した．しかし咳嗽が続き，百日咳の抗体価が高値であったことより，クラリスロマイシン（1回200 mg　1日2回）を2週間投与した．2週間後咳嗽は幾分治まり，その後1カ月で完治した．

〈文献〉
1）国立感染症研究所：百日咳 2008～2011年．病原微生物検出情報，33：321-322，2012
2）「咳嗽に関するガイドライン　第2版」（日本呼吸器学会　咳嗽に関するガイドライン第2版作成委員会/編），日本呼吸器学会，2012
3）World Health Organization：Pertussis. http://www.who.int/topics/pertussis/en/
4）Hartzell JD & Blaylock JM：Whooping cough in 2014 and beyond：an update and review. Chest, 146：205-214, 2014
5）McGirr A & Fisman DN：Duration of pertussis immunity after DTaP immunization：a meta-analysis. Pediatrics, 135：331-343, 2015
6）野上裕子，他：成人百日咳の特徴と予後．日本呼吸器学会誌，3：665-670，2014
7）Dragsted DM, et al：Comparison of culture and PCR for detection of Bordetella pertussis and Bordetella parapertussis under routine laboratory conditions. J Med Microbiol, 53：749-754, 2004
8）国立感染症研究所：各種抗菌薬に対する百日咳菌の感受性．病原微生物検出情報，26：68-69，2005
9）齋藤昭彦：Global Pertussis Initiatives（GPI）2014−グローバルな視点で百日咳を再興する−．臨床とウイルス，43：43-46，2015

第3章 咳嗽の臨床

Ⅰ 総論　Ⅱ 各論

B 持続する乾性咳嗽（胸部X線写真に異常所見がみられない場合）

1. 咳喘息
まずは中用量のICSから！吸入剤は患者にあったものを選択

新実彰男

Q&A　一般臨床医からの疑問・質問

Q1 咳喘息とはどのような疾患ですか？
A1 咳喘息は咳嗽を唯一の症状とする喘息であり，本邦における慢性咳嗽の最多の原因疾患です．

Q2 咳喘息の臨床像の特徴は？
A2 咳喘息は夜間から早朝に悪化しやすく，しばしば季節性を示すのが特徴です．約半数がアレルギー性鼻炎を合併します．

Q3 咳喘息の病態は？
A3 典型的な喘息と同様に好酸球性気道炎症やリモデリングがみられます．また，喘鳴をきたさないレベルの軽度の気道攣縮により咳嗽が惹起されます．約6割が何らかの抗原への感作（特異的IgE抗体陽性）を示します．

Q4 咳喘息の確定診断はどのようにするのですか？
A4 気管支拡張薬（β_2刺激薬）の有効性を確認します．

Q5 咳喘息の治療の原則は？
A5 中用量以上の吸入ステロイド薬を中心に開始し，長期継続します．

Q6 治療抵抗性の患者への対応のコツはありますか？
A6 吸入剤の種類を替えてみることです．また，抗メディエーター薬をうまく活用してください．しばしば合併し，病態への寄与も示唆されるGERDの治療追加を考慮することもポイントです．

1 概念・定義

咳喘息は，**喘鳴や呼吸困難を伴わない慢性咳嗽が唯一の症状，呼吸機能ほぼ正常，気道過敏性軽度亢進，気管支拡張薬が有効**で定義される喘息の亜型（咳嗽だけを症状とする喘息）である[1,2]．

本症の疾患概念が米国から"cough variant asthma"として提唱されたのは，1970年代のことである．広汎な気道閉塞により惹起される喘鳴が喘息に必須の症状と理解されていた当時，"喘鳴がなく咳嗽のみを症状とする喘息"を意味する本症は一見矛盾した概念であったが，しだいに認知され，近年ではこの名称は国内外の喘息治療ガイドラインなどにおいて広く使用されるに至っている[1]．

2 疫学：GERDの合併や病態への寄与を含めて

1) 本邦での報告

本邦での報告では，咳喘息はほぼ一貫して副鼻腔気管支症候群，胃食道逆流症（gastro-esophageal reflux disease：GERD）などを凌いで**約半数を占める慢性咳嗽の最多の原因疾患**である[1〜4]．

2) GERDとの合併

名古屋市立大学病院の喘息・慢性咳嗽外来を2012年4月〜2014年1月までに受診し，十分な評価が行えた遷延性＋慢性咳嗽患者41例（胸部X線写真や喘鳴などの身体所見の異常を示す症例は含めない）の原因疾患を図1に示す[4]．単独の原因疾患としてはやはり咳喘息が最多であった．一方，2疾患以上の合併例が14例（34%）あり，そのすべてがGERDと他疾患の合併例であった．合併例の原因疾患を重複してカウントすると咳喘息の頻度が59%

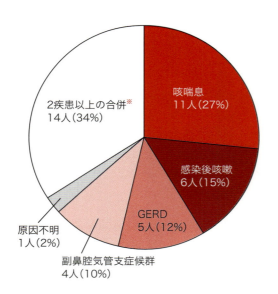

図1● 遷延性・慢性咳嗽（狭義）41例の原因疾患
名古屋市立大学病院喘息・慢性咳嗽外来，2012年4月〜2014年1月

とやはり最も多かったが，GERDは単独では12％に過ぎないものの，合併例を含めると46％もの患者にGERDを認めた[4]．

このようにGERDが咳喘息をはじめとするほかの慢性咳嗽の原因疾患に合併しやすい理由として，「咳嗽と逆流の自己永続サイクル」という学説が提唱されている[4]．胃酸や胃内容物の逆流が起こると，下部食道の迷走神経受容体の刺激による迷走神経反射や，咽頭・喉頭までの到達，下気道までの微量誤嚥が起こって咳嗽が惹起される．一方，咳喘息など他疾患による咳嗽からはじまった場合でも，咳嗽が経横隔膜圧の上昇，下部食道括約筋の一過性の弛緩の頻度を増やすなどの機序で逆流を惹起する．それがまた咳嗽を起こすという悪循環を形成してしまう．これをプロトンポンプ阻害薬（proton pump inhibitor：PPI）などの抗逆流治療で断ち切ることが重要となる[4]．

英国の一般住民3,883例を対象とする疫学研究では，週に1回以上の咳嗽のエピソードを12％の対象者に認めた．多変量解析の結果，逆流症状（regurgitation）は喫煙，社会階層などとともに咳嗽症状の独立した寄与因子の1つであったが，胸やけ（heartburn）は有意な寄与ではなかったと報告されている[5]．最近筆者らは，初診咳喘息患者172例を対象に，Leicester Cough Questionnaire（LCQ）日本語版質問票で評価した咳嗽特異的QOLに寄与する因子を検討したところ，有意な独立寄与因子として，**女性**と**GERD症状**（消化管運動不全症状）の2つを見出した[6]．1秒量（FEV_1），気道過敏性，呼気中一酸化窒素濃度，喀痰好酸球比率などは寄与しなかった．不顕性のものも含めて胃食道逆流（消化管運動不全）の咳喘息の病態への寄与が示唆される[6]．

3 病態

1) アレルギーの関与

外因性抗原への I 型アレルギーが少なくとも一部の患者で関与するが，個々の抗原での**特異的IgE抗体の陽性率，陽性抗原数，総IgE値は典型的喘息に比して低い**[2]．アレルギー性鼻炎（通年性鼻炎＋花粉症）の合併頻度は，典型的喘息での68％前後と比較して49.4％と低いが（図2），通年性鼻炎の合併は典型的喘息，咳喘息のいずれにおいても気道炎症や重症

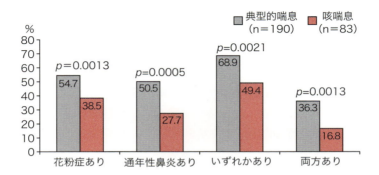

図2● 典型的喘息と咳喘息におけるアレルギー性鼻炎の合併頻度
（京都大学呼吸器内科，2007年9月〜2009年8月）

文献7より改変して転載

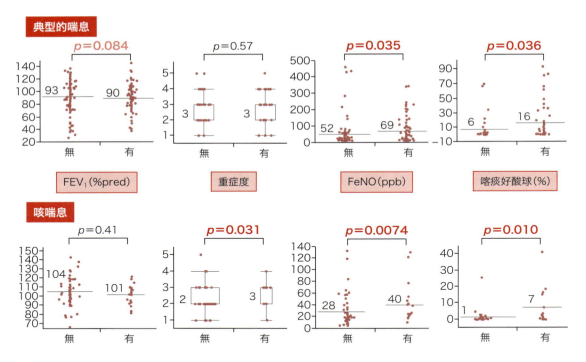

図3 典型的喘息，咳喘息における通年性鼻炎合併の臨床的意義
FeNO：呼気中一酸化窒素濃度
文献7を参考に作成

度などに寄与する（図3）[7]．すなわちいわゆるone airway, one diseaseの概念は咳喘息にも該当する．

2) 呼吸機能，気道過敏性

気流閉塞の程度は典型的喘息と比較して軽度であり，FEV_1，PEF（peak expiratory flow：最大呼気速度）などの気道閉塞指標は正常範囲内のことが多い．MMF（maximum mild-expiratory flow rate：最大中間呼気速度），$\dot{V}_{25}$など**末梢気道閉塞の指標はしばしば低値**を示す．軽度の気道攣縮が咳受容体（Aδ受容体）を刺激して咳嗽を生じると考えられる．気道過敏性は，典型的喘息に比して軽度あるいは同等である[2]．FEV_1の経年低下は健常者，アトピー咳嗽と同等だが，治療継続下でも増悪をくり返す難治例では顕著となりうる[2]．

3) 病理像

喀痰，気管支肺胞洗浄液，気管支生検組織の好酸球数が高く，重症度と相関することから好酸球の病態への関与が想定されるが（図4）[8]，**生検組織に好中球も増加する**ことも知られている[9]．さらに治療開始前の誘発喀痰の細胞分画で好酸球比率1％，好中球61％をカットオフ値として患者を好酸球，好中球の多寡で分類する炎症サブタイプ研究では，好酸球，好中球の両者が増加しているmixed-granulocytic subtypeの患者では吸入ステロイド薬（inhaled corticosteroid：ICS）治療に抵抗性を示した（図5）[10]．以上より好中球の役割も注目される．

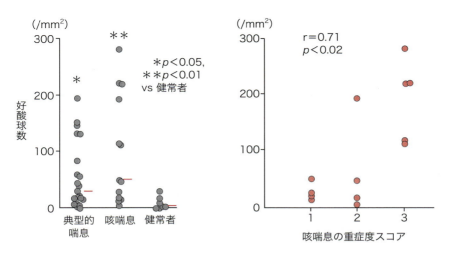

図4 咳喘息における気管支粘膜生検好酸球数の増加と疾患重症度との関連
文献8を参考に作成

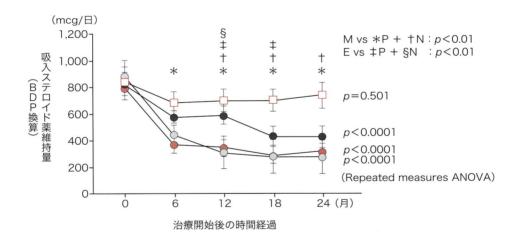

図5 咳喘息患者における治療前の喀痰炎症サブタイプと吸入ステロイド薬維持量
文献10を参考に作成

　炎症の持続に伴う気道リモデリングも典型的喘息と同様に気管支粘膜生検組織，CT画像のいずれにおいても存在し（図6）[9, 11]，抗炎症治療の重要性が示唆される．

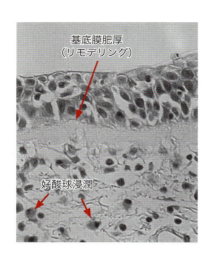
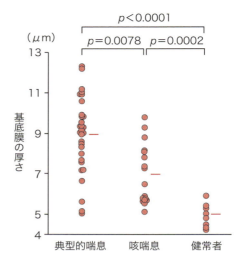

図6 咳喘息における気道リモデリング（基底膜肥厚）

文献11を参考に作成（p8カラーアトラス❶参照）

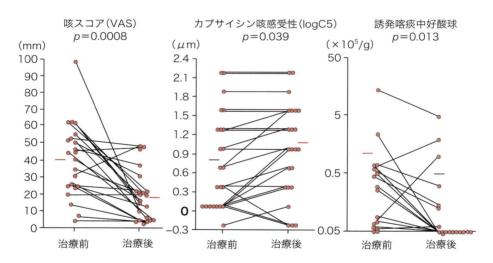

図7 咳喘息のモンテルカスト単剤治療効果（10 mg/日×4週）

対象：非喫煙未治療患者23例（男性9例，女性14例，46±16歳）
文献12より改変して転載

4）カプサイシン咳受容体感受性

　正常，亢進の両方が報告され，ICSでは変化しないが，ロイコトリエン受容体拮抗薬で咳嗽の改善に伴って低下する（図7）[12]．

表1 ● 咳喘息の診断基準

下記1，2のすべてを満たす
1. 喘鳴を伴わない咳嗽が8週間（3週間）以上持続 　聴診上もwheezeを認めない 2. 気管支拡張薬（β_2刺激薬またはテオフィリン製剤）が有効
〈参考所見〉 　1）末梢血・喀痰好酸球増多，呼気中一酸化窒素濃度高値を認めることがある（特に後2者は有用） 　2）気道過敏性が亢進している 　3）咳症状にはしばしば季節性や日差があり，夜間〜早朝優位のことが多い

文献1より引用

4 臨床像

咳嗽は，**就寝時，深夜あるいは早朝に悪化しやすい**が，昼間にのみ咳嗽を認める患者も存在する．また，**症状の季節性**がしばしば認められる．喀痰を伴わないことが多いが，湿性咳嗽の場合も少なくない[13]（喀痰は通常は少量で非膿性）．喘鳴は自・他覚的に認めず，強制呼出時にも聴取されない（わずかでも喘鳴を認める症例は「咳優位型喘息」とよぶ）[1]．小児では男児にやや多いが，成人では女性に多い．冷気，過労，ストレスなどが喘息性の咳嗽の誘因として報告されている[14]．

5 診断

ガイドラインに記載された診断基準を**表1**に示した[1]．欧米で重要視される気道過敏性検査は限られた施設でしか施行できず，また診断における感度，特異度は100%ではない．吸入β_2刺激薬が咳嗽に有効であることが咳喘息に特異的な所見であることから，気管支拡張薬で咳嗽が改善すれば咳喘息と診断できる．ただしCOPD（chronic obstructive pulmonary disease：慢性閉塞性肺疾患）の咳嗽にも気管支拡張薬が有効とのエビデンスもあり，喫煙患者では留意を要する．テオフィリン製剤に比し，より副作用が少なく気管支拡張作用が強いことからもβ_2刺激薬の使用が推奨される．

診察中の咳嗽や突発的に生じる咳嗽なら短時間作用性薬剤の吸入（エアロゾル製剤あるいはネブライザー）により即座に効果判定できる．夜間の咳嗽が続く場合には長時間作用性β_2刺激薬（long-acting β_2 agonist：LABA，貼付あるいは吸入）を1〜2週用いる．当初無効でも，製剤の切り替えやICSによる咳嗽改善後の使用で奏効する場合がある．咳喘息とは予後や長期治療の必要性が異なるアトピー咳嗽との鑑別のために，**どこかの時点で気管支拡張薬の効果を確認しておく**ことが望ましい．気管支拡張薬の効果の有無確認を待てない状況では，ICSやICS/LABA配合剤の投与を考慮してもよい[1]．咳喘息診断のフローチャートを図8に示す．

喀痰中好酸球増多，呼気中一酸化窒素濃度上昇※は補助診断に有用であるが，低値例もみられるため注意を要する．

> **用語解説** ※ **呼気中一酸化窒素濃度測定**
> 喘息で気道のアレルギー性炎症が生じると，気道上皮細胞からのNO（一酸化窒素）の産生が増加することから，その呼気中濃度が上昇するのが検査の原理である．喀痰好酸球増多など，好酸球性気道炎症の程度を間接的に反映し，喘息，咳喘息の補助診断や治療モニター（ICS量の調整）における有用性が報告されている．2013年に一部の機種に限って保険適用となった．

6 治療

咳喘息の治療方針は，典型的喘息と基本的には同様であり，**ICSが第一選択薬**となる．「喘息予防・管理ガイドライン2015」[15]では，従来よりの軽症間欠型喘息相当にもICSの連用を基本治療として推奨している．咳喘息でも好酸球性炎症や気道リモデリングを認めることから，同様の対応が妥当と考えられる[1]．既治療例で症状が残っていたら，ICSを高用量まで増量しながら適宜ほかの長期管理薬を追加する．未治療例における治療開始時の治療は症状の強さに基づいて決定する（**表2**および下記）[1]．

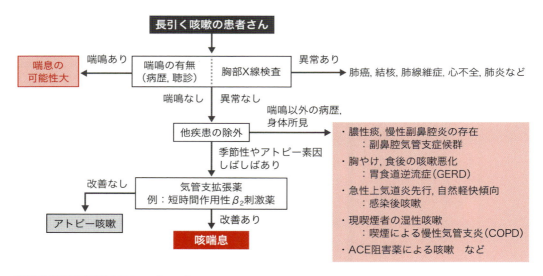

図8 ● 咳喘息診断のフローチャート

1) 軽症例

中用量のICS単剤で加療する．

> 〈処方例〉
> ● 800μg/日：ブデソニド（パルミコート®）
> ● 400μg/日：フルチカゾン（フルタイド®），ベクロメタゾン（キュバール®），シクレソニド（オルベスコ®），モメタゾン（アズマネックス®）

製剤の特徴を理解し，患者に合った咳嗽が惹起されにくい（むせにくい）薬剤を選択する（表3，4）．治療効果が乏しい場合，ほかのICSへの変更により改善することが少なくない．吸入手技，アドヒアランスや局所副作用のためICSを使用しにくい場合には，咳喘息でも好酸球性炎症の抑制作用を発揮し単剤での短期的有効性が知られるロイコトリエン受容体拮抗薬[12]（図7）を代替薬として使用する．

2) 中等症以上

中～高用量ICSを中心に，必要に応じてLABA，ロイコトリエン受容体拮抗薬，徐放性テオフィリン製剤を併用し，ICSの増量も考慮する．ICS以外の長期管理薬の優先選択順位は確立されていないが，前2者の有用性が高い．しかし個々の薬剤への反応性や副作用の出現しやすさは患者ごとに異なるので，薬価や患者の嗜好も考慮して薬剤を選択する．必要なら2剤以上を上乗せする．LABAではICSとの配合剤が使用でき（現在本邦では4薬剤，5剤形），すみやかな効果発現と良好なコンプライアンスが期待できる．夜間睡眠や仕事，学業などに支障をきたすほどに咳嗽が強ければ配合剤で治療を開始してよい．ICS単剤と同様に，配合剤でもむせやすかったり，患者と相性が合わない製剤もあるため，1つの薬剤（製剤）が効きにくい場合には他剤への変更も考慮する．

表2● 咳喘息の治療開始前の重症度と重症度別治療指針

治療前重症度	軽症	中等症以上
症状	症状は毎日ではない 日常生活や睡眠への妨げは週1回未満 夜間症状は週1回未満	症状が毎日ある 日常生活や睡眠が週1回以上妨げられる 夜間症状は週1回以上
長期管理薬	中用量吸入ステロイド薬 （使用できない場合はLTRA）	中～高用量吸入ステロイド薬，±LABAまたはLTRAまたはテオフィリン徐放製剤（LABAは配合剤の使用可） 2剤以上の追加やLTRA以外の抗アレルギー薬の併用も考慮してよい
発作治療	吸入SABA頓用 効果不十分なら短期経口ステロイド薬	吸入SABA頓用 効果不十分なら経口ステロイド薬（症状に応じて治療開始時から数日間併用してもよい）

LABA：長時間作用性β_2刺激薬，LTRA：ロイコトリエン受容体拮抗薬，SABA：短時間作用性β_2刺激薬
文献1より引用

表3 ● 各種ICS製剤（単剤）の特徴

	長所	短所
キュバール®	微細粒子径・肺内到達率高	高薬価 エタノール臭 残量がわからない
オルベスコ®	微細粒子径・肺内到達率高 プロドラック（局所副作用少） 低薬価（200μg製剤） 唯一の1日1回型（中用量まで） 専用噴霧補助器具あり 専用残等量目安計あり	薬効やや弱い（vs キュバール®） エタノール臭 残量がわからない（本体）
フルタイドエアー®	エタノール臭なし	高薬価 残量がわからない
フルタイド® ロタディスク®	残薬の無駄が生じない 残量が明確	粒子径大 乳糖が多く咳が惹起されやすい デバイス操作が煩雑 大きな吸気流量必要
フルタイド® ディスカス®	残量が明確 アドエア®からのステップダウンに便利	粒子径大 乳糖が多く咳が惹起されやすい
パルミコート®	添加物なく咳惹起少ない シムビコート®からのステップダウンに便利 米国FDAで唯一妊婦への安全性カテゴリーB 低薬価（200μg 112吸入製剤）	デバイス操作がやや複雑 残量がややわかりにくい
アズマネックス®	乳糖少なく咳惹起少ない 操作しやすいシンプルなデバイス 粒子径小・肺内到達率高 残量が明確 ロックアウト機能あり（残量ゼロになるとキャップが回らなくなる）	

文献16より引用

表4 ● 各種ICS/LABA配合剤の特徴

	長所	短所
アドエア® ディスカス®	残量が明確	粒子径大 乳糖が多く咳が惹起されやすい
アドエア® エアゾール	エタノール臭なし 残量が明確	噴霧エアロゾルの移動速度が速い
シムビコート®	乳糖少なく咳惹起少ない SMART療法に唯一適応あり 適度な粒子径 1剤型で用量調節可能	操作がやや複雑 高薬価
フルティフォーム®	エアロゾル移動速度が緩徐で吸入しやすい 専用噴霧補助器具（フルプッシュ）あり 低薬価（中用量）	エタノール臭
レルベア®	操作しやすいシンプルなデバイス 残量が明確 唯一の1日1回型 低薬価	乳糖が多く咳が惹起されやすい

文献16より引用

3）悪化時の治療

上気道炎などによる悪化時や，ICS吸入により咳嗽が誘発される場合，連夜の睡眠障害など症状が強い場合には，**短時間作用性吸入β₂刺激薬を頓用**で用いながら**経口ステロイド薬を短期間併用**する．

> 〈処方例〉
> プレドニゾロン（プレドニン®）1日20〜30 mg　3〜7日間程度

4）難治例への対応

抗メディエーター薬（抗トロンボキサン薬など）が著効することがある．しばしば合併するGERDの治療も考慮する[1, 4]．

5）専門医に紹介するタイミング

表2の中等症以上の処方で，中用量以上の配合剤や，さらにロイコトリエン受容体拮抗薬の追加でも十分なコントロールが得られない場合には専門医への紹介を考慮する．

7 予後と長期治療

適切な治療が行われないと，経過中に成人では約30％の患者で喘鳴が出現し，典型的喘息に移行する[2]．後ろ向き研究でICSの診断時からの使用により，典型的喘息への移行率が低下することが示されている[2]．また移行例では非移行例と比較していくつかの抗原に対する特異的IgE抗体陽性率が高く陽性抗原数も多いことから，感作抗原の回避も重要と考えられる．

ICSを中心とする治療により大多数の症例で咳嗽はすみやかに軽快し，薬剤を減量できるが，治療中止によりしばしば再燃する．難治例，症状持続例では必然的に長期の治療継続が必要であり，患者のアドヒアランスも比較的保たれる．一方，治療開始後短期間で症状が軽快，消失した患者にいつまで治療を続けるかのエビデンスはない．専門的施設では喘息で推奨される客観的指標（呼吸機能や気道炎症マーカー）に基づく長期治療が望まれるが，非専門施設での診療も想定した対応は以下の通りである（ただしこれらはエビデンスに基づくものではない）[1]．

1）季節性が明らかな患者

過去数年以上再現性をもって一定の季節にだけ咳嗽症状が生じていれば，喘息における推奨に基づいて症状の生じる時期に治療を開始し，季節を過ぎれば治療を止めてよい．ただし経過中に通年性に移行しうるので注意する．

2）通年性に症状があるか，初発で季節性の有無が不明な患者

2〜3カ月ごとに症状を評価し，無症状かほぼ無症状ならICS以外の長期管理薬を1剤ずつ減らして行き，さらにICSを半減して行く．治療開始1〜2年後にICSを最低用量まで減量できて無症状なら中止を考慮してよい．ただし再燃の可能性を説明しておく．

8 症例呈示

症例1　35歳, 女性

【主　訴】慢性咳嗽
【既往歴】アレルギー性鼻炎
【職　業】主婦
【現病歴】4年前より夜間の咳嗽が持続．毎年春，秋に増強．2カ月前より咳嗽著明で夜間睡眠に支障をきたすようになり来院．喘鳴，呼吸困難，喀痰なし．喫煙歴なし．
【現　症】胸部聴診含めて異常なし
【検査所見】胸部単純X線で異常なし
【経　過】スパイロメトリーなどの検査は拒否．サルブタモール（サルタノール®）2パフ吸入による診断的治療で咳嗽は著明に改善．咳喘息と診断し，激しい咳嗽があったので，プレドニゾロン（プレドニン®）20 mg×4日間内服させて，ICS〔モメタゾン（アズマネックス®）200 μg 1日2回〕を導入し，咳嗽は軽快．

　明らかな季節性があり，夜間優位で睡眠にも支障をきたす典型的な咳喘息の病歴である．諸検査に協力は得られなかったが，短時間作用性β_2刺激薬の効果から診断できた．β_2刺激薬には抗炎症作用はないため，診断後は吸入ステロイド薬による治療が必須である．

症例2　58歳, 男性

【主　訴】乾性咳嗽
【既往歴】高血圧（カルシウム拮抗薬内服），脂質異常症
【職　業】会社員
【現病歴】5年前から咳嗽が持続．喘鳴，呼吸困難なし．昼夜とも咳嗽が出る．6月近医耳鼻咽喉科受診，有意所見なく無治療．8月近医呼吸器科受診．喫煙歴からCOPD疑われ，チオトロピウム（スピリーバ®），サルメテロール・フルチカゾン（アドエア®）250　1×2処方も無効．その後セチリジン（ジルテック®），麦門冬湯，オサグレル（ベガ®），さらにGERDとしてオメプラゾール（オメプラール®）20 mg，モサプリド（ガスモチン®）処方されるも無効．同年11月紹介受診．
【喫煙歴】30本/日，20～53歳．咳嗽が出はじめて禁煙するも咳嗽は不変．
【初診時問診・検査と治療】咳嗽は春，秋に悪化する傾向．胸部聴診，胸部単純X線で異常なし．β_2刺激薬による気道可逆性試験：FEV_1 2.97 L（予測値の94％）→3.00 L（吸入後咳症状は改善），呼気中一酸化窒素濃度47.5 ppb（高値），FSSG（GERD質問票）10点（高値），誘発喀痰好酸球5.4％（高値），特異的IgE：ダニ＋，気道過敏性試験（後日施行）：陽性．咳喘息としてブデソニド・ホルモテロール（シムビコート®）2吸入1日2回開始．
【4週後再診時の経過】夜間の咳嗽は軽快したが，昼間の咳嗽は同様に残存．朝起床後と食後に悪化する傾向あり．以上の所見に加え初診時にFSSG 10点だったことから，GERD合併を疑い，ラベプラゾール（パリエット®）20 mg/日追加し，昼間の咳嗽も軽快した．

咳喘息とGERDの合併による慢性咳嗽である．合併例では一方の治療だけでは反応しないことがしばしばある．問診票高値に加えて，朝起床後や食後の悪化はGERDの咳嗽を疑わせる有力な病歴である．粒子径が大きく添加物（乳糖）の多いドライパウダー製剤は咳喘息患者には合わない（むせてしまう）ことが少なくない．

〈文献〉

1) 「咳嗽に関するガイドライン　第2版」（日本呼吸器学会　咳嗽に関するガイドライン第2版作成委員会/編），日本呼吸器学会，2012
2) Niimi A, et al：Eosinophilic airway disorders associated with chronic cough. Pulm Pharmacol Ther, 22：114-120, 2009
3) Niimi A：Geography and cough aetiology. Pulm Pharmacol Ther, 20：383-387, 2007
4) 新実彰男：咳喘息の最新の話題．最新医学，70：1710-1715, 2015
5) Ford AC, et al：Cough in the community：a cross sectional survey and the relationship to gastrointestinal symptoms. Thorax, 61：975-979, 2006
6) Kanemitsu Y, et al：Gastroesophageal dysmotility is associated with the impairment of cough-specific quality of life in patients with cough variant asthma. Allergol Int, 65：320-326, 2016
7) Tajiri T, et al：Prevalence and clinical relevance of allergic rhinitis in patients with classic asthma and cough variant asthma. Respiration, 87：211-218, 2014
8) Niimi A, et al：Eosinophilic inflammation in cough variant asthma. Eur Respir J, 11：1064-1069, 1998
9) Niimi A, et al：Nature of airway inflammation and remodeling in chronic cough. J Allergy Clin Immunol, 116：565-570, 2005
10) Matsuoka H, et al：Inflammatory subtypes in cough-variant asthma：association with maintenance doses of inhaled corticosteroids. Chest, 138：1418-1425, 2010
11) Niimi A, et al：Airway remodelling in cough-variant asthma. Lancet, 356：564-565, 2000
12) Takemura M, et al：Clinical, physiological and anti-inflammatory effect of montelukast in patients with cough variant asthma. Respiration, 83：308-315, 2012
13) Jinnai M, et al：Induced sputum concentrations of mucin in patients with asthma and chronic cough. Chest, 137：1122-1129, 2010
14) Matsumoto H, et al：Cough triggers and their pathophysiology in patients with prolonged or chronic cough. Allergol Int, 61：123-132, 2012
15) 「喘息予防・管理ガイドライン　2015」（日本アレルギー学会　喘息ガイドライン専門部会/監），協和企画，2015
16) 新実彰男：吸入ステロイド薬の使い分け．アレルギー，65：757-763, 2016

第3章 咳嗽の臨床

Ⅰ 総論　Ⅱ 各論

B 持続する乾性咳嗽（胸部X線写真に異常所見がみられない場合）

2. アトピー咳嗽
咳喘息との鑑別のため，病態をしっかり把握する！

藤村政樹

Q&A 一般臨床医からの疑問・質問

Q1 咳嗽の原因がアトピー咳嗽である可能性はどのくらいですか？

A1 2カ月以上持続する慢性咳嗽の30％程度がアトピー咳嗽です．咳喘息や副鼻腔気管支症候群に併発していることも少なくありません．

Q2 問診，身体所見，スパイログラフィー，胸部X線写真でアトピー咳嗽と咳喘息を鑑別できますか？

A2 咳嗽の性状や時間帯を詳細に問診しても，アトピー咳嗽と咳喘息を鑑別することはできません．身体所見，スパイログラフィー，胸部X線写真は両疾患とも正常です．

Q3 アトピー咳嗽の咳嗽発生機序は何ですか？

A3 気道表層に存在する咳受容体の感受性が亢進して咳嗽が発生します．これはカプサイシンを吸入負荷したときに，低濃度のカプサイシン溶液で咳嗽が誘発されることで判断できます．

Q4 小児や高齢者でもアトピー咳嗽はありますか？

A4 4歳以上の小児や高齢者でもアトピー咳嗽はあります．慢性乾性咳嗽の原因疾患として，常に念頭に置くべきです．

Q5 痰が出る湿性咳嗽では，アトピー咳嗽は否定できますか？

A5 副鼻腔気管支症候群などの痰の出る疾患にアトピー咳嗽が併存している場合があります．診察時に患者さんの咳嗽を実際によく聴いて乾性咳嗽の有無を判断する必要があります．乾性咳嗽では，深呼吸によって咳嗽が誘発されやすい特徴があります．

1 概念

　アトピー咳嗽（atopic cough）は，筆者らが1989年に発表して以来，その病態を追求してきた慢性乾性咳嗽を呈する新しい疾患概念であり，約25年の地道な研究と日本咳嗽研究会

における討論を通して，ようやく市民権を得るに至った[1]．

アトピー咳嗽を理解するためには，広く認知されている咳喘息（cough variant asthma：CVA）[2]の疾患概念と病態を十分に把握する必要がある．咳喘息は，「β_2交感神経刺激薬（β_2刺激薬）やテオフィリンなどの気管支拡張薬の経口投与が有効である慢性咳嗽を唯一の症状とする病態」として登場した[2]．この疾患概念は，β_2刺激薬には，気道表層に存在する咳受容体の感受性や咳中枢に対する抑制作用がなく，一般的な咳嗽に対する鎮咳効果をもたないという医学的背景に基づいて北米から最初に報告された[2]．**気管支拡張薬が有効な咳喘息の認識は咳嗽患者の診療にきわめて重要**であり，気管支拡張薬が無効なアトピー咳嗽登場の土台となった．本稿では，新規疾患概念「アトピー咳嗽」について概説する．

2 臨床像

1) 臨床的特徴

発症年齢は，内科を受診する5歳以上のすべての年齢層に分布するが，**女性に多い**．咳嗽の発症時期に，顕著な特徴はみられないが，**感冒を契機として発症することが多い**．咳嗽発作の時間帯は，**就寝時**，夜中から早朝，早朝，起床時の順に多い．咳嗽の誘因として，**冷気，暖気，受動喫煙，会話，電話，運動**が多い．

アトピー咳嗽の「アトピー」とは，アトピー性疾患に罹患した既往がある，罹患している，あるいは罹患する可能性がある素因を意味する．この素因を示す所見として，アトピー疾患の既往・合併や家族歴，末梢血好酸球数，血清総IgE値，特異的IgE抗体など，アトピー素因を示唆する検査所見が陽性となることがあげられる．これらの所見がすべて陰性でも，**誘発喀痰に好酸球**を認める場合もある．

2) 生理学的所見

気管支拡張薬による1秒量（FEV_1）の増加率（気道可逆性）はほとんど認めない（**FEV_1の増加率は5％未満**）．気管支平滑筋の易収縮性を示す気道過敏性は正常範囲である．気道表層の**咳受容体感受性は亢進**しており（**図1，2**），治療によって咳嗽が軽快すると正常化する（**図2**）[3]．ちなみに，咳喘息では気道表層の咳受容体感受性は正常範囲であり，治療後にも変化しないのが特徴である（**図2**）[3]．さらに，咳喘息では気道深部に存在する気管支平滑筋収縮に対する知覚神経の咳反応性が亢進している（**図1，3**）[4]が，アトピー咳嗽では正常である．すなわち，アトピー咳嗽と咳喘息は咳嗽の発生機序が全く異なり，独立した疾患である．

3) 病理学的所見

● 好酸球浸潤

アトピー咳嗽患者のうち，ヒスタミンH_1受容体拮抗薬によって咳嗽がほぼ完全に軽快した軽症群と，ヒスタミンH_1受容体拮抗薬の効果が不十分で，ステロイドの追加投与によって咳嗽が完全に軽快した重症群の検討では，気管支上皮下組織の好酸球浸潤の程度は，重症群の方が強い[5]．アトピー咳嗽，咳喘息および副鼻腔気管支症候群の気管支肺胞洗浄（bron-

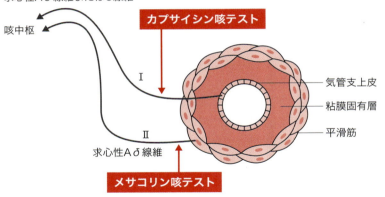

Ⅰ：過剰刺激：湿性咳嗽, 気道内異物
　　反応性亢進（咳感受性亢進）：アトピー咳嗽, 胃食道逆流による咳嗽,
　　アンジオテンシン変換酵素阻害薬による咳嗽
Ⅱ：過剰刺激：気管支喘息
　　反応性亢進：咳喘息

図1● 咳嗽の発生機序と咳嗽反射の求心経路

カプサイシン咳テスト：気道表層に存在する咳受容体の感受性を測定する検査法．咳嗽を誘発する吸入カプサイシン濃度によって評価する．この反応が亢進していれば，アトピー咳嗽あるいは胃食道逆流による咳嗽と一時診断できる

メサコリン咳テスト：気道深層に存在する気管支平滑筋をメサコリン吸入によって収縮させ，平滑筋収縮によって誘発される咳嗽反応が亢進しているかどうかを評価する．この反応が亢進していれば咳喘息と一時診断できる

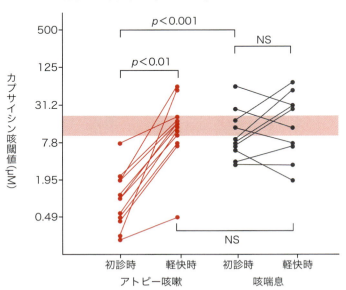

図2● 咳喘息患者とアトピー咳嗽患者の初診時および咳嗽軽快時のカプサイシン咳感受性

縦軸に最初に5回以上咳嗽が誘発されたカプサイシン濃度（カプサイシン咳閾値）を示した
文献3より引用

choalveolar lavage：BAL）液細胞所見を図4に示した[6]．好酸球比率は咳喘息では正常者よりも有意に増加しているが，アトピー咳嗽では増加していない．さらに，**アトピー咳嗽では，気管粘膜にも好酸球浸潤がみられる**[7]．すなわち，アトピー咳嗽の好酸球性気道炎症は，**中枢気道に限局**しており（好酸球性気管・気管支炎），咳喘息（好酸球性気管支・気管支細気管支炎）とは異なる．

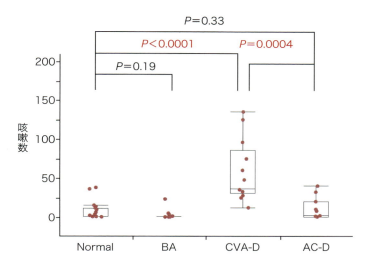

図3● 弱い気管支平滑筋収縮時（PC35-PEF40）に誘発された咳嗽数（回/32分）

Normal：健常者，BA：典型的喘息患者，CVA-D：厳しい診断基準に合致した咳喘息患者，AC-D：厳しい診断基準に合致したアトピー咳嗽患者
文献4を参考に作成

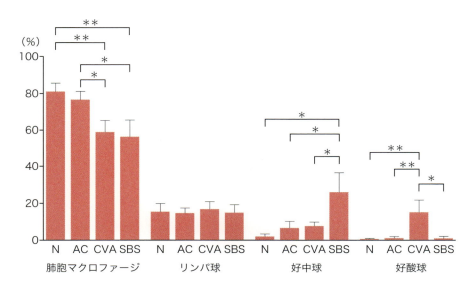

図4● 気管支洗浄液細胞分画所見

N：正常者，AC：アトピー咳嗽（30例），CVA：咳喘息（14例），SBS：副鼻腔気管支症候群（15例）
＊$p<0.05$，＊＊$p<0.01$
文献6より引用

表1 ● アトピー咳嗽の特徴（まとめ）：咳喘息との比較

	アトピー咳嗽	咳喘息
β_2刺激薬の効果	−	＋
気道過敏性亢進	−	＋（軽度）
咳感受性亢進	＋	−
好酸球性気道炎症	中枢	中枢～末梢
喘息への移行	−	＋（30％，長期ICSで予防可能）
不可逆性気流閉塞	−	−（一部で＋）
eNO	正常	上昇

ICS：吸入ステロイド療法

● eNO

呼気中一酸化窒素濃度（eNO）は，喘息の好酸球性気道炎症の非侵襲的バイオマーカーとして注目を集めている．喘息ではeNOは高値を示し，咳喘息でも同程度に高値を示すことが報告されているが，**アトピー咳嗽では正常範囲**を示し[8]，好酸球性気道炎症が中枢気道に限局していることに一致する．

4）アトピー咳嗽と咳喘息の予後

咳喘息では，典型的喘息の発症は，長期吸入ステロイド療法実施例では35例中2例に，未実施例では20例中6例に認められ，両群間の喘息発症率には有意差（$p < 0.02$）を認めた[9]．一方アトピー咳嗽では，典型的喘息の発症は疑診58例のなかの1例のみに認められ，確診24例では1例も認められなかった[9]．

近年，気管支喘息では気道のリモデリングによる非可逆性気流閉塞の進行が問題視されているが，気管支喘息へ移行していない咳喘息の一部にも，非可逆性気流閉塞の進行がみられる[10]．しかし，アトピー咳嗽では非可逆性気流閉塞の進行はみられない[10]．

3 基本病態のまとめ（咳喘息と対比して）

アトピー咳嗽の基本病態は，**咳受容体感受性亢進を伴う好酸球性気管・気管支炎**であり，気管支喘息の前段階ではない．その根拠を咳喘息と対比して**表1**にまとめた．

4 診断

1）鑑別診断

慢性乾性咳嗽の各種原因疾患が鑑別対象となる．特に，本邦では咳喘息が重要である．そのほか，胃食道逆流による咳嗽，アンジオテンシン変換酵素（ACE）阻害薬による咳嗽などが鑑別すべき疾患であるが，咳嗽が各種治療によっても軽快しない場合には，中心型肺癌，気管・気管支結核，気道内異物などの場合があり，気管支鏡検査の絶対適応となる．

表2● 長引く咳嗽を病態的診断するための専門的検査所見

	気管支喘息	咳喘息	アトピー咳嗽	副鼻腔気管支症候群	胃食道逆流症
喀痰炎症細胞検査	好酸球	好酸球	好酸球	好中球	リンパ球・好中球※
気道可逆性検査	陽性				
気道過敏性検査	陽性（亢進）				
メサコリン咳検査		陽性（亢進）			
カプサイシン咳検査			陽性（亢進）		陽性（亢進）

※専門研究者間で意見が分かれるところもある
七尾病院ホームページを参考に作成

2）確定診断

本来は，病態に基づいて診断（病態的診断）すべきであるが，咳嗽に特化した種々の検査（特にカプサイシン咳感受性検査とメサコリン誘発咳嗽検査）を実施できる施設はごく一部に限られているため，治療的診断に頼らざるを得ないのが現状であり，最も遅れている領域となっている．

●病態的診断

好酸球性気道炎症（**喀痰中好酸球増加**）を証明し，気道の**咳受容体感受性の亢進**があれば，アトピー咳嗽と直接的・積極的に一時的診断ができる（**表2**）．

●治療的診断

気管支平滑筋がトリガーとなる咳嗽である咳喘息を間接的に否定するために，**気管支拡張薬の有効性を評価**する．幸い本邦では，慢性乾性咳嗽の原因疾患は，咳喘息が第1位，アトピー咳嗽が第2位であり，咳喘息にのみ有効な気管支拡張療法を第一段階で行うことができる．気管支拡張効果が最も強い気管支拡張薬はβ_2刺激薬なので，原則としてこれを用いる．十分量のβ_2刺激薬を投与するために，**経口投与＋咳嗽発作時吸入投与による治療を1週間以上**行う．咳嗽が軽快しなければ，咳喘息を否定してアトピー咳嗽と治療前診断して治療を開始するという方法もある．

5 治療

1）軽症

ヒスタミンH_1受容体拮抗薬（例えばアゼラスチン塩酸塩 1 mg錠　1回2錠　1日2回）によって2週間以内に咳嗽が軽快する．

2）中等症

上記によって咳嗽が軽快しない場合は，**吸入ステロイド薬**（例えばフルチカゾン 200 μg　1日2回　1回2吸入）を併用する．

3）重症

上記によって咳嗽が軽快しない場合は，さらに**経口プレドニゾロン** 20 mg（1回5 mgを4錠　1日1回内服）を1～3週間追加する．

4) 難治性

上記によっても咳嗽が軽快しない場合，中等症や重症の治療に**抗真菌薬**（例えばイトラコナゾール 50 mg　1日2回　1回1錠）の上乗せが有効な場合がある．

ロイコトリエン受容体拮抗薬は咳喘息には有効であるが，アトピー咳嗽には無効である．

以上の治療によって咳嗽が軽快すれば，咳喘息のような長期管理は不要であり，治療薬を減量・中止できる．軽快しない場合は専門医に紹介する．

6 症例呈示

症例　57歳，女性

【主　訴】咳嗽，咽喉頭異常感（掻痒感，痰の引っ掛かり感）
【既往歴】30歳頃より蕁麻疹がときどき出現
【家族歴】兄に花粉症
【喫煙歴】22歳より1日20本，咳嗽出現後は吸えない．
【現病歴】7月20日頃に，咽喉頭の掻痒感と痰の引っ掛かり感を伴う咳嗽が出現した．咳嗽は寝入りの際に強く，また空調の効いた場所で誘発される．近医で感冒薬，抗菌薬，鎮咳薬を処方されたが，全く軽快しないため，9月1日に当科を受診した．喘鳴，呼吸困難発作を認めたことはない．粉塵曝露歴なし，ペット飼育歴なし．
【身体所見】咽頭所見，胸部所見など，異常所見なし．
【初診時検査所見】
①胸部および副鼻腔X線：異常陰影なし
②呼吸機能〔サルブタモール（サルタノール®）　300 μg 吸入前後〕：
　FVC　　　2.89 L（予測値の118％）→2.90 L（＋0.3％）
　$FEV_{1.0}$　2.40 L（予測値の122％）→2.44 L（＋1.7％）
　$FEV_{1.0}$％　83％
③自排痰：採取できず
④誘発喀痰：肺胞マクロファージ 61％，好中球 32％，好酸球 5％，リンパ球 2％
⑤咳感受性：カプサイシン咳閾値　0.49 μM
　（女性の正常値：≧1.95 μM，男性の正常値：≧7.8 μM）

● 治療的診断と治療経過

上記の検査所見よりアトピー咳嗽を強く疑ったが，診断的治療を行った．図5に示したように，気管支拡張療法を1週間行ったが，咳嗽は全く軽快しなかったため，咳喘息を否定してアトピー咳嗽と一時診断（治療前診断）した．アゼランチン（アゼプチン®）内服に変更して咳嗽はすみやかに軽快・消失したので，アトピー咳嗽の確定診断（治療後診断）となった．

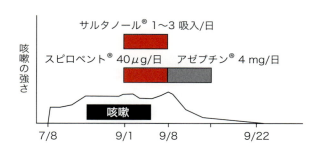

図5● 診断的治療と治療経過

おわりに

　新規疾患概念「アトピー咳嗽」について概説した．多くの研究によって，アトピー咳嗽の発生機序が咳喘息とは異なることが明らかとなった．現在，アトピー咳嗽の疾患概念がなければ，慢性咳嗽の正しい診療は困難である．

　また，治療的診断の問題点として，①特異的治療の特異度による偽陽性，②自然軽快する場合の疑陽性，③不十分な治療による偽陰性，④治療抵抗性の場合の疑陰性，⑤複数疾患の併発による偽陰性があり，将来は病態的診断へと脱却しなければならない．また，重症や難治例では治療効果が不十分な場合があり，より即効性のある，より強力な治療法の開発が望まれる．

〈文献〉

1)「咳嗽に関するガイドライン　第2版」(日本呼吸器学会　咳嗽に関するガイドライン第2版作成委員会／編)，日本呼吸器学会，2012
2) Corrao WM, et al：Chronic cough as the sole presenting manifestation of bronchial asthma. N Engl J Med, 300：633-637, 1979
3) Fujimura M, et al：Cough receptor sensitivity and bronchial responsiveness in patients with only chronic nonproductive cough: in view of effect of bronchodilator therapy. J Asthma, 31：463-472, 1994
4) Ohkura N, et al：Heightened cough response to bronchoconstriction in cough variant asthma. Respirology, 17：964-968, 2012
5) Fujimura M, et al：Bronchial biopsy and sequential bronchoalveolar lavage in atopic cough: In view of the effect of histamine H1-receptor antagonists. Allergology International, 49：135-142, 2000
6) 西　耕一，他：アトピー咳嗽と気管支喘息の気管支生検所見と気管支洗浄所見の比較検討．アレルギー，43：982，1994
7) Fujimura M, et al：Eosinophilic tracheobronchitis and airway cough hypersensitivity in chronic nonproductive cough. Clin Exp Allergy, 30：41-47, 2000
8) Fujimura M, et al：Exhaled nitric oxide levels in patients with atopic cough and cough variant asthma. Respirology, 13：359-364, 2008
9) Fujimura M, et al：Comparison of atopic cough with cough variant asthma: is atopic cough a precursor of asthma? Thorax, 58：14-18, 2003
10) Fujimura M, et al：Longitudinal decline in pulmonary function in atopic cough and cough variant asthma. Clin Exp Allergy, 33：588-594, 2003

第3章 咳嗽の臨床

Ⅰ 総論　Ⅱ 各論

B 持続する乾性咳嗽（胸部X線写真に異常所見がみられない場合）

3. 胃食道逆流による咳嗽
QUESTやFスケール問診票を有効活用！

藤森勝也，鈴木榮一，菊地利明

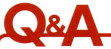

一般臨床医からの疑問・質問

Q1 胃食道逆流による咳嗽はどのように診断したらよいのでしょうか？

A1 胃酸や胃内容物が胃から食道に逆流することにより咳嗽が発生することを，胃食道逆流による咳嗽と名称しています．その咳嗽発生機序は，逆流により下部食道にある迷走神経終末が刺激され，咳中枢を介して咳嗽反射が起こる場合（reflex theory）と，逆流物が上部食道から咽喉頭へ，さらに気管・気管支に微量誤嚥され咳嗽を発生させる場合（microaspiration theory）が考えられています．したがって，診断には，胃食道逆流があることを証明し，それにより咳嗽が発生していることを証明することです．具体的には，逆流性食道炎などの胃食道逆流があり，咳嗽を伴い，その治療を行うと逆流症状が改善し，かつ咳嗽も改善することがわかれば診断できます．

さらに具体的に述べると，胃食道逆流を病歴，問診票（QUEST問診票，Fスケール問診票）などで疑い，ほかの遷延性・慢性咳嗽の原因が否定され，empirical therapy としてのプロトンポンプ阻害薬（PPI）で咳嗽が改善する場合，胃食道逆流による咳嗽と診断できます．

Q2 ほかの原因の咳嗽に胃食道逆流による咳嗽が合併することはあるのでしょうか？

A2 咳喘息では，約4割程度に胃食道逆流が合併しているとの報告があります．かぜ症候群（感染）後咳嗽にも胃食道逆流が合併していることがあります．

Q3 治療はどうすればよいのでしょうか？

A3 胃食道逆流による咳嗽の治療は，薬物（プロトンポンプ阻害薬やヒスタミンH_2受容体拮抗薬など）による酸逆流抑制をまず行います．さらに，食事療法，生活習慣の改善，危険因子の除去を行う必要がある場合もあります．

Q4 治療中における生活上の注意点を教えてください．

A4 逆流防止食としての低脂肪食（45 g以下）や，コーヒー，お茶，チョコレート，ミント，柑橘類（含：トマト）の禁止などを指導します．

また，生活習慣の改善として，アルコールやタバコの禁止，寝るときは上半身を挙上する，腹圧を増大させる衣類は身に着けない，腹圧を上昇させ胃食道逆流を悪化させるような激しい運動を控える，などを指導してください．

1 概念・定義[1〜4]

　胃食道逆流（gastroesophageal reflux：GER）とは，胃酸や胃内容物が胃から食道に逆流することである．正常人でも，この逆流現象は，症状を伴わずみられている．胃食道逆流症（gastroesophageal reflux disease：GERD）は，モントリオール定義によれば，胃内容物の逆流によって生じる不快と感じる症状，またその合併症のことである．一般に，胸部下部食道への胃内容物逆流は，胸やけ，胸骨後部痛，胸痛，上腹部痛をきたす．

　また，胃食道逆流により，呼吸器症状，疾患を引き起こすことが，欧米を中心に知られてきた．咳嗽・気管支喘息には明らかな関連があるとされ，特発性肺線維症においても関連の可能性があるといわれている．

2 疫学，本邦における「胃食道逆流による咳嗽」研究の歴史[5〜13]

　胃食道逆流による咳嗽は，概して，欧米では一般的である．本邦では，1992年に筆者ら，新潟大学呼吸器・感染症グループが1例目[5,6]を，1993年に2例目[7]を報告した．最初の報告から約25年が経過しているが，最近症例が増加している．生活の欧米化に伴い，日本人の体格も肥満化し，*Helicobacter pylori*感染が減少し，高齢化が進んでいることなどで，逆流性食道炎が増加しているためと考えられる．

　簡単に，この疾患の発見からの流れを示す．

　本邦で最初の，胃食道逆流による慢性持続咳嗽症例は，1992年にアレルギー学会誌[6]に報告されている．2例目は，1993年に日本胸部疾患学会誌[7]に報告されている．2例目では，気管支生検がなされ，気道粘膜には扁平上皮化生や基底膜肥厚（上皮下線維増生，subepithelial fibrosis），上皮下のリンパ球の集簇巣を認め，気管支壁粘膜の慢性炎症像を世界に先駆け報告されたものであった．3例目は，1995年に金沢大学呼吸器グループから報告[8]され，食道pHモニターで診断，4例目は1996年に，5例目は1997年に大阪市立大学から報告[9,10]，以後，1997年に筆者らがAllergology Internationalにこれまで経験した6例をまとめて報告[11]し，さらに2000年に京都大学からの症例報告[12]へとつながっていった．現在は多くの症例が経験されてきている．

3 病態生理，咳嗽発生機序[1〜14]

1）病態生理

　筆者らの検討を含め，この咳嗽では，**気道粘膜の扁平上皮化生，基底膜の肥厚，粘膜下リンパ球浸潤，粘膜下浮腫などの非好酸球性の慢性気道炎症**がみられる．これらの変化は，可逆性で，治療により咳嗽が軽快すると正常化する．

　血清中のサブスタンスPは増加している．また，喀痰中のサブスタンスPや肥満細胞由来トリプターゼの増加を指摘する報告がある．さらに呼気凝縮液の解析で，pHとClが有意に低下していた報告がある．気管支肺胞洗浄液中の胆汁酸が増加していた報告もある．

　気道過敏性は亢進していないが，カプサイシン咳感受性は亢進している．治療により，亢進した咳感受性は，正常化する．

気管支肺胞洗浄液中では，有意な脂肪滴含有マクロファージの増加は示されていない．

2) 発生機序

　　胃食道逆流による咳嗽の発生機序として，2つの考えがある．1つは，胃食道逆流で食道下端部に存在する迷走神経末端が刺激され，反射性に気道に分布する迷走神経を刺激して咳嗽が発生するという考え（**reflex theory**）であり，もう1つは，食道に逆流した胃内容物が気道に微量誤嚥され，気道炎症を惹起して，咳嗽が発生するという説（**microaspiration theory，reflux theory**）である．どちらの説も支持するデータが多数存在している．加えて，咳嗽により，胃食道逆流が増加し，咳嗽をさらに悪化させるという**the cough reflux self-perpetuating cycle**（咳嗽-逆流自己悪循環）も考えられている．

4 臨床像，検査成績[1〜14]

1) 臨床像

　　病歴で重要なのは，胃食道逆流，逆流性食道炎を推定させる胸やけ，口腔内酸味などの症状である．QUEST問診票（**表1**）やFスケール問診票[15]（**表2**）で評価するとよい（ASAHI-NのH，**表3**）（p113，**図1**に両者の関係を示した）．ただし，胸やけなどの逆流症状をはっきり訴えない症例もある点が難しい．

　　筆者らが1997年に報告した6例の検討[11]では，**高齢，女性，肥満に多かった**（p113，**表4**）．咳嗽の性状は，原則的に**乾性咳嗽**である．咳嗽は，昼間もみられるが，**夜間に多く**，咳喘息，アトピー咳嗽，かぜ症候群後咳嗽と同様である．随伴症状として，胸やけ，口腔内酸味，溜飲，嗄声などがみられることもある．咳嗽持続期間は，**8週〜数年**に及んでいる．

　　身体所見では，胸部聴診上，強制呼出時でもラ音は聴取しない．脊椎後彎症があると胃食道逆流が起こりやすい．肥満があると胃食道逆流が起こりやすい（**表3**）．

2) 検査成績

- 検査成績では，末梢血好酸球数，血清IgE値，スパイログラフィーとフローボリューム曲線に異常を認めない（p114，**表5**）．喀痰細胞診では，好酸球は増加していない
- 食道バリウム検査では，患者を臥位にし腹圧をかけさせると，内服したバリウムが，胸部中部食道以上に逆流する
- 上部消化管内視鏡検査では，逆流性食道炎がみられれば診断に有用であるが，みられなかった場合，この疾患の否定はできない
- 食道pHモニターでは，食道内がpH4以下になる，つまり胃食道逆流がみられるときに，咳嗽もみられる
- 咳日記による咳点数とピークフローとの関係では，両者に有意な関係はない
- 咳嗽があり，胃食道逆流を推定するためのQUEST問診票で4点以上では，4点未満に比し，カプサイシン咳感受性が亢進している（p113，**図2**）

表1 ● QUEST問診票

QUEST問診票

Q1：次の症状のなかで，あなたの胃または胸の不快感に最も近いものはどれですか？
- □ 胃または胸の下あたりから首筋に向かって上がってくる灼熱感 (5点)
- □ 吐き気または気分の悪さ (0点)
- □ ものを飲み込むと，胸の中央部が痛む (2点)
- □ そのほか（症状を具体的に書いてください） (0点)

Q2：次の項目で，あなたの不快感が起こる時期に最も近いものはどれですか？
- □ いつも不快で，食事によって良くも悪くもならない (−2点)
- □ 食後2時間以内に起こることが多い (3点)
- □ 食事に関係なく，いつも日中または夜間の決まった時間に起こる (0点)

Q3：次の事柄が起こった後，あなたの不快感はどうなりますか？

	悪くなる	良くなる	変わらない/わからない
いつもより多く食べ過ぎたとき	□ (1点)	□ (−1点)	□ (0点)
脂肪分の多い食事	□ (1点)	□ (−1点)	□ (0点)
香辛料のきいた食事	□ (1点)	□ (−1点)	□ (0点)

Q4：次の項目のなかで，あなたの不快感に対して胃薬を服用したときに起こることで最も近いものはどれですか？
- □ 効果なし (0点)
- □ 15分以内に症状がなくなる (3点)
- □ 15分以降に症状がなくなる (0点)
- □ あてはまらない（消化剤は使用していない） (0点)

Q5：あなたの不快感は，横になったり，前かがみになるとどうなりますか？
- □ 変わらない (0点)
- □ さらに悪くなる (1点)
- □ 楽になる (−1点)
- □ わからない，当てはまらない (0点)

Q6：あなたの不快感は，ものを持ち上げたり，引っ張ったり，あるいは呼吸が激しくなったときどうなりますか？
- □ 変わらない (0点)
- □ さらに悪くなる (1点)
- □ 楽になる (−1点)
- □ わからない，当てはまらない (0点)

Q7：食べ物やすっぱい液体がのどや口に戻ってきたとき，あなたの不快感はどうなりますか？
- □ 変わらない (0点)
- □ さらに悪くなる (2点)
- □ 楽になる (0点)
- □ わからない，当てはまらない (0点)

Carlsson R, et al：The usefulness of a structured questionnaire in the assessment of symptomatic gastroesophageal reflux disease. Scand J Gastroenterol, 33：1023-1029, 1998　より引用

表2 ● Fスケール問診票

	質問	記入欄				
		ない	稀に	ときどき	しばしば	いつも
1	胸やけがしますか？	0	1	2	3	4
2	おなかがはることがありますか？	0	1	2	3	4
3	食事をした後に胃が重苦しい（もたれる）ことがありますか？	0	1	2	3	4
4	思わず手のひらで胸をこすってしまうことがありますか？	0	1	2	3	4
5	食べたあと気持ちが悪くなることがありますか？	0	1	2	3	4
6	食後に胸やけが起こりますか？	0	1	2	3	4
7	喉（のど）の違和感（ヒリヒリなど）がありますか？	0	1	2	3	4
8	食事の途中で満腹になってしまいますか？	0	1	2	3	4
9	ものを飲み込むと、つかえることがありますか？	0	1	2	3	4
10	苦い水（胃酸）が上がってくることがありますか？	0	1	2	3	4
11	ゲップがよくでますか？	0	1	2	3	4
12	前かがみをすると胸やけがしますか？	0	1	2	3	4

文献15を参考に作成

表3 ● 問診〔ASAHI-N（旭-日本）〕と身体所見（p-know）から推察される持続する咳嗽の原因

	意味
A	ACE inhibitor 内服の有無
S	smoking（現在喫煙, 過去喫煙）の有無
A	allergy（小児喘息, 花粉症, アレルギー疾患の家族歴など）の有無
H	heartburn（胸やけ：QUEST問診票, Fスケール問診票）の有無
I	infection（地域での感染症流行状況, 職場・学校・家庭での感染症）の有無
N	nasal and paranasal sinus disease の（鼻・副鼻腔疾患）の有無
p	postnasal drip（後鼻漏）の有無
k	kyphosis（脊椎後彎症）の有無
n	nasal voice（鼻声）の有無
o	obesity（肥満）の有無
w	wheeze（喘鳴）の有無

	咳喘息	アトピー咳嗽	胃食道逆流による咳嗽	かぜ症候群（感染）後咳嗽	鼻炎・副鼻腔炎による咳嗽	ACE阻害薬による咳嗽	慢性気管支炎
A						○	
S							○
A	○	○					
H			○				
I				○	○		
N	時に△				○		
p					○		
k			○				
n					○		
o			○				
w	○						

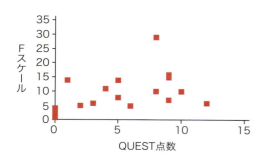

図1 QUEST点数とFスケールとの関係
文献16より引用

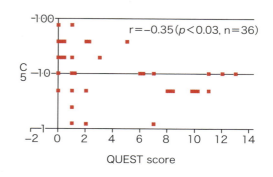

図2 持続する咳嗽症例でQUEST点数とカプサイシン咳感受性（C5）との関係
持続する咳嗽症例で自覚症状から胃食道逆流が推定できる場合，咳感受性は亢進している
文献13より引用

表4 6症例の問診，身体診察所見

臨床的特徴		患者ナンバー					
		1	2	3	4	5	6
年齢	72±6歳（高齢）	80	61	69	72	73	76
性別	女性	F	F	F	F	F	F
喫煙歴	なし	−	−	−	−	−	−
アレルギー歴	なし	−	−	−	−	−	−
副鼻腔疾患	なし	−	−	−	−	−	−
後鼻漏	なし	−	−	−	−	−	−
BMI	25.3 kg/m^2（肥満）	23	27	27	25	24	26

文献11を参考に作成

5 診断基準 [1〜4, 14]

　診断基準には臨床研究のための患者選択基準（きびしい診断基準，p115，**表6**）と，一般臨床医のための診断の目安（簡易診断基準，p115，**表7**）がある．重要なことは，**胃食道逆流があり，その治療で，咳嗽が軽減ないし消失すること**である．胃食道逆流を疑う問診票では，**QUEST問診票，Fスケール問診票**を利用する（**表1，2**）[16]．

●ガイドラインの診断基準に関する注意

　「咳嗽に関するガイドライン　第2版」（2012年）[4]では，治療前診断基準内に「咳払い，嗄声などの胃食道逆流の咽喉頭症状を伴う」という項目があるが，**咳払い，嗄声は，かぜ症候群（感染）後咳嗽，アトピー咳嗽でもみられ，紛らわしい**．さらに「咳が会話，食事，起床，上半身前屈，体重増加などに伴って悪化する」という項目があるが，**かぜ症候群（感染）後咳嗽，アトピー咳嗽でも，会話，食事，起床で咳がでることはしばしば経験され，紛らわしい**．自覚症状と除外診断による「咳嗽に関するガイドライン　第2版」（2012年）の治療前診断基準には，問題があることを指摘したい．

表5 ● 6症例の臨床検査成績

	患者ナンバー					
	1	2	3	4	5	6
C反応性タンパク質（CRP）	−	−	−	−	−	−
末梢血好酸球数（/mm^3）	180	34	55	150	54	51
血清IgE値（IU/mL）	22	49	11	121	246	14
寒冷凝集反応	×4	×16	×16	×8	×32	×4
マイコプラズマ抗体半定量（CF法）	×4	×4	×4	×4	×4	×4
%VC	85.3	105.5	95.4	81.1	92.8	86.3
FEV$_{1.0}$%	68.4	79.7	86.4	86.4	78.7	73.0
PaO$_2$（Torr）	81.0	86.5	73.7	79.1	79.8	77.2
A–aDO$_2$（Torr）	22.4	12.6	22.1	19.9	11.5	23.2
逆流性食道炎のステージ	Ⅳ	Ⅱ	Ⅰ	Ⅱ	Ⅰ	Ⅰ

A–aDO$_2$：alveolar–arterial oxygen tension gradient（肺胞気−動脈血酸素分圧較差），FEV$_{1.0}$%：forced expiratory volume in 1s（1秒率），PaO$_2$：arterial oxygen tension（動脈血中酸素分圧），VC：vital capacity（肺活量）．
咳嗽持続：22±22週
逆流性食道炎ステージ：Savary-Miller分類
文献11より引用

6 治療[1〜4, 14]

まずは，胃酸を抑制する治療を行う．プロトンポンプ阻害薬単独，ヒスタミンH$_2$受容体拮抗薬単独で改善する場合がある．ヒスタミンH$_2$受容体拮抗薬で効果がなく，プロトンポンプ阻害薬が有効である場合がある．

〈処方例〉
①オメプラゾール（オメプラール®）20 mg錠
②ランソプラゾール（タケプロン®）30 mgOD錠
③ラベプラゾール（パリエット®）20 mg錠
④エソメプラゾール（ネキシウム®）20 mgカプセル
⑤ボノプラザン（タケキャブ®）20 mg錠
上記のいずれかを1回1錠　1日1回（朝）に服用する

加えて，逆流防止の食事療法，生活習慣の改善，危険因子の除去を行う．

1）逆流防止の食事療法

低脂肪食（45 g以下）の推奨や，コーヒー，お茶，チョコレート，ミント，柑橘類（含：トマト）の禁止などを指導する．筆者らの施設で使用している「患者配布用パンフレット」を**表8**（p116）に示すので，参考にしてほしい．

表6● 胃食道逆流による慢性咳嗽の診断基準（きびしい基準）

1. 治療前診断基準
1) 慢性咳嗽
2) 胃食道逆流がみられる（b）またはc）がある）
   a) 胸やけ，呑酸などの胃食道逆流を疑う上部消化器症状（QUEST問診票4点以上，Fスケール問診票8点以上）
   b) 上部消化管内視鏡検査で，食道裂孔ヘルニアまたは逆流性食道炎の所見がある，あるいは，上部消化管造影検査で，バリウムが中部食道以上に逆流する
   c) 消化器症状のない症例では，24時間食道pH-インピーダンスモニターで胃食道逆流を診断する
3) 胸部X線写真に咳嗽の原因となる異常所見を認めない
4) 呼吸機能は正常
5) 咳嗽の原因となる慢性呼吸器疾患の既往がない
6) 後鼻漏，アレルギー性鼻炎，慢性副鼻腔炎，気管支喘息，アトピー咳嗽，慢性閉塞性肺疾患，ACE（アンジオテンシン変換酵素）阻害薬内服，など他疾患が除外できる

参考所見1：乾性咳嗽で，中高・老年女性に多い
参考所見2：咳嗽は，上半身前屈，体重増加などに伴って悪化しやすい
参考所見3：強制呼出でラ音を聴取しないこと
参考所見4：喀痰検査はできる限り行い，好酸球の増加を認めないこと
　　　　　　結核菌は陰性であること
参考所見5：末梢血好酸球数，血清IgE値は正常であること
参考所見6：気道過敏性試験に異常を認めないこと
参考所見7：ピークフローは予測値または最良値の30％以上であること

2. 治療後診断基準
1) 胃食道逆流に対する治療（プロトンポンプ阻害薬，ヒスタミンH_2受容体拮抗薬など）にて咳嗽が軽快すること
2) 咳嗽軽快までには，比較的時間（2週間以上）を要することがあるので，慎重に様子をみていくこと

表7● 胃食道逆流による慢性咳嗽の診断基準（簡易診断基準）

1. 治療前診断基準
1) 慢性咳嗽
2) 胃食道逆流がみられる
   a) 胸やけ，呑酸などの胃食道逆流を疑う上部消化器症状（QUEST問診票4点以上，Fスケール問診票8点以上）
   b) 上部消化管内視鏡検査で，食道裂孔ヘルニアまたは逆流性食道炎の所見がある，あるいは，上部消化管造影検査で，バリウムが中部食道以上に逆流する

2. 治療後診断基準
1) 胃食道逆流に対する治療（プロトンポンプ阻害薬，ヒスタミンH_2受容体拮抗薬など）にて咳嗽が軽快すること
2) 咳嗽軽快までには，比較的時間（2週間以上）を要することがあるので，慎重に様子をみていくこと

2）生活習慣の改善

生活習慣の改善として，以下のような指導を行う．
- アルコールやタバコの禁止
- 寝るときは，上半身を挙上する
- 腹圧を増大させる衣類は身に着けない
- 腹圧を上昇させ，胃食道逆流を悪化させるような激しい運動を控える

3）危険因子を減らす

胃食道逆流を悪化させる危険因子を減らすことも大切である．閉塞性睡眠時無呼吸症候群が合併するのであればその治療をし，硝酸薬，プロゲステロン，カルシウム拮抗薬，ステロ

表8 ● 胃食道逆流による咳嗽，胸痛，胸やけなどの症状のある方々に注意していただきたい事項

1：食事では，脂肪の多い食物，チョコレートなどの甘いもの，柑橘類（含：トマト），コーヒー・紅茶，香辛料，ミント，アルコール類，またタバコなどは，胃酸の分泌を高めたり，胃内での食物の停滞時間が長くなることがあり，胃食道逆流を起こしやすくし，症状を悪化させます．避けてください．

2：以下の食物を避けてください．以下の食物に注意してください．
 ミカン属（カンキツ属）
 ・オレンジ類（バレンシアオレンジ，ネーブルオレンジ，ブラッドオレンジ，ジャッファ・オレンジ，ベルガモット，キノット，美娘，天草，ほか）
　グレープフルーツ類（グレープフルーツ，オランジェロ，甘平，愛媛果試28号（紅マドンナ），ほか）
 ・香酸柑橘類（ユズ，ダイダイ，カボス，スダチ，ユコウ，ゆうこう，シークヮーサー，三宝柑，レモン，ライム，シトロン，ブッシュカン，ほか）
 ・雑柑類（ナツミカン，ハッサク，ヒュウガナツ，ジャバラ，スウィーティー，カクテルフルーツ，湘南ゴールド，黄蜜柑，媛小春，ほか）
 ・タンゴール類（イヨカン，清見，はるみ，タンカン，マーコット，安芸の輝き，佐賀果試34号，大将季，麗紅，師恩の恵，肥の豊，シラヌヒ，せとか，せとみ，ほか）
 ・タンゼロ類（セミノール，サマーフレッシュ，スイートスプリング，アグリフルーツ，タンジェロ，ほか）
 ・ブンタン類（ブンタン，晩白柚，土佐文旦，河内晩柑，安政柑，ほか）
 ・ミカン類（マンダリンオレンジ，ウンシュウミカン，ポンカン，タチバナ，紀州ミカン，サクラジマミカン，カラマンシー，カラーマンダリン，ほか）

イド薬，β_2受容体刺激薬，テオフィリン薬，抗コリン薬，モルヒネなどを使用している場合は，可能であれば，他剤に変更または中止する．肥満があれば，減量に努める．

4）その他の治療法

　以上のような内科的集中治療にもかかわらず，「胃食道逆流による咳嗽」がよくならない症例が存在する．米国では，このような場合に逆流防止手術が行われている．内科的集中治療で胃食道逆流による咳嗽は70％以上が改善するといわれているが，改善しなかった例に逆流防止手術を行ったところ，6〜12カ月後に約85％が改善したという報告がある．

　プロトンポンプ阻害薬が無効な胃食道逆流による咳嗽に対して中枢性筋弛緩薬でGABA誘導体のバクロフェン（リオレサール®）が有効であった報告[17]がある．

　稀であるが，オメプラゾールによる咳嗽も報告[18]されている．念のため投与時には注意する．

　慢性咳嗽を対象に，プロトンポンプ阻害薬を使用したプラセボ対照二重盲検比較試験があるが，咳嗽を有意に抑制しない[19]．

7 症例呈示

症例1　本邦第1例目[6]

【患　者】80歳，女性
【主　訴】夜間の咳嗽
【既往歴】喫煙歴なし．アレルギー歴なし．鼻・副鼻腔疾患なし．周囲（家族）に同様の咳嗽が続いている方はいない．高血圧で，アロチノロール内服．
【現病歴】約3週間前から，咳嗽がみられ，特に夜間に強くみられるようになり，受診した．
【身体所見】BMI 22.6 kg/m²．脊椎後弯症あり．後鼻漏なし．心肺に異常所見なし．胸部X線

写真に異常なし．白血球，好酸球，CRP，血清IgE値に異常所見なし．

【臨床経過】当初，咳嗽の原因がはっきりせず，気管支炎として，抗生物質，去痰薬，消炎鎮痛薬，中枢性鎮咳薬を使用したが，約5カ月経過しても完全に軽快しなかった．問診をやり直して，胸やけがあることが判明し，上部消化管内視鏡検査で，食道裂孔ヘルニアと逆流性食道炎がみられた．ヒスタミンH_2受容体拮抗薬とシサプリド（現在発売中止）により，胸やけは改善し，咳嗽も消失した．

● 鑑別診断，診断への思考の流れ（表3）

この症例は，1992年に学会誌「アレルギー」に掲載されたものである．改めて今，本症例を検討してみると，5カ月以上続く咳嗽であり，**慢性咳嗽**と考えられる．

問診で **ASAHI-N** を確認すると，ACE阻害薬なし，喫煙歴なし，アレルギー歴なし，周囲に同様の症状なし，感染症を疑う咳嗽以外の随伴症状なし，鼻・副鼻腔疾患なしであった（ASAHI-NのA：無，S：無，A：無，I：無，N：無）．後の問診やり直しでASAHI-Nの「H」に該当する「胸やけ」があることが判明した．

身体所見では **p-know** を確認すると，後鼻漏なし，脊椎後彎あり，鼻・副鼻腔疾患を疑わない，BMI 22.6kg/m^{2}で肥満なし，強制呼出下の胸部聴診でwheezeなし，となりp-knowのp：無，k：脊椎後彎；有，n：無，o：無，w：無，となる．以上より，「逆流性食道炎」と「胃食道逆流による咳嗽」が疑われることになる．本例では，上部消化管内視鏡検査で，逆流性食道炎と診断され，ヒスタミンH_2受容体拮抗薬で咳嗽症状が改善しており，診断基準（**治療前診断と治療後診断を満たす**）から，「胃食道逆流による咳嗽」と診断できる．

症例2　医療面接が重要であった例（食生活に注目）

【患　者】60歳，女性
【主　訴】咳嗽，胸のつかえる感じ
【既往歴】喫煙歴なし，アレルギー歴なし．鼻・副鼻腔疾患なし．周囲（家族）に同様の咳嗽が続いている方はいない．脂質異常症で，ロスバスタチン（クレストール®）内服．閉塞性睡眠時無呼吸症候群で，nCPAP治療中．
【現病歴】最近，胸のつかえる感じがあり，喀痰を伴わない咳嗽がみられるようになった．4週間ぐらい続いており，心配で受診した．
【身体所見】BMI 25 kg/m^2．後鼻漏なし．心肺に異常所見なし．胸部X線画像に異常なし．

● 鑑別診断，診断への思考の流れ（表3）

4週間続く喀痰を伴わない咳嗽であり，**遷延性咳嗽**と考えられる．問診で **ASAHI-N** を確認すると，ACE阻害薬なし，喫煙歴なし，アレルギー歴なし，周囲に同様の症状なし，感染症を疑う咳嗽以外の随伴症状なし，咳嗽以外の随伴症状なし，鼻・副鼻腔疾患なしであった（ASAHI-NのA：無，S：無，A：無，I：無，N：無）．胸のつかえる感じに対して，逆流性食道炎を疑い，QUEST問診票，Fスケール問診票で評価すると，それぞれ6点，10点であった．これはASAHI-NのHに該当する．

身体所見では **p-know** を確認すると，後鼻漏なし，脊椎後彎なし，鼻・副鼻腔疾患を疑わない，BMI 25 kg/m^{2}で肥満傾向，強制呼出下の胸部聴診でwheezeなし，であった．p-know

のp:無,k:無,n:無,o:有,w:無で,p-knowのo:肥満に該当する.以上より「逆流性食道炎」と「胃食道逆流による咳嗽」が考えられた.

しかしなぜ最近,4週間前から「咳嗽,胸のつかえる感じ」が出現したのであろうか？疑問に思われた.そこで,詳しく生活歴を聞くこととした.**表8**を示して,心当たりのある食生活を聞いてみた.すると,5週間前に親戚からポンカン1箱が送られてきて,毎日それを食べはじめ,その後より,「咳嗽,胸のつかえる感じ」が出現したとのことであった.本人に納得してもらい,ポンカンをしばらく食さないようにしてもらい,プロトンポンプ阻害薬で治療した.2週間後の再来時には,ほぼ症状は消失していた.以上の経過より,本例では,診断基準（**治療前診断と治療後診断を満たす**）から,「胃食道逆流による咳嗽」と診断した.

〈文献〉

1) 「慢性咳嗽の診断と治療に関する指針　2005年度版」（日本咳嗽研究会,アトピー咳嗽研究会/著）,前田書店,2006
2) 「慢性咳嗽を診る　改訂版」（藤村政樹/編）,医薬ジャーナル社,2010
3) 「咳嗽　基礎的事項から臨床まで」（藤森勝也/企画編集）,新興医学出版社,2006
4) 「咳嗽に関するガイドライン　第2版」（日本呼吸器学会　咳嗽に関するガイドライン第2版作成委員会/編）,日本呼吸器学会,2012
5) 藤森勝也,他:咳嗽の臨床:呼吸器疾患以外の慢性持続咳嗽の原因.気管支学,14:817-821,1992
6) 藤森勝也,他:Gastroesophageal Reflux（GER）による慢性持続咳嗽の1例—GERを疑う症例での慢性持続咳嗽の検討を含めて—.アレルギー,41:454-458,1992
7) 藤森勝也,他:気管支生検で気管支の慢性炎症所見を認めた,胃食道逆流による慢性持続咳嗽の1例.日胸疾会誌,31:1303-1307,1993
8) 西　耕一,他:胃食道逆流による慢性持続咳嗽の1例.日胸疾会誌,33:652-659,1995
9) 田中繁宏,他:慢性咳嗽を示した逆流性食道炎の1例.アレルギー,45:584-587,1996
10) 田中繁宏,他:シサプリド,吸入オキシトロピウムが効果を示した胃食道逆流による慢性咳嗽の1例.呼吸,16:1340-1343,1997
11) Fujimori K, et al:Clinical features of Japanese patients with chronic cough induced by gastroesophageal reflux. Allergology International 46:51-56, 1997
12) 松本久子,他:胃食道逆流に伴う慢性咳嗽の1例.日呼吸会誌,38:461-465,2000
13) 藤森勝也:胃食道逆流による慢性咳嗽.喉頭,20:74-78,2008
14) 藤森勝也:長引く咳嗽の診かた—胃食道逆流による咳嗽をめぐって—.月刊地域医学,27:699-705,2013
15) Kusano M, et al:Development and evaluation of FSSG: frequency scale for the symptoms of GERD. J Gastroenterol, 39:888-891, 2004
16) 藤森勝也:胃食道逆流による遷延性・慢性咳嗽.日本胸部臨床,68:512-521,2009
17) Xu X, et al:Successful resolution of refractory chronic cough induced by gastroesophageal reflux with treatment of baclofen. Cough, 8:8, 2012
18) Reiche I, et al:Omeprazole-induced cough in a patient with gastroesophageal reflux disease. Eur J Gastroenterol Hepatol, 22:880-882, 2010
19) Shaheen NJ, et al:Randomised clinical trial: high-dose acid suppression for chronic cough – a double-blind, placebo-controlled study. Aliment Pharmacol Ther, 33:225-234, 2011

第3章 咳嗽の臨床

Ⅰ 総論　Ⅱ 各論

B 持続する乾性咳嗽（胸部X線写真に異常所見がみられない場合）

4. かぜ症候群（感染）後咳嗽
自然軽快傾向にあるが長引く場合は薬物療法を！

藤森勝也，鈴木榮一，菊地利明

Q&A　一般臨床医からの疑問・質問

Q1 かぜ症候群（感染）後咳嗽は，どのように診断したらよいのでしょうか？
A1 かぜ症候群（感染）後咳嗽で重要なことは，かぜ症候群や気道感染症が先行していることと，除外診断であること，自然軽快傾向があることです．

Q2 かぜ症候群（感染）後咳嗽は，どのように治療したらよいのでしょうか？
A2 ヒスタミンH₁受容体拮抗薬，麦門冬湯（ばくもんどうとう），吸入抗コリン薬が有効です．

1 概念，定義[1〜10]

　本邦では1995年に，①**かぜ症候群が先行し，咳嗽以外のほかの症状は改善したが，主として咳嗽が持続し**，②**胸部X線写真に異常がなく**，③**自然軽快傾向**にある疾患を，「**かぜ症候群（感染）後咳嗽**」と，筆者ら新潟大学呼吸器・感染症グループが名称した[1]．

　以下に詳しく述べる．

　いわゆる「かぜ」（かぜ症候群）は呼吸器系の炎症症状をきたす疾患の総称である．主にウイルス感染による上気道（鼻腔や咽頭など）の炎症性疾患である．急性上気道炎，急性鼻咽頭炎，急性咽頭・喉頭蓋炎まで含む概念とされる．

　80〜90％はウイルス（インフルエンザウイルス，パラインフルエンザウイルス，RSウイルス，ライノウイルス，コクサッキーウイルス，エコーウイルス，コロナウイルス，アデノウイルス，ヒトメタニューモウイルスなど）が原因で，残り10〜20％は肺炎マイコプラズマ，肺炎クラミジアなどの細菌が原因である．

　かぜ症候群の症状は，鼻汁，くしゃみ，鼻閉，発熱，流涙，咽頭痛，嗄声，咳嗽，頭痛，全身倦怠感などである．通常1週間程度で治癒に向かう．一部の症例では，ほかの症状は改善したが，咳嗽のみが長引くことがある．

　筆者らは，長引く咳嗽に興味をもち症例を集積していたが，咳喘息，アトピー咳嗽，胃食道逆流による咳嗽，ACE（アンジオテンシン変換酵素）阻害薬による咳嗽などの原因が否定され，かぜ症候群の後から咳嗽のみが長引く一群の症例群があることに気づき，1995年と1997年に，「**かぜ症候群後遷延性・慢性咳嗽**」（postinfectious cough）[1, 2]と名称した．

2 歴史，疫学 [1, 2, 11]

1) 世界での報告

　Postinfectious cough をはじめて詳細に報告したのは，Poe らである[11]．1989年の Chest に，139例の8週間以上続く慢性咳嗽の原因疾患として，後鼻漏39例（28％），喘息46例（33％），胃食道逆流7例（5％），かぜ症候群（感染）後15例（11％），慢性気管支炎10例（7％），心因性2例（1％）をあげ，かぜ症候群（感染）後咳嗽の重要性を指摘した．

　Poe らが指摘したかぜ症候群（感染）後咳嗽15例は，上気道感染後から咳嗽が続いていた．15例中13例は，気道過敏性の亢進を認めず，残り2例は気道過敏性検査をしていなかった．15例中6例はヒスタミン H_1 受容体拮抗薬やステロイド薬で軽快している．さらに詳しくみると，気道過敏性が亢進していなかった13例中3例は，寒冷凝集反応が亢進しており，肺炎マイコプラズマ感染症が原因と考えられた．3例は自然軽快し，6例は短期間のステロイド薬で治療し（うち5例が改善し，1例はヒスタミン H_1 受容体拮抗薬とヒスタミン H_2 受容体拮抗薬で治療している），残る1例は，追跡できなくなっていた．

2) 本邦での報告

　筆者らは，1995年に，本邦ではじめて postinfectious chronic cough 症例を「アレルギー」に報告した（後の症例に詳しく記載）[1]．

　さらに，1997年に「かぜ症候群後の慢性咳嗽の臨床像」を「アレルギー」に報告した[2]．このとき提唱した「かぜ症候群（感染）後咳嗽」の診断基準を表1に示す．

　表1を満たす「かぜ症候群（感染）後咳嗽」22例を集めて病態と治療成績を報告した[2]．以下に病態の詳細を記す．

- 全例非喫煙，ACE 阻害薬を内服しておらず，アトピー歴がない症例であった
- 男4例，女18例，年齢は24〜74歳で中央値65歳であった
- 胸部X線写真，呼吸機能検査，末梢血好酸球数，血清 IgE 値，肺炎マイコプラズマ抗体価に異常所見を認めなかった
- 10例で得られた喀痰検査，2例で実施した気管支粘膜生検像のいずれにも好酸球性気道炎症を認めなかった

　20例で咳日記を用いて，咳嗽の治療経過を評価している．デキストロメトルファン臭化水素酸塩（メジコン®）とオキサトミド（セルテクト®）による治療で10例が軽快した．1例

表1 ● かぜ症候群後の咳嗽の臨床像（1997年提唱の診断基準[2]）

① 風邪様症状（鼻汁，くしゃみ，鼻閉，発熱，流涙，咽頭痛，嗄声，咳嗽など）のあとから続く咳嗽
② この咳嗽が3〜8週間以上持続する
③ 咳嗽の原因となる慢性呼吸器疾患の既往がない
④ アレルギー性鼻炎，気管支喘息，慢性副鼻腔炎，慢性閉塞性肺疾患，肺炎は除外する
⑤ 胸部単純X線写真に異常所見がない

は脱落例で，残り9例中3例は麦門冬湯単独で，4例はこれらの併用で，2例はこれらの併用にオザグレル塩酸塩（ドメナン®，ベガ®）を合わせて改善している．

3 病態生理[1〜10]

　残念ながら，現時点では十分解明されていない．気管支生検や喀痰検査では，非好酸球性気道炎症，リンパ球性気管支炎の像を呈するとされる．生理学的には，**カプサイシン咳感受性は一般に亢進**しており，咳嗽が改善するとともにもとに戻るとされている．この理由は気道上皮障害によるC線維（C-fibers）の露出とここへの刺激がサブスタンスPなどのタキキニンを遊離し，irritant receptorsを介して咳嗽反射を起こすと推定されている．一方，肺炎マイコプラズマによる咳嗽では，カプサイシン咳感受性は亢進していない．実はこの理由は不明である．C線維からのサブスタンスP遊離，頻回の咳嗽により，逆にタキフィラキシス（急性の脱感作）を起こし，咳感受性検査としての体外からのカプサイシン吸入では，サブスタンスPが遊離しにくい状況となり，カプサイシン咳感受性が亢進していない結果となったのかもしれない．

　かぜ症候群（感染）後咳嗽の推定される咳嗽発生機序としては，気道感染により，気道粘膜に存在するneutral endopeptidase（中性エンドペプチダーゼ）の活性が低下し，気道局所にサブスタンスPが増加して咳嗽が発生するとの考えがある．また，気道感染により，気道粘膜に存在するヒスタミンN-メチル基転移酵素活性が低下して，内因性咳嗽誘発物質であるヒスタミンの分解が障害され，咳嗽が発生するとの考えもある．加えて，気道感染による気道上皮障害，上気道・下気道の気道炎症が一過性気道過敏性亢進を引き起こすであろうとの考えがある．

　かぜ症候群（感染）後咳嗽は，上気道としての鼻や副鼻腔の炎症の遷延，下気道の炎症が咳受容体感受性を亢進させ，気道過敏性を一過性に亢進させ，気道分泌物除去を悪化させるために発生するとも考えられている．また，咳嗽が既存の胃食道逆流を悪化させ，咳嗽を遷延化させるとも考えられる．

4 臨床像[1〜10]

1）特徴

　中高年の女性に多い．咳嗽の性状は，原則的に**乾性咳嗽**である．咳嗽発生の時間帯は，昼間もみられるが**就寝前〜夜間，朝が中心**で，咳喘息，アトピー咳嗽，胃食道逆流による咳嗽と同様である．

2）咳嗽持続期間

　咳嗽持続期間は，8週間以上持続する場合もある（1997年の検討[2]では，22例のかぜ症候群（感染）後咳嗽中，8例が8週間以上咳嗽が持続していた．Poeらの文献でも8週間以上続いた症例を報告している）．

3）病歴

病歴で重要な点は，遷延性・慢性咳嗽のはじまる前に，かぜ症候群に伴う諸症状がみられることである．周囲に同様の咳嗽に悩む方々がいることもしばしばであり，問診が重要である（ASAHI-NのI，**表2**）．

4）身体所見・検査成績

身体所見では，胸部聴診上，強制呼出時でも**ラ音は聴取しない**．

検査成績では，末梢血好酸球数，血清IgE値，スパイログラフィーとフローボリューム曲線に異常を認めない．ときにCRPが陽性を示す．また，寒冷凝集反応が陽性であったり，肺炎マイコプラズマ抗体価の上昇を認めることがあり，この場合には，肺炎マイコプラズマ感染症を考える．肺炎クラミジア抗体価や百日咳抗体価が上昇している症例もみられる．この場合も各感染症を考える．

喀痰細胞診では，好酸球は増加していない．一方，肺炎マイコプラズマの持続感染により気道過敏性が亢進し，喀痰中に好酸球が増加し，咳喘息を発症した症例報告[12]がある．

5）その他の臨床像

気道過敏性は亢進していない．ただし，気道のウイルス感染後には，一過性に気道過敏性が亢進することが知られており，注意が必要である．

カプサイシン咳感受性は亢進している．前述のとおり治療により，亢進した咳感受性は正常化する．自覚症状としての咳嗽が強いときには，カプサイシン咳感受性は亢進しており，咳嗽が軽快すると咳感受性は改善する（**図1**）．

咳日記による咳点数とピークフローとの関係では，両者に有意な関係はない．

5 診断 [1〜10]

かぜ症候群（感染）後咳嗽の診断で重要なことは，**かぜ症候群が先行していること，ほかの原因疾患を除外する問診，診察を行うこと**である（**表2**）．

かぜ症候群（感染）後咳嗽を診断するために提唱している診断基準（**表3，4**）を参考にしてほしい．かぜ症状が先行し，喀痰中に好酸球がみられず，気管支拡張薬が無効であれば，かぜ症候群（感染）後咳嗽の可能性が高くなる．さらに中枢性鎮咳薬，ヒスタミンH₁受容体拮抗薬，麦門冬湯で咳嗽がすみやかに改善すれば，かぜ症候群（感染）後咳嗽と考えられる．

6 治療 [1〜10]

1）薬物療法

この咳嗽は，自然軽快傾向である．しかし，咳嗽が長引く場合，QOLを損ねるので，治療が必要である．中枢性非麻薬性鎮咳薬は有効である．ヒスタミンH₁受容体拮抗薬は有効である．麦門冬湯は有効である．これら3剤を併用したカクテル療法は，非常に有効である．

筆者らの治療成績を**表5**に示す．**表5**に示したように，中枢性鎮咳薬単独とヒスタミンH₁受容体拮抗薬併用では咳嗽軽快率に有意な差が認められた．

表2 ● 問診〔ASAHI-N（旭-日本）〕と身体所見（p-know）から推察される持続する咳嗽の原因

	意味
A	ACE inhibitor 内服の有無
S	smoking（現在喫煙，過去喫煙）の有無
A	allergy（小児喘息，花粉症，アレルギー疾患の家族歴など）の有無
H	heartburn（胸やけ：QUEST問診票，Fスケール問診票）の有無
I	infection（地域での感染症流行状況，職場・学校・家庭での感染症）の有無
N	nasal and paranasal sinus disease の（鼻・副鼻腔疾患）の有無
p	postnasal drip（後鼻漏）の有無
k	kyphosis（脊椎後彎症）の有無
n	nasal voice（鼻声）の有無
o	obesity（肥満）の有無
w	wheeze（喘鳴）の有無

	咳喘息	アトピー咳嗽	胃食道逆流による咳嗽	かぜ症候群（感染）後咳嗽	鼻炎・副鼻腔炎による咳嗽	ACE阻害薬による咳嗽	慢性気管支炎
A						○	
S							○
A	○	○					
H			○				
I				○	○		
N	時に△				○		
p					○		
k			○				
n					○		
o			○				
w	○						

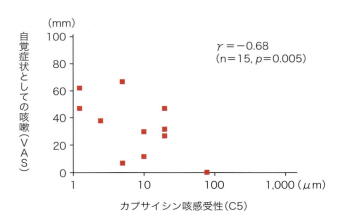

図1 ● かぜ症候群（感染）後咳嗽におけるカプサイシン咳感受性と自覚症状としての咳嗽

表3 かぜ症候群（感染）後（遷延性・慢性）咳嗽（きびしい診断基準）

1. 治療前診断基準
1) かぜ様症状（鼻汁，くしゃみ，鼻閉，発熱，流涙，咽頭痛，嗄声など）のあとから続く遷延性・慢性咳嗽 2) 胸部X線写真に咳嗽の原因となる異常所見なし 3) 呼吸機能が正常 4) 咳嗽の原因となる慢性呼吸器疾患の既往がない 5) 後鼻漏，アレルギー性鼻炎，慢性副鼻腔炎，気管支喘息，咳喘息，アトピー咳嗽，慢性閉塞性肺疾患，胃食道逆流による咳嗽，ACE阻害薬内服，は原則として除外する
参考所見1：乾性咳嗽 参考所見2：強制呼出でラ音を聴取しない 参考所見3：喀痰検査はできるかぎり行い，好酸球の増加を認めないこと，結核菌は陰性であること 参考所見4：できれば，末梢血好酸球数，血清IgE値に異常を認めないこと 参考所見5：気道過敏性検査に異常を認めないこと 参考所見6：ピークフローは，予測値または最良値の80％以上であること 参考所見7：肺炎マイコプラズマ，肺炎クラミジア，百日咳菌感染による遷延性・慢性咳嗽があり，抗体価測定が望ましい
2. 治療後診断基準
1) 中枢性鎮咳薬，ヒスタミンH₁受容体拮抗薬，麦門冬湯，吸入および内服ステロイド薬，吸入抗コリン薬などが有効 2) β₂刺激薬は，咳嗽抑制に無効 3) 治療後比較的すみやかに咳嗽が消失（4週間程度を目安）する

表4 かぜ症候群（感染）後（遷延性・慢性）咳嗽（あまい診断基準）

1. 治療前診断基準
かぜ様症状（鼻汁，くしゃみ，鼻閉，発熱，流涙，咽頭痛，嗄声など）のあとから続く遷延性・慢性咳嗽
2. 治療後診断基準
・中枢性鎮咳薬，ヒスタミンH₁受容体拮抗薬，麦門冬湯，吸入および内服ステロイド薬，吸入抗コリン薬などが有効 ・β₂刺激薬は，咳嗽抑制に無効 ・治療後比較的すみやかに咳嗽が消失（4週間程度を目安）する

表5 1997年報告症例の治療結果

治療法	症例数	咳嗽軽快率※
中枢性非麻薬性鎮咳薬〔デキストロメトルファン臭化水素酸塩（メジコン®）〕単独	11例	11％
中枢性非麻薬性鎮咳薬＋ヒスタミンH₁受容体拮抗薬〔オキサトミド（セルテクト®）〕	11例	64％

※咳日記で1週間後に評価

　また，別の成績を示す．かぜ症候群後2週間以上咳嗽が続く25例に対し，12例はデキストロメトルファン臭化水素酸塩単独で治療し，13例は麦門冬湯単独で治療した．咳日記で2群間の咳嗽抑制効果を比較検討したところ，両群とも有意な咳嗽抑制効果が認められた．なお，麦門冬湯は，デキストロメトルファン臭化水素酸塩に比し，早期に咳嗽抑制効果がみられた．

　さらに別の成績を示す．かぜ症候群（感染）後遷延性咳嗽18例に，麦門冬湯，オキサトミド，デキストロメトルファン臭化水素酸塩の3剤併用療法を行った．咳日記で評価した1週間後の咳嗽消失率は50％で，非常に有効であった．

　肺炎マイコプラズマ，肺炎クラミジア，百日咳が原因と考えられる場合には，マクロライド系抗菌薬，ニューキノロン薬を使用する．

吸入抗コリン薬，吸入ステロイド薬も有効であることが報告されている[13〜15]．一方で，ステロイド薬に関しては，有効でなかったとの報告もある．

〈処方例〉
- アゼラスチン塩酸塩（アゼプチン®, azeptin）1 mg 錠　1回1錠　1日2回（朝，就寝前）＋ツムラ麦門冬湯（bakumondo-to）1回3 g（1包）1日3回（朝，昼，夕食前）併用
- 肺炎クラミジアや肺炎マイコプラズマ，百日咳の場合：クラリスロマイシン（クラリス®, clarith）1回200 mg　1日2回（朝，夕食後）
⇒ ABC（azeptin, bakumondo-to, clarith）として記憶できる

※上記にデキストロメトルファン臭化水素酸塩（メジコン®）1回20〜30 mg　1日3回（朝，昼，夕食後）を併用することもある
※上記治療でも咳嗽が長引く場合，胃食道逆流が合併することがある
　→プロトンポンプ阻害薬（例：パリエット®錠1回10 mg，1日1回）を併用する

2）生活指導

咳嗽症状のある人は，マスクを正しく着用し，感染拡大防止に努めるよう指導する．

7 症例呈示

症例　本邦第1例目[1]

【患　者】59歳，女性
【主　訴】乾性咳嗽
【既往歴】喫煙歴なし，アレルギー歴なし，鼻・副鼻腔疾患なし，ACE阻害薬服用なし．
【現病歴】約4週間前から，鼻汁，咽頭痛，咳嗽がみられ，耳鼻科受診．慢性咽頭炎の診断で，投薬を受けるが改善せず，その後も4週間程度咳嗽がさらに続いており，受診した．
【身体所見】BMI 23.9 kg/m²．胸やけなし，脊椎後彎症なし，後鼻漏なし，心肺に異常所見なし．胸部X線検査に異常なし．呼吸機能検査に異常なし．白血球，好酸球，CRP，血清IgE値に異常所見なし．肺炎マイコプラズマ抗体陰性．
【臨床経過】8週間程度続いている咳嗽の原因として，後鼻漏，気管支喘息，胃食道逆流，気管支拡張症などは考えにくく，かぜ症候群（感染）後咳嗽を最も考え，麦門冬湯（ばくもんどうとう）（1回3包　1日1回）で治療し，約2週間で改善した．麦門冬湯中止後，咳嗽の再発はみられていない．

●鑑別診断，診断への思考の流れ
　この症例は，1995年に学会誌「アレルギー」に掲載されたものである[1]．改めて今，本症例を検討してみると，8週間程度続く咳嗽であり，**（遷延性・）慢性咳嗽**と考えられる．問診でASAHI-Nを確認すると，ACE阻害薬なし，喫煙歴なし，アレルギー歴なし，胸やけなし，

のちの詳しい医療面接で周囲に同様の症状がみられる，感染症を疑う咳嗽以外の随伴症状なし，鼻・副鼻腔疾患なしであった（ASAHI-NのA：無，S：無，A：無，I：有，N：無）．ASAHI-NのIに該当する．身体所見では**p-know**を確認すると，後鼻漏なし，脊椎後彎なし，鼻・副鼻腔疾患を疑わない，BMI 23.9 kg/m^{2}で肥満なし，強制呼出下の胸部聴診でwheezeなしで，該当するものはみられなかった．

同居している家族に同様の症状がみられ，最初は「鼻汁，咽頭痛，咳嗽」の症状であったが，鼻汁，咽頭痛改善後も咳嗽のみが続き，検査成績でも気管支喘息やアトピー咳嗽，胃食道逆流症を疑う特異的所見がなく，「かぜ症候群（感染）後咳嗽」が考えられた（治療前診断基準を満たす）．麦門冬湯で改善し，その後再発していない（治療後診断）．

以上より，診断基準（**治療前診断と治療後診断基準を満たす**）から，かぜ症候群（感染）後咳嗽と確定診断した症例である．

〈文献〉

1) 藤森勝也，他：通常の鎮咳薬で改善せず，麦門冬湯が有効であったPostinfectious Chronic Coughの1例．アレルギー，44：1418-1421，1995
2) 藤森勝也，他：かぜ症候群後の慢性咳嗽の臨床像．アレルギー，46：420-425，1997
3) 藤森勝也，他：慢性持続咳嗽の鑑別診断における気道過敏性検査の役割．アレルギー，48：713-718，1999
4) 藤森勝也，他：かぜ症候群後慢性咳嗽に対するヒスタミン（H1）受容体拮抗薬，オキサトミドの効果．アレルギー，47：48-53，1998
5) 藤森勝也，他：かぜ症候群後咳嗽に対する麦門冬湯，オキサトミド，デキストロメトルファンの併用療法―予備的検討―．日呼吸会誌，36：338-342，1998
6) Fujimori K, et al：Comparison between Bakumondo-to (Mai men dong tang) and Dextromethorphan Hydrobromide in Terms of Effect on Postinfectious Cough：A Pilot Study. A pilot study. Jap J Oriental Med, 51：725-732, 2001
7) 「慢性咳嗽の診断と治療に関する指針 2005年度版」（日本咳嗽研究会，アトピー咳嗽研究会/著），前田書店，2006
8) 「慢性咳嗽を診る 改訂版」（藤村政樹/編），医薬ジャーナル社，2010
9) 「咳嗽 基礎的事項から臨床まで」（藤森勝也/企画編集），新興医学出版社，2006
10) 「咳嗽に関するガイドライン 第2版」（日本呼吸器学会 咳嗽に関するガイドライン第2版作成委員会/編），日本呼吸器学会，2012
11) Poe RH, et al：Chronic persistent cough. Experience in diagnosis and outcome using an anatomic diagnostic protocol. Chest, 95：723-728, 1989
12) 藤森勝也，他：肺炎マイコプラズマ感染症が発症に関与したと考えられ，プランルカスト水和物が有効であった咳型喘息の1例．気管支学，20：439-442，1998
13) Irwin RS, et al：Managing cough as a defense mechanism and as a symptom. A consensus panel report of the American College of Chest Physicians. Chest, 114：133S-181S, 1998
14) Irwin RS, et al：Diagnosis and management of cough executive summary：ACCP evidence-based clinical practice guidelines. Chest, 129：1S-23S, 2006
15) Holmes PW, et al：Chronic persistent cough: use of ipratropium bromide in undiagnosed cases following upper respiratory tract infection. Respir Med, 86：425-429, 1992

第3章 咳嗽の臨床

I 総論　II 各論

B 持続する乾性咳嗽（胸部X線写真に異常所見がみられない場合）

5. ACE阻害薬による咳嗽
投与中止が原則だが，再投与や鎮咳作用の報告されている薬物療法も考慮する

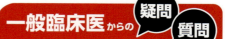

Q&A　一般臨床医からの疑問・質問

Q1 ACE（アンジオテンシン変換酵素）阻害薬による咳嗽のメカニズムについて教えてください．

A1 咳嗽発生のメカニズムとしては，本来ACEにより分解される咳嗽誘発前駆物質であるブラジキニンにより，刺激されたC線維からサブスタンスPなどの神経ペプチドが放出される神経反射経路が推定されています．

Q2 ACE阻害薬による咳嗽の頻度はどのくらいですか？　また，人種差はあるでしょうか？

A2 ACE阻害薬による慢性咳嗽は，本薬を投与された患者のうち5～35％と，報告によりその頻度に差があります．わが国における，開発治験時におけるACE阻害薬の咳嗽発生率は約1～10％とされています．本咳嗽は女性，非喫煙者，日本人や中国人を含む東アジア人に多いことも報告されています．

Q3 ACE阻害薬による咳嗽では，薬剤による差はありますか？

A3 B型（主にNドメインを阻害）のラミプリル（わが国では未承認）は咳嗽が強く降圧効果は弱い一方で，A型（主にCドメインを阻害）のイミダプリル（タナトリル®）は咳嗽が少なく降圧効果が強いといわれています．

Q4 ACE阻害薬による咳嗽ではどのように対処したらよいでしょうか？

A4 ACE阻害薬による咳嗽の治療は，その中止が一般的な原則であり，ARB（アンジオテンシンII受容体拮抗薬）に変更するのがよいと考えられます．ACE阻害薬が中止できない患者では，本咳嗽に対して効果の報告されている薬物療法を試みます．

Q5 ACE阻害薬による咳嗽が起きた場合，ACE阻害薬の再投与はできませんか？

A5 ACE阻害薬誘発咳嗽で薬剤の投与を中止した患者の30％では，3回目のACE阻害薬投与時には咳嗽が惹起されなかったという研究報告があります．このために，ACE阻害薬で誘発された患者において何らかの理由により再度ACE阻害薬を投与しなければならない場合には，再投与が試みられてもよいと考えられています．

1 概念・定義

　血圧調節に与る神経内分泌性因子のなかで、レニン・アンジオテンシン・アルドステロン (renin-angiotensin-aldosterone：RAA) 系は、自律神経系とともに中心的な役割をもつ。このため、高血圧治療において、レニン・アンジオテンシン (RA) 系抑制薬のアンジオテンシン変換酵素 (angiotensin converting enzyme：ACE) 阻害薬とアンジオテンシンⅡ受容体拮抗薬 (angiotensin Ⅱ receptor blocker：ARB) が重要な薬剤として臨床の場で使用されている[1]。さらに、ACE阻害薬とARBは臓器保護作用に優れるため、心、腎、脳の合併症や糖尿病などを有する症例で第一選択薬として用いられる[1]。

　近年、ACE阻害薬による咳嗽により当該患者では生活の質 (QOL) を損なうことは広く知られ、臨床医はACE阻害薬の副作用として咳嗽には常に注意を払っている[1〜4]。多くの研究により、ACE阻害薬で咳嗽が出現する患者においても、ARBでは咳嗽は誘発されないことが知られている[1,2]。また、普段はACE阻害薬で咳嗽がないにもかかわらず、感冒などの感染症をきっかけにして咳嗽が遷延することもある。さらに、最近では、RA系の抑制に対する機序の違いから、ACE阻害薬とARBの使い分けや両剤の併用なども試みられており、ACE阻害薬による咳嗽について再認識する必要が増加していると考えられる。

2 ACE阻害薬とARBの薬理学的特徴

1) 各薬剤の作用機序

　RAA系のなかで、著明な生理活性を有する因子は、強力な血管収縮作用とアルドステロン分泌刺激作用をもつアンジオテンシンⅡ (AngⅡ) と、副腎より分泌され、腎臓においてナトリウム再吸収を促進するアルドステロンである[1]。ここにおいて、ACE阻害薬は、アンジオテンシンⅠ (AngⅠ) 変換酵素 (ACE) を阻害し、AngⅠからのAngⅡ産生を抑制する。AngⅡの受容体には2つのサブタイプ (AT1、AT2) があるが、ARBは血管収縮やアルドステロン分泌を促進するAT1受容体を選択的に遮断する。

2) 薬剤の種類と特徴

　現在、わが国においては、12種類のACE阻害薬が使用されている (表1)[5]。多くのACE阻害薬の代謝経路は腎排泄であるために、腎機能障害時には減量して用いるが、一部は肝臓からも排泄される。一方、現在、ARBは7種類が使用されている (表2)[5]。このなかで、ロサルタンは尿酸の再吸収を抑制し、軽度ながら血清尿酸値を下げる効果が認められている[5]。

　ACE阻害薬やARBの降圧効果は、内因性のRAA系活性に依存するために、用量の増加による降圧効果の増強は少なくなる傾向を示す。両薬とも低レニン性高血圧においても降圧効果を示すが、高レニン性高血圧では、より降圧効果は著明である。AngⅡは、交感神経末端ノルアドレナリン放出や近位尿細管におけるナトリウム再吸収を促進するため、これを抑制するACE阻害薬・ARBは降圧に伴う反射性頻脈や体液量増加をきたしにくい。これらの薬剤の適応は、心筋梗塞後や心機能障害を合併する場合で、心不全の治療薬としても用いられ、心肥大の退縮効果にも優れる。さらに、糸球体輸出動脈を拡張して糸球体高血圧を改善し、蛋白尿を減少する効果にも優れている。

表1 ● わが国で使用されるACE阻害薬

一般名	商品名	用量・用法	血中半減期（時）	排泄経路
カプトプリル	カプトリル	1回12.5〜50 mg，1日3回	0.43〜2.1	腎
エナラプリル	レニベース	1回2.5〜10 mg，1日1回	14	腎
アラセプリル	セタプリル	1回12.5〜100 mg，1日1〜2回	2.6〜7.2	腎
デラプリル	アデカット	1回15〜60 mg，1日2回	1.1	腎
シラザプリル	インヒベース	1回0.25〜2 mg，1日1回	1.5 53（活性体）	腎
リシノプリル	ロンゲス	1回5〜20 mg，1日1回	34	腎
	ゼストリル			
ベナゼプリル	チバセン	1回2.5〜10 mg，1日1回	3.7〜8.2	腎，肝
イミダプリル	タナトリル	1回2.5〜10 mg，1日1回	2 8（活性体）	腎
テモカプリル	エースコール	1回1〜4 mg，1日1回	0.2 22（活性体）	腎，肝
キナプリル	コナン	1回5〜20 mg，1日1回	23	腎
トランドラプリル	オドリック	1回0.5〜2 mg，1日1回	1.3〜2.5 97〜188（活性体）	肝，腎
	プレラン			
ペリンドプリル	コバシル	1回2〜8 mg，1日1回	57	腎

文献1および各製薬メーカーの資料により作成

表2 ● わが国で使用されるARB

一般名	商品名	用量・用法	血中半減期（時）
ロサルタン	ニューロタン	1回25〜100 mg，1日1回	2〜4（Exp3174*）
カルデサルタン	ブロプレス	1回2〜12 mg，1日1回	8.9〜9.5
バルサルタン	ディオバン	1回40〜160 mg，1日1回	3.7〜5.7
テルミサルタン	ミカルディス	1回20〜80 mg，1日1回	20.9〜24.0
オルメサルタン	オルメテック	1回5〜40 mg，1日1回	10.2〜10.6
イルベサルタン	イルベタン	1回50〜200 mg，1日1回	10.1〜15.2
	アバプロ		
アジルサルタン	アジルバ	1回20〜40 mg，1日1回	2〜4

＊Exp3174：ロサルタンの活性体
文献1および各製薬メーカーの資料により作成

3 臨床像と頻度

1）臨床像

近年，ACE阻害薬による慢性咳嗽は非常によく認識されている[1〜3]．ACE阻害薬による**咳嗽は典型的な乾性咳嗽**であり，**咽頭のかゆみや引っ掻かれる感じを伴う**ことがある[2]．咳嗽は，早い例では最初の服用から数時間以内に起こるが，本薬剤の治療後，数週間あるいは数カ月後に遅れて出現することもある（26例中，服用1カ月以内の発症は7例，27％であったという報告もある）[2]．さらに，普段はACE阻害薬で咳嗽がないにもかかわらず，**感冒などの**

表3 ● 各種ACE阻害薬の咳嗽頻度（%）

治験薬	二重盲検試験 （対照：エナラプリル）	用量設定試験 単独	用量設定試験 併用（サイアザイド系利尿薬）
イミダプリル	0.9 (7.0)	3.4	3.2
シラザプリル	6.8 (12.6)	10.0	6.1
リシノプリル	7.0 (5.6)	8.6	6.9
ベナゼプリル	10.6 (7.2)	4.4	1.6
キナプリル	9.7 (17.7)	9.3	3.9
テモカプリル	6.5 (5.9)	7.3	−
トランドラプリル	7.6 (6.5)	8.2	1.7

文献5より引用

感染症をきっかけにして咳嗽が発症し遷延することもある．ACE阻害薬による治療が咳嗽反射を亢進させ，ほかの原因による咳嗽を増強することがある．本製剤による咳嗽は，**通常服薬中止後1〜4週間に軽快する**が，個人差がありなかには3カ月間続くサブグループもある[2,3]．

一般的にACE阻害薬による慢性咳嗽は**用量依存性ではない**と報告されている[2]．また，**心不全患者**に投与された場合，高血圧患者に投与された場合よりも高頻度に出現することや[6]，**女性，非喫煙者，日本人や中国人を含む東アジア人に多い**ことも報告されている[1,7]．遺伝子多型との明らかな関連は認められていない．

2) 頻度

ACE阻害薬による慢性咳嗽は，本薬を投与された患者のうち**5〜35%**と報告によりその頻度に差がある[1,2]．わが国における，開発治験時におけるACE阻害薬の咳嗽発生率は約1〜10%であり，各種ACE阻害薬とサイアザイド系利尿薬の併用でその発生率が低くなると報告されている（表3）[5]．また，慢性咳嗽に関する前向きの疫学調査では，ACE阻害薬が原因とされるのは0〜3%であるとの報告もある[3]．

4 病態生理

1) ACE阻害薬の阻害部位

咳嗽の発生機序には，サブスタンスPやブラジキニンなどの関与が考えられている．ACEには，2つの活性ドメイン（NとC）があり，それぞれキニンの分解とアンジオテンシンの変換を別に担っている可能性が提唱されている（図1）[8]．さらに，ACE阻害薬はその阻害部位が違うために，降圧効果や咳嗽発症率が違うのではないかとも考えられている．例えば，ラミプリルは咳嗽が強く降圧効果が弱い一方で，イミダプリルは咳嗽が少なく降圧効果が強いといわれている．その理由としては，ラミプリルのキニン分解阻害作用／アンジオテンシン転換阻害作用の比が大きく，イミダプリルはその逆であったと報告している[8]．さらに，各種ACE阻害薬の有効降圧率と咳嗽頻度をプロットすると，A型（主にCドメインを阻害），B型（主にNドメインを阻害），C型（両ドメインを阻害）の3分類があることを提唱している（図2）[5]．

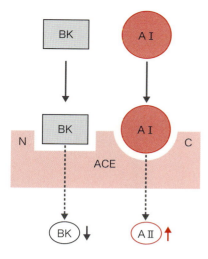

図1● ACEの2つの推定される活性部位

ACEには2つの活性部位，NドメインとCドメインがある．ACE阻害薬の種類により，主にNドメインを阻害するもの，Cドメインを阻害するもの，両者を阻害するものがある．
BK：bradykinin（ブラジキニン），AⅠ：angiotensin Ⅰ（アンジオテンシンⅠ）
文献8より改変して転載

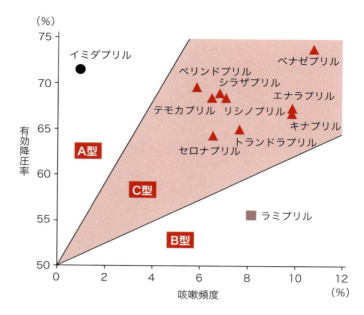

図2● 各種ACE阻害薬の降圧効果と咳嗽頻度

各種ACE阻害薬の有効降圧率と咳嗽頻度をX-Y座標にプロットすると，A型（主にCドメインを阻害），B型（主にNドメインを阻害），C型（両ドメインを阻害）の3型に分類される．セロナプリル，ラミプリルは本邦では未発売である
文献5より引用

2）咳嗽の反射経路

咳嗽の反射経路としては，主に化学的刺激に反応する**C線維（無髄）**と物理的刺激に反応する**Aδ線維（有髄）**の2つの経路がある（図3）[4]．C線維の刺激は軸索反射によりサブスタンスPなどの神経ペプチドを放出し，Aδ線維を刺激して咳嗽を惹起する．ACE阻害薬により増加したブラジキニンはこの反射経路を介して咳嗽を惹起させることが咳嗽のメカニズムとして推定されている[4,9,10]．

また，ACE阻害薬は気道過敏性の亢進には関与していないと考えられている[11]．ACE阻害薬誘発咳嗽の患者はカプサイシンによる咳過敏性が亢進し，その原因薬剤の中止により正常化するとの報告もみられる[12]．しかしながら，ACE阻害薬による乾性咳嗽の詳細な成因に関しては未解決な点も多く残っている．

5 診断と治療，対処法

2006年，米国胸部疾患専門医学会（American college of chest physicians：ACCP）はevidence-based clinical practiceガイドラインを発表した[13]．そのなかで，ACE阻害薬による咳嗽の治療および対処法として以下の①〜⑤が記述されている．

①慢性咳嗽を有する患者では，ACE阻害薬が咳嗽を引き起こしているかどうかを判断するために，その投与と出現時期に関係がなくとも投与を中止してみる．診断は，中止後1〜4週間以内になくなれば診断されるが，3カ月を要する場合もある

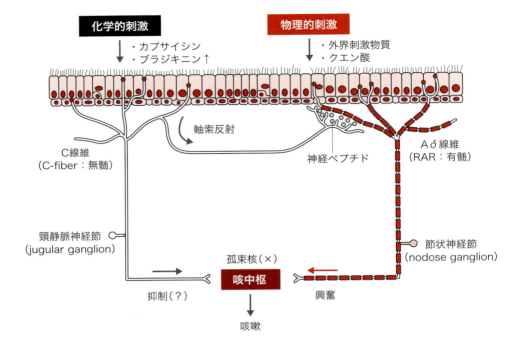

図3● 咳嗽の反射経路
咳嗽の反射経路としては，主に化学的刺激に反応するC線維（無髄）と物理的刺激に反応するAδ線維（有髄）の2つの経路がある
RAR：rapidly adapting receptors
文献4より改変引用

② ACE阻害薬による慢性咳嗽を有する患者では，その中止が一定の治療法である
③ ACE阻害薬中止後に咳嗽がなくなった患者で，ACE阻害薬による治療がどうしても必要な場合には，ACE阻害薬を再投与してもよい
④ ACE阻害薬の中止が選択肢とならない患者では，鎮咳薬投与を試みてもよい
⑤ ACE阻害薬による咳嗽が持続性で耐えられない患者では，ARBやほかのクラスの薬剤に変更するべきである

　③に関しては，ACE阻害薬で誘発中止を行った患者の30％では3回目のACE阻害薬投与時には咳嗽が惹起されなかったという研究報告がある．このために，ACE阻害薬で誘発された患者において何らかの理由により**再度ACE阻害薬を投与しなければならない場合には，再投与が試みられてもよい**とみなされている．

　④に関して，小規模ではあるがいくつかのACE阻害薬誘発咳嗽に対する治療薬の報告がある（**表4**）[13]．無作為比較対照研究による結果，こうした薬剤としては，クロモグリク酸ナトリウム，テオフィリン，スリンダク，インドメタシン，カルシウムチャネル拮抗薬のアムロジピンおよびニフェジピンなどがある．

表4 ● ACE阻害薬の咳嗽を軽減する薬剤

薬剤	研究	患者数(人)	年齢[※1](歳)	用量	結果	p値
クロモグリク酸ナトリウム	Hargreaves and Benson	10	49〜77	10 mg inhaled qid, for 14 d	9/10の患者で低下	<0.01
テオフィリン	Cazolla et al	10	33〜74	8.5 mg/kg po qd, for 14 d	8/10の患者で緩解	
スリンダク	McEwan et al	6	46〜66	200 mg po qd, 7 d	37％に咳点数が軽減	
インドメタシン	Fogari et al	33	42〜65	50 mg po bid, 14 d	27％で消失，69％の患者で有意に減少	<0.01
アムロジピン	Fogari et al	33	42〜65	5 mg po qd, 14 d	6％で消失，61％の患者で有意に減少	<0.05
ニフェジピン	Fogari et al	33	42〜65	30 mg po qd, 14 d	3％で消失，51％の患者で有意に減少	<0.05
硫酸鉄	Lee et al	19	59.9±12.2	256 mg po qd, 28 d	45％で平均咳点数の減少	<0.01
ピコタミド[※2]	Malini et al	9	39〜69	600 mg po bid, 14 d	8/9の患者で有意の減少あるいは消失	<0.001
バクロフェン	Dicpinigaitis	7	43〜73	5〜10 mg po tid, 28 d	64％で平均咳点数の減少	
オザグレル	Umemura et al	10	60±11	200 mg po qd, 30 d	8/10の患者で減少あるいは消失	0.012
アスピリン	Tenenbaum et al	14	63±11	500 mg po qd, 7 d	8/9の患者で減少あるいは消失	<0.002

※1 Values are given as mean ± SD or range
※2 本邦未発売
qid＝1日4回，po＝経口投与，qd＝1日1回，bid＝1日2回，tid＝1日3回
文献13より引用

6 症例提示

症例　女性，65歳

172/100 mmHgの高血圧のためにACE阻害薬を投与された．ACE阻害薬の服薬当日から，乾性咳嗽が出現し次第に増強し持続した．
ACE阻害薬の投薬後2週間後の外来にて140/78 mmHgと血圧は正常化した．しかし，乾性咳嗽が持続するために，ACE阻害薬をARBに変更したところ，咳嗽は軽快し，4週後の外来時点では全く咳嗽は消失し，血圧も138/74 mmHgと低下したまま良好に維持された（図4）．

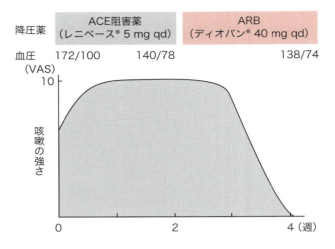

図4● 症例提示
ACE阻害薬をARBに変更したところ，咳嗽は軽減し約4週間の経過ですみやかに軽快した

7 ACE阻害薬による咳嗽の臨床応用治療

　ACE阻害薬の副作用としての咳嗽であるが，**高血圧症を伴った脳血管障害やParkinson病の患者が頻回に誤嚥性肺炎を起こすようなときに**，このACE阻害薬を処方すると咳嗽反射の亢進により**誤嚥を防ぐ可能性**が報告され[14]，誤嚥性肺炎の新しい治療として注目されている．

8 プライマリ・ケア医に知っておいて欲しいこと

　咳嗽は，呼吸器疾患の臨床の場で最も多く遭遇する症状の1つであり，往々にして臨床医は呼吸器疾患を考えがちである[2,3]．近年，臨床医のACE阻害薬による咳嗽の認知度が向上したために，その発生頻度は少なくなっているように思われる．しかしながら，患者自身は，降圧薬と咳嗽との関連を知らない場合がほとんどであり，あえて口にしないことも多い．また，普段はACE阻害薬で咳嗽がないにもかかわらず，感冒など感染症をきっかけにして咳嗽が遷延することもある．したがって，慢性咳嗽を主訴とした患者を診察した場合，**まずはカルテや問診からACE阻害薬服用の有無を確かめることが重要**であり，忘れてはならない重要な点である[3]．

　また，症例によっては副作用や血圧コントロールの面から，あるいは他臓器疾患の合併から，さらに患者自身の投与薬への依存などから，ほかの薬剤への変更が難しい場合もある．このような症例には，クロモグリク酸ナトリウムやテオフィリンなどの治療法により咳嗽の軽減を図り，治療を続行することも選択肢の1つであると考える．

　ACE阻害薬は，高血圧，心不全，腎不全などの長期予後を改善し，特に高血圧に関しては第一選択薬として投与が勧められている[1,4]．さらにACE阻害薬には高齢者の咳嗽反射や嚥下反射の改善効果の可能性が報告されている[14]．こうしたことから，ACE阻害薬を副作用の

乾性咳嗽だけで中断するのは不本意でもあり，今後ACE阻害薬と咳嗽反射に関するさらなる研究に期待するところは大きい．

〈文献〉

1) 「高血圧治療ガイドライン2014」（日本高血圧学会高血圧治療ガイドライン作成委員会/編），日本高血圧学会，2014
   https://www.jpnsh.jp/data/jsh2014/jsh2014v1_1.pdf
2) 「咳嗽に関するガイドライン　第2版」（日本呼吸器学会　咳嗽に関するガイドライン第2版作成委員会/編），日本呼吸器学会，2012
3) 塩谷隆信：4-1．ACE阻害薬と咳嗽．「慢性咳嗽を診る　改訂版」（藤村政樹/編），pp227-235，医薬ジャーナル社，2010
4) 塩谷隆信：咳嗽の発生機序．日本胸部臨床，74：1168-1178，2015
5) 笹栗　学，荒川規矩男：ACE阻害薬の展望．治療学，30：923-926，1996
6) Ravid D, et al：Angiotensin-converting enzyme inhibitors and cough：a prospective evaluation in hypertension and in congestive heart failure. J Clin Pharmacol, 34：1116-1120, 1994
7) Woo KS & Nicholls MG：High prevalence of persistent cough with angiotensin converting enzyme inhibitors in Chinese. Br J Clin Pharmacol, 40：141-144, 1995
8) 三浦伸一郎，朔　啓二郎：ACE阻害薬と咳．治療，89：2633-2635，2007
9) Fox AJ, et al：Bradykinin-evoked sensitization of airway sensory nerves：a mechanism for ACE-inhibitor cough. Nat Med, 2：814-817, 1996
10) Dicpinigaitis PV & Dobkin JB：Effect of angiotensin-converting enzyme inhibition on bronchial responsiveness. J Clin Pharmacol, 36：361-364, 1996
11) Morice AH, et al：Angiotensin-converting enzyme and the cough reflex. Lancet, 2：1116-1118, 1987
12) O'Connell F, et al：Capsaicin cough sensitivity decreases with successful treatment of chronic cough. Am J Respir Crit Care Med, 150：374-380, 1994
13) Dicpinigaitis PV：Angiotensin-converting enzyme inhibitor-induced cough：ACCP evidence-based clinical practice guidelines. Chest, 129：169S-173S, 2006
14) Arai T, et al：ACE inhibitors and protection against pneumonia in elderly patients with stroke. Neurology, 64：573-574, 2005

第3章 咳嗽の臨床

B 持続する乾性咳嗽（胸部X線写真に異常所見がみられない場合）

6. 心因性咳嗽
安易に決めつけずに，器質的疾患の可能性を考える！

西　耕一

Q&A 一般臨床医からの疑問・質問

Q1 どのような場合に心因性咳嗽を疑えばよいでしょうか？

A1 慢性乾性咳嗽で，明らかな器質的な異常がなく，薬物治療を行っても反応せず，心理社会的因子が原因と考えられる場合に心因性咳嗽を疑います．小児では6〜16歳の学童・思春期の場合，成人では25〜35歳の若年成人女性の場合に特に強く疑います．

Q2 心因性咳嗽の診断の際の注意点は？

A2 心因性咳嗽は基本的に除外診断です．器質的疾患による慢性咳嗽も心理社会的因子の影響を受けるので，心理社会的因子が明らかな場合でも短絡的に心因性咳嗽と決めつけず，器質的疾患の合併がないか慎重に鑑別する必要があります．

Q3 心因性咳嗽に対してどのように対処すればよいですか？

A3 まず咳嗽は器質的疾患によるものではないことを伝え，安心感を与えます．次いで病気の成り立ち（心理社会的因子により咳嗽という身体症状が現れていること）を説明し理解を得てください．心理社会的因子の気づきがなければ，できるだけ気づかせ，解決を図ります．不安・緊張・抑うつ気分が強い成人の場合は抗不安薬や抗うつ薬の投与を検討します．

Q4 専門医へ紹介するタイミングは？

A4 器質的疾患が除外され，**A3** の対応で改善がなく，内科的技術の範囲内で効果が得られない場合は，心療内科や精神科を専門とする医師への紹介を行います．

1 概念・定義

心因性咳嗽は，一般に**「器質的異常を認めず，心理社会的因子[※1]により生じる慢性乾性咳嗽」**と定義される．歴史的には1901年にFreudが「ドラの症例」において心理的葛藤に起因する咳嗽について報告し，咳嗽の心因性についてはじめて言及した．次いで1943年に

Fenichel は心因性咳嗽の発生機序に関する心身医学的研究を発表した[1]．1968 年に Rabin がこのような咳嗽を**心因性咳嗽（psychogenic cough）**と呼称した．わが国では吾郷が 1964 年に「神経性咳嗽」として暗示療法による治験例をはじめて報告した．

> **用語解説** ※1 心理社会的因子[2]
>
> 医学の領域で用いられる「心理社会的因子」とは，心身の健康に影響する要因としての心理社会的要因を示し，物理的，生物学的，化学的要因を除く環境要因と個人要因からなる．環境要因には自然を含めた生活環境や生活習慣，日常生活で起こるさまざまな出来事や大事件によるストレス，家族関係，人間関係を中心とした就業・就学環境などがある．個人要因としては性格傾向やストレス耐性，対処行動，生育歴などが含まれる．

2 疫学

心因性咳嗽の報告は一般に**学童期〜思春期に多い**．心因性咳嗽 153 例の報告では 149 例（97.4％）が 19 歳未満であり，成人の症例は 4 例（2.6％）に過ぎなかった[3]．4 週間以上継続する原因不明の咳嗽を呈した 16 歳以下の小児を対象に詳細に検討した報告では[4]，心因性咳嗽は 6 歳未満の小児には認められず，6〜16 歳の小児に認められた．しかもその年代の 22 症例のうち 7 例（31.8％）に認められ，頻度は咳喘息 10 例（45.5％）に次いで第 2 位であった．性差については，小児では指摘されていないが，**成人では女性に多い傾向**が指摘されている[5]．

3 病態生理

1) 咳嗽の発現機序

咳嗽の発現機序は生理学的に，①反射性咳嗽，②随意性咳嗽，③咳衝動による咳嗽の 3 つが想定されている（図 1）[6]．

①**反射性咳嗽**：気道内の食物や液体により引き起こされる刺激によって脳幹反射として生じる咳嗽である（図 1 の①の経路）．誤嚥に対する生体防御反射としての咳嗽である．

②**随意性咳嗽**：末梢からの気道刺激がなくても随意的に発現する咳嗽である（図 1 の②の経路）．**心因性咳嗽は随意性咳嗽の典型例**である[3]．また，ヒトは随意的に咳嗽を抑制することもできるが，心理学的に強迫症状のスコアの高い人は低い人に比べると咳嗽を抑制しにくいことが実験的に示されている．

③**咳衝動による咳嗽**：気道の機械的刺激あるいは化学的刺激により大脳皮質内で咳衝動が生じ，随意性咳嗽の経路を介して発現する咳嗽である（図 1 の③の経路）．器質的疾患による慢性咳嗽の多くは咳衝動による咳嗽である．

2) 分類

古典的に心因性咳嗽の病態は Fenichel により以下の 6 病型に分類されている（表 1）[1]．すなわち，1. 神経症化，2. ヒステリー機制，3. 欲求，衝動の身体的表現，4. チックの一種，

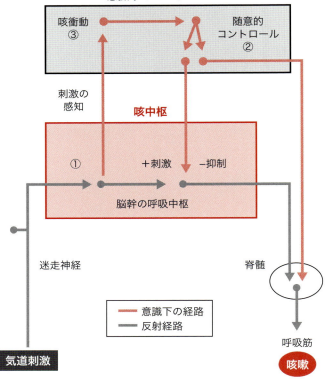

図1● 生理学的咳嗽モデル
咳嗽の発現機序は生理学的に①反射性咳嗽，②随意性咳嗽，③咳衝動による咳嗽の3つの機序が想定されている．心因性咳嗽は随意性咳嗽の典型例である
文献6より引用

表1● Fenichelによる心因性咳嗽の分類

1. 呼吸器疾患に罹患したことを契機に咳嗽へ注意が向くようになり，そこにとらわれが起こり，感染がおさまっているにもかかわらず咳嗽だけが続くようになったもの（神経症化）
2. 器質的疾患により偶然起こった咳嗽が内的緊張のはけ口となったため，器質的疾患が軽快した後も，無意識のうちに，感情の抑圧によって生じる内的緊張を和らげるためのはけ口として，咳嗽が出るようになったもの（ヒステリー機制）
3. 憧れの対象によく咳嗽がみられる場合，その対象に同一化しようとし，あるいはその対象を非難・攻撃したいという願望の象徴的な表現として咳嗽が出るようになったもの（欲求，衝動の身体的表現）
4. 人前で話をするとき，緊張をほぐし，声を出しやすくするための癖のような形で咳嗽が出るようになっているもの（チックの一種）
5. 咽喉頭をきれいに保つために習慣的に咳払いをする人に，軽い感染が加わって咳嗽が出るようになっているもの（心理生理的条件付け）
6. 上記1.～5.の組合わせによって咳嗽が出るようになっているもの

以上のように6つの機序が示された
文献1より引用

5. 心理生理的条件付け，**6. 1～5. の組合わせ**，である．最近では，心因性咳嗽をDSM-5のSomatic Symptom Disorder（身体症状症）とチックの2病型に分類し，前者に対しては"Somatic Cough Syndrome（身体咳嗽症）"，後者に対しては"Tic Cough（チック咳嗽）"と呼称することが提唱されている[7]．

4 臨床像

小児・思春期と成人では一部臨床像が異なる．

1) 小児・思春期の心因性咳嗽

表2に特徴を示す[5]．6～16歳の学童・思春期の小児においてみられる乾性咳嗽で，しばしば上気道炎症状が先行する．犬が吠えるような・雁（かり）が鳴くような爆発性咳嗽を呈することがあり，睡眠中や楽しい社会的活動や運動を行うと消失する傾向がある．明らかな器質的疾患は認めず，鎮咳薬は効果的ではない．不登校や学校恐怖症の頻度が高く，疾病利得がある場合がある．

原因となる心理社会的因子として，家族・親友やペットの死や重い病気，両親との別れや両親の離婚・再婚，両親の精神疾患（不安障害，双極性障害，境界型人格障害など），兄弟関係の危機，親友との別れ，学校のストレス（例：失読症，両親の期待に応えられないこと）などが指摘されている．**治療には心理的アプローチが奏効しやすい**．

表2● 小児・思春期の心因性咳嗽の特徴

- 精査を行っても咳嗽の器質的な原因を認めない
- 咳嗽は普段の活動の障害になる
- 古典的には犬が吠えるような・雁（かり）が鳴くような（barking or honking）爆発性咳嗽
- 咳嗽により睡眠から覚醒することはない
- 楽しい社会的活動や運動を行うと咳嗽の頻度や程度は減少する
- しばしば上気道炎症状が先行する
- 咳嗽による疾病利得がある（例：両親の関心を集める，学校を休める，など）
- 患者は咳嗽自体に見事なほど無関心である
- 咳嗽は両親，先生や医療従事者が居ると悪化する
- 患者は喉頭異常感（かゆい感じ）を訴え，喉頭異常感を和らげるために咳嗽時顎を胸につける姿勢をとる
- 性差はない
- 稀に精神疾患の合併がある
- 行動（変容）療法が効果的である

文献5より引用

2) 成人の心因性咳嗽

表3に特徴を示す[5]．25～35歳の特に若年女性にみられやすい乾性咳嗽で，上気道炎症状の先行はなく，爆発性咳嗽を呈することがあり，情動ストレス[※2]（不安，緊張，怒りなど）により悪化するが，睡眠中は消失する傾向がある．明らかな器質的疾患は認めず，鎮咳薬は効果的ではない．身体表現性障害などの精神科疾患の合併頻度が高く，疾病利得がある場合

表3 ● 成人の心因性咳嗽の特徴

・精査を行っても咳嗽の器質的な原因を認めない	・咳嗽は通常の社会活動の障害になる
・女性に多い	・独身状態（ないし未亡人）
・若年成人（25～35歳）に多い	・咳嗽は睡眠を障害しない
・兄弟姉妹のなかで最も若い	・咳嗽は情動ストレスにより引き起こされる
・性的機能不全を有する	・古典的には犬が吠えるような・雁（かり）が鳴くような（barking or honking）爆発性咳嗽
・身体表現性障害（転換性障害や身体化障害）を有する	・症状持続期間：成人＞小児・思春期
・咳嗽による疾病利得がある	・治癒に要する期間：成人＞小児・思春期
・親の干渉や管理が強い	・声帯機能不全症の合併
・患者は咳嗽に見事なほど無関心である	

文献5より引用

がある．小児・思春期の心因性咳嗽に比べ，**症状持続期間が長く，心理的アプローチが奏効しにくい**．

用語解説 ※2 情動ストレス
　情動とは喜怒哀楽の表現のことをいう．感情または情緒よりも強く，激しい心の動きを表す．主な情動に，①不安・緊張，②怒り，③快感，が知られる．その他にも，喜び，悲しみ，抑うつ，驚愕，憎しみ，嫌悪感，期待感，嫉妬心など，人には快・不快の情動がある．こうした複雑な情動が情動ストレスを形成し，人にさまざまな身体や行動の変化をきたす．

爆発性咳嗽や睡眠中に認めない咳嗽は心因性咳嗽の特徴？
　心因性咳嗽では犬が吠えるような・雁（かり）が鳴くような（barking or honking）爆発性咳嗽であることや，睡眠中に咳嗽を認めないことが文献や成書で特徴にあげられている．しかし，おのおのの症状の特異度は低い．爆発性咳嗽は気管支拡張症，胃食道逆流症による咳嗽や後鼻漏症候群でも認められることが報告されており，慢性気管支炎や胃食道逆流症による咳嗽は睡眠により抑制されることも指摘されている[7]．しかし，爆発性咳嗽や睡眠中に認めない咳嗽は心因性咳嗽を疑う臨床情報として参考にしてよいとされている．

5 診断

　基本的に除外診断である．8週間以上継続する乾性咳嗽で，原因となる明らかな器質的な疾患がなく，治療抵抗性の場合に心因性咳嗽を疑う．小児では6～16歳の学童・思春期，成人では25～35歳の若年成人女性の場合に特に強く疑う．
　乾性咳嗽を呈する器質的疾患の除外については，**少なくとも身体所見（特に，咽頭後壁の鼻漏，呼気性喘鳴，吸気性笛声などの有無），胸部X線写真および肺機能検査（6歳以上）で異常を認めないことが必須**である．頻度の高い咳嗽の原因疾患（学童・思春期：マイコプラズマ肺炎・クラミジア肺炎，咳喘息，気管支拡張症．成人：咳喘息・アトピー咳嗽，胃食道

逆流症，感染後咳嗽など）に対する治療を行っても反応がないことを確認する．

次いで，**心理社会的因子により咳嗽が発現していないか詳細に問診**する．小児・思春期の患者の場合，家庭環境に問題や変化がないか（例：厳格すぎる/本人に期待しすぎる家族の存在，両親の離婚など），あるいは就学環境に問題や変化がないか（例：学校でのいじめ，進級・進学・転校など）について確認する．成人の場合についても，家庭環境に問題や変化がないか（例：パートナーとの不仲/家庭内ハラスメント，家族の病気など），あるいは就業環境に問題や変化がないか（例：職場のハラスメント，人事異動・転職など）について確認する．

心理社会的因子が明らかとなった場合でも短絡的に心因性咳嗽と決めつけず，改めて器質的疾患の合併がないか慎重に鑑別する．これは器質的疾患による慢性咳嗽（特に咳喘息・気管支喘息や胃食道逆流症による咳嗽）も心理社会的因子の影響を受けやすいためである．

具体的な診断の基準を以下に示す．

1）小児・思春期の心因性咳嗽

8週間以上継続する乾性咳嗽で，睡眠中に消失する奇異な咳嗽を認めた場合に心因性咳嗽を疑う[8]．診断基準として山登が提唱したものを**表4**に示す[9]．このなかに示されている持続期間（3カ月以上）は臨床的に1つの目安であり，現在では慢性咳嗽の定義である8週間以上に置き換えた方がよい．

表4● 小児・思春期の心因性咳嗽の診断基準

1. 反復性，連続的に長時間（3カ月以上）続く乾性咳嗽
2. 咳嗽は日中激しく，夜間は消失する
3. 咳嗽以外の症候はなく，検査所見に全く異常を認めない
4. なんらかの心理的要素が原因として存在し，これらを処理することによって症状の改善がみられる
5. 抗菌薬，鎮咳薬，ヒスタミンH_1受容体拮抗薬などは無効で，向精神薬が有効なことがある
6. 上気道炎などの先行疾患を認めることが多い
7. ときに登校拒否の原因となることがある

文献9より引用

2）成人の心因性咳嗽

8週間以上継続する乾性咳嗽で，明らかな器質的な疾患がなく，頻度の高い咳喘息・アトピー咳嗽，胃食道逆流による咳嗽，および感染後咳嗽に対する**治療を行っても反応がない場合**に心因性咳嗽を疑う．診断基準としてMastrovichが提唱したものを**表5**に示す[5]．このなかに示されている持続期間（3週間以上）は臨床的に1つの目安であり，現在では慢性咳嗽の定義である8週間以上に置き換えた方がよい．

> **Point　慢性咳嗽はうつ状態や不安障害を引き起こす**
> 慢性咳嗽が原因でうつ状態や不安障害が生じることがあるので，うつ状態や不安障害を伴っていても短絡的に心因性咳嗽と診断せず，器質的疾患による慢性咳嗽との鑑別診断をくり返し慎重に行う必要がある（**第1章-2**「Pitfall：咳嗽が持続すると不安を引き起こす」参照）．

表5 ● 成人の心因性咳嗽の診断基準

1. 慢性咳嗽（3週間以上継続）
2. 精査を行っても咳嗽の原因となる器質的な異常を認めない
3. 後鼻漏症候群，気管支喘息，胃食道逆流症に対する併用療法を行っても咳嗽は反応しない
4. 咳嗽は意図的に発現されない，あるいは，詐病や虚偽性障害ではない
5. 下記の臨床的特徴のなかで3項目以上認める
   - 女性
   - 独身/未亡人
   - 咳嗽により睡眠から覚醒することはない
   - 精神疾患を有する（例：うつ病，不安障害，身体表現性障害）
   - 咳嗽のために通常社会活動が障害され，社会的接触（例：家族，医療従事者，電話での会話）で悪化する
   - 咳嗽による疾病利得がある
   - 咳嗽は情動ストレスにより引き起こされる
   - 咳嗽が重症にもかかわらず見事なほど無関心である

文献5より引用

6 治療

　心因性咳嗽が除外診断であるため，治療についてのほとんどの報告が後ろ向きの検討となっている．前向きに系統立てて治療法を検討した報告はなく，過去の報告にはかなりの報告バイアスが入っている．したがって，心因性咳嗽に有効な治療法についてエビデンスに基づいて記載することは難しい．しかも，米国胸部医学会（The American college of chest physicians）で提唱されているような催眠療法や暗示療法などは，一般臨床家が行える医療行為（内科的技術）の範囲を越えている[7]．そこで，ここでは一般臨床家が専門医に紹介する前に行うべき対応について記載したい．

1）小児・思春期の心因性咳嗽

　小児の咳嗽ガイドラインにおける心因性咳嗽を疑ったときのアルゴリズムを図2に示す[8]．小児に対して使用できる抗不安薬，抗うつ薬は存在せず，カウンセリングを主とした心理療法を行う．

　心理療法のポイントは，①患児・家族と良好な治療関係をつくり，症状の成り立ちを理解させる，②背景となっている心理社会的因子を明らかにし，これに対処する，③咳嗽そのものを除去するための心身症学的アプローチを行う，の3つである[10]．

　①については，まず咳嗽は器質的な疾患によるものではないことを説明し，安心を得る．次いで心理社会的因子により咳嗽という身体症状が現れていることを心身相関の観点から説明し，理解させる．②については，心理社会的因子の気づきがなければ，気づきを促すことからはじめる．症状の成り立ちについてわかりやすく説明し，「咳嗽は必ずよくなる」と暗示を与えることで，咳嗽が軽快することも少なくない．背景が複雑で心理社会的因子の対処が困難である場合や③の咳嗽そのものを除去するための心身症学的アプローチが必要となる場合は，小児心身症あるいは小児精神的疾患の専門医への紹介を行う．

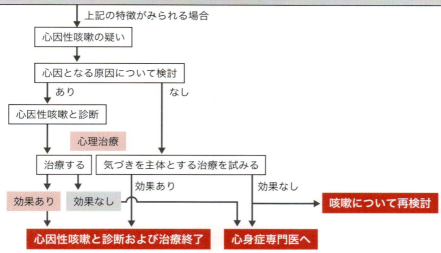

図2● 小児における心因性咳嗽を疑ったときのアルゴリズム
文献8より引用

症例1　10歳代前半，女児

【主　訴】長引く乾性咳嗽．
【既往歴】特記すべき所見なし．
【家族歴】気管支喘息（祖母）．
【現病歴】20XY年11月5日頃に咽頭痛が出現し，その後，乾性咳嗽が継続するために11月29日に近医を受診した．血清マイコプラズマIgM抗体陽性で，マイコプラズマ気管支炎としてMINOが処方された．咳嗽は一時軽減したため，休んでいたクラブ活動を再開したところ咳嗽が悪化した．12月14日に改めて近医を受診すると咳喘息が疑われ，ICS/LABAおよびLTRAが処方されたが，咳嗽は改善しなかった．百日咳の血清抗体価上昇を認めたため，CAMが追加投与されたが咳嗽は軽減せず，当科に紹介された．
【処　方】　MINO：ミノマイシン®顆粒　1回1〜2 mg/kg（力価）1日2回（朝夕食後）14日間
　　　　　ICS/LABA：アドエア®100ディスカス®　1回1吸入　1日2回（朝夕）14日間
　　　　　LTRA：オノン®ドライシロップ　1回3.5 mg/kg（力価）1日2回（朝夕食後）14日間
　　　　　CAM：クラリス®ドライシロップ　1回5〜7.5 mg/kg（力価）1日2回（朝夕食後）14日間
　　　　　MINO：ミノサイクリン，ICS/LABA：吸入ステロイド薬/長時間作用性β_2刺激薬配合薬，LTRA：ロイコトリエン受容体拮抗薬，CAM：クラリスロマイシン．

　本症例では器質的な異常なく心因性咳嗽が疑われた．患児・両親にはクラブ活動のストレスが咳嗽という身体症状に現れている可能性が高いと説明した．患児がクラブ活動でストレスを感じないようクラブが対応することで咳嗽は消失した．

2) 成人の心因性咳嗽

筆者の作成した，成人の心因性咳嗽を疑ったときのアルゴリズムを図3に示す．心理社会的因子が明らかな場合は，成人も小児と同様に主にカウンセリングを主とした心理療法[※3]を行う．ポイントは小児と同様である．

> **用語解説** ※3 心理療法
> 治療者と患者の相互交流や介入を通して行われる心の治療方法の総称である．例えば，患者の行動に働きかけ，不適応的行動を減らし，適応的な行動を増やす目的で行われる治療は行動療法とよばれる．認知に働きかけて行動の修正を図ろうとするのが認知行動療法である．支持的精神療法とは，患者の自己評価を維持または改善し，症状再発を最小限に抑えるか予防し，患者の自己適応能力を最大限に引き上げることを目的として，共感的な評価，肯定，勇気づけ，アドバイスや示唆，説明や説得などの技法を用いる治療をいう．
> なお，心理療法はpsychotherapyの和訳であり，精神療法とも訳される．医療の場では，診療報酬の対象となっているのが「精神療法」であり，臨床に携わる臨床心理士が実施する治療を「心理療法」とよぶことが多い．

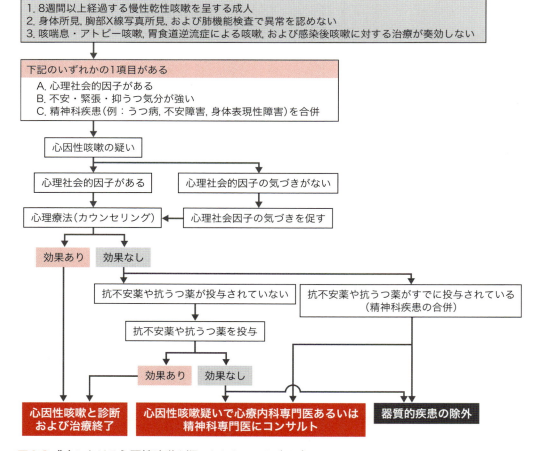

図3● 成人における心因性咳嗽を疑ったときのアルゴリズム

不安・緊張・抑うつ気分があり咳嗽症状に表現あるいは転換されていて，カウンセリングを主とした心理療法で軽減しない場合は，抗不安薬や抗うつ薬の投与を行う．

〈処方例〉
- 抗不安薬：アルプラゾラム（コンスタン®）1回1.2〜2.4 mg　1日3回（毎食後）
  またはエチゾラム（デパス®）1回1.5〜3.0 mg　1日3回（毎食後）
- 抗うつ薬：イミプラミン塩酸塩（トフラニール®）1回10〜60 mg　1日3回（毎食後）
  またはパロキセチン（パキシル®）1回10〜20 mg　1日1回

それでも改善しない場合は心療内科専門医や精神科専門医に紹介するとともに，器質的疾患を見逃していないか再度確認する．すでに抗不安薬や抗うつ薬が投与されている（精神科疾患合併）患者については改めて心療内科専門医や精神科専門医に紹介するとともに，器質的疾患を見逃していないか再度確認する．

症例2　40歳代，男性

【主　訴】長引く乾性咳嗽．
【既往歴】特になし．
【家族歴】アレルギー性鼻炎（娘）．
【喫煙歴】なし．
【現病歴】20XX年12月中旬に咽頭痛や鼻汁が出現．その後，乾性咳嗽が継続したため耳鼻咽喉科医院を受診．CAM，去痰薬および中枢性鎮咳薬などが処方されたが改善なく，翌年2月中旬に当科を受診した．身体所見や胸部X線写真に異常なく，肺機能は正常で可逆性はなく，呼気NOは22 ppbであった．咳喘息・アトピー咳嗽や胃食道逆流症に対する治療薬（ICS/LABA＋ヒスタミンH_1受容体拮抗薬＋LTRA＋PPI）を処方しても効果を認めなかった．
【処　方】CAM：クラリス®錠　1回200 mg　1日2回（朝夕食後）14日間
　　　　　去痰薬：ムコダイン®錠　1回500 mg　1日3回（毎食後）14日間
　　　　　中枢性鎮咳薬：メジコン®錠　1回15 mg　1日3回（毎食後）14日間
　　　　　ICS/LABA＋ヒスタミンH_1受容体拮抗薬＋LTRA＋PPI：シムビコート®タービュヘイラー®　1回2吸入　1日2回（朝夕）14日間＋アゼプチン®錠　1回2 mg　1日2回（朝食後，就寝前）14日間＋シングレア®錠　1回10 mg　1日1回（就寝前）14日間＋タケプロン®OD錠　1回30 mg　1日1回　14日間
　　　　　CAM：クラリスロマイシン，NO：一酸化窒素，ICS/LABA：吸入ステロイド薬/長時間作用性β_2刺激薬配合薬，LTRA：ロイコトリエン受容体拮抗薬，PPI：プロトンポンプ阻害薬．

患者は3年前から金沢に単身赴任し，中間管理職として働いており，生活や仕事に大きなストレスを感じていた．そこで，アルプラゾラム1回1.2 mg　1日3回（毎食後）を処方するとすみやかに咳嗽は改善したため，心因性咳嗽と診断した．その後，地元に転勤し，家族とともに生活することになった．

〈文献〉

1) Fenichel O：The psychopathology of coughing. Psychosom Med, 5：181-184, 1943
2) 「ストレス科学辞典」（日本ストレス学会，財団法人パブリックリサーチセンター/監），実務教育出版，2011
3) Irwin RS, et al：Habit cough, tic cough, and psychogenic cough in adult and pediatric populations：ACCP evidence-based clinical practice guidelines. Chest, 129：174S-179S, 2006
4) Holinger LD & Sanders AD：Chronic cough in infants and children：an update. Laryngoscope, 101：596-605, 1991
5) Mastrovich JD & Greenberger PA：Psychogenic cough in adults：a report of two cases and review of the literature. Allergy Asthma Proc, 23：27-33, 2002
6) Eccles R：Central mechanisms IV：conscious control of cough and the placebo effect. Handb Exp Pharmacol, ：241-262, 2009
7) Vertigan AE, et al：Somatic Cough Syndrome（Previously Referred to as Psychogenic Cough）and Tic Cough（Previously Referred to as Habit Cough）in Adults and Children：CHEST Guideline and Expert Panel Report. Chest, 148：24-31, 2015
8) 日本小児呼吸器学会：E.心因性咳嗽.「小児の咳嗽診療ガイドライン」（吉原重美，他/監），pp135-137，診断と治療社，2014
9) 山登淳伍：心因性咳嗽. 小児科, 28：343-349, 1987
10) 汐田まどか：心因性咳嗽. 小児内科, 23：174-177, 1991

第3章 咳嗽の臨床

I 総論　II 各論

B 持続する乾性咳嗽（胸部X線写真に異常所見がみられない場合）

7. 喉頭アレルギーと咳嗽
基本的な治療法はヒスタミンH_1受容体拮抗薬

内藤健晴

Q&A 一般臨床医からの疑問・質問

Q1 スギ花粉症の咳嗽は喉頭アレルギーなのでしょうか？

A1 スギ花粉症患者のシーズン中の咳嗽症状に抗感冒薬，中枢性鎮咳薬，気管支拡張薬が効果を示さず，ヒスタミンH_1受容体拮抗薬が有効であれば喉頭アレルギーの症状と考えてよいでしょう．

Q2 喉頭アレルギーの診断はどのようにするのですか？

A2 現在は最新の喉頭アレルギー診断基準（2011年版）に従って診断します．診断基準は通年性と季節性に分けられ，それぞれ研究用の「きびしい」基準と一般診療用の「あまい」基準があります．

Q3 アレルギー性鼻炎の後鼻漏との関連は？

A3 明確な副鼻腔炎がない通年性・季節性アレルギー性鼻炎の患者に尋ねてみると後鼻漏を認識しますが，咳嗽と後鼻漏の有無とは有意な関係を認めていません．しかもその多くは乾性咳嗽であり，慢性副鼻腔炎の後鼻漏では湿性咳嗽であることと趣を異にし，喉頭アレルギーの関与が疑われます．

Q4 アトピー咳嗽との異同は？

A4 非常に類似した疾患と考えられますので注意が必要です．喉頭中心のアレルギー性病変が喉頭アレルギーで，気管〜主気管支を主とした粘膜病変がアトピー咳嗽と想定され，そのうえ，互いにオーバーラップしていることも考えられます．

1 概念・定義

　喉頭アレルギーは喉頭粘膜におけるⅠ型アレルギーで，アナフィラキシーの一部分症の**「急性」**と，アレルギー性鼻炎や喘息のような慢性気道アレルギーと類似する**「慢性」**の2つに分類される[1]．持続する咳嗽の原因となるのは**慢性喉頭アレルギー**である．慢性はさらに「通

年性」と「季節性」に分けられる[2]．ほかの持続する乾性咳嗽と鑑別上重要となるのは慢性通年性喉頭アレルギーである．喉頭アレルギーは高率に**咽喉頭異常感**を伴う．「咳嗽に関するガイドライン」[3]には通年性のあまい診断基準が掲載されている．

2 疫学

慢性副鼻腔炎の後鼻漏による湿性咳嗽を除外した，藤田保健衛生大学病院の慢性咳嗽外来を受診した患者の臨床統計では，喘息・咳喘息が半数強あり，喉頭アレルギー単独は13%，胃食道逆流症との合併が8%で合計21%の発生頻度である[4]．

3 病態生理

喉頭粘膜のⅠ型アレルギー性炎症により，迷走神経の咳受容体が刺激を受けて咳反射をきたすのが主たる病態である．喉頭アレルギー患者の喉頭粘膜への肥満細胞集積はコントロールや咳喘息患者より有意に多いことから，喉頭アレルギーの咳嗽にヒスタミンH_1受容体拮抗薬が有効性を示すと考えられる[5]．推定される抗原はダニのほかにゴキブリがあげられる．

4 臨床像

慢性乾性咳嗽と咽喉頭異常感を2大症状とする．**いずれも8週間以上持続する**慢性の症状である．喘鳴を認めず，下気道の気道過敏性がなく，持続する乾性咳嗽に対して**気管支拡張薬が無効でヒスタミンH_1受容体拮抗薬が有効性を示す**[6]．

5 診断

持続する咳嗽の原因の1つである喉頭アレルギーの診断は，**「通年性喉頭アレルギーの診断基準（2011年版）」**[2]に従って診断することが望ましい．厳格な臨床調査や症例報告などの場合はきびしい診断基準（**表1**）を，一般診療においてはあまい診断基準（**表2**）を用いて診断する．肺に咳嗽の原因となる明確な病変がなく，喘息，咳喘息，胃食道逆流症（gastro-esophageal reflux disease：GERD），後鼻漏が原因でないことが診断基準の骨子である．

6 治療

診断基準にあるように**ヒスタミンH_1受容体拮抗薬の内服が基本的な治療法**である．あまい診断基準での「有効」は咳嗽を含めた症状の50%以上が改善することをいい，きびしい診断基準での「著効」は75%以上の改善をいう．このほかに漢方薬の麦門冬湯[7]や麻黄附子細辛湯[8]も有効との報告がある．喘息用の吸入ステロイド薬は論理上有効と考えられるが，喉頭アレルギーに対する臨床調査がなされていない．これが有効の場合には咳喘息との鑑別診断が困難となる．咳喘息は喘息の亜型と考えられているため，治療は喘息と類似しており，気管支拡張薬の投与や吸入ステロイド薬が主となる．

表1● 通年性喉頭アレルギーの「きびしい」診断基準

① 喘鳴を伴わない8週間以上持続する乾性咳嗽
② 8週間以上持続する咽喉頭異常感（瘙痒感，イガイガ感，痰が絡んだような感じ，チクチクした感じの咽頭痛など）
③ アトピー素因を示唆する所見（注1）の1つ以上認める
④ 急性感染性喉頭炎，特異的喉頭感染症（結核，梅毒，ジフテリアなど），喉頭真菌症，異物，腫瘍などその他の咳嗽や異常感の原因となる局所所見がないこと（典型所見としては披裂部蒼白浮腫状腫脹を認める）
⑤ 胸部X線撮影，肺機能検査が正常
⑥ 胃食道逆流症（注2），後鼻漏（注3）が想定されない
⑦ 症状がヒスタミンH_1受容体拮抗薬で著明改善もしくは消失する
追加事項：上記のうち，①が欠落した場合には，⑤は満たさなくてもよい．
注1：アトピー素因を示唆する所見 　（1）喘息以外のアレルギー疾患の既往あるいは合併 　（2）末梢血好酸球増加 　（3）血清総IgE値の上昇 　（4）特異的IgE陽性 　（5）アレルゲン皮内テスト即時型反応陽性
注2：胃食道逆流症が想定される所見（1つ以上を認める） 　（1）24時間食道pHで胃食道逆流陽性 　（2）食道ファイバーで胃食道逆流所見陽性 　（3）食道透視で胃食道逆流所見陽性 　（4）咳嗽や異常感がプロトンポンプ阻害薬で著明改善もしくは消失する 　（5）げっぷ，胸焼け，呑酸がある
注3：後鼻漏が想定される所見（1つ以上を認める） 　（1）後鼻漏を明確に訴える 　（2）咽頭後壁に後鼻漏を視診で認める 　（3）鼻咽腔ファイバーで鼻咽腔に後鼻漏を認める

「2011年版 喉頭アレルギー診断基準検討委員会起案」を一部訂正

表2● 通年性喉頭アレルギーの「あまい」診断基準

① 喘鳴を伴わない3週間以上持続する乾性咳嗽
② 3週間以上持続する咽喉頭異常感（瘙痒感，イガイガ感，痰が絡んだような感じ，チクチクした感じの咽頭痛など）
③ アトピー素因を示唆する所見（注1）の1つ以上認める
④ 急性感染性喉頭炎，特異的喉頭感染症（結核，梅毒，ジフテリアなど），喉頭真菌症，異物，腫瘍などその他の咳嗽や異常感の原因となる局所所見がないこと（典型所見としては披裂部蒼白浮腫状腫脹を認める）
⑤ 症状にヒスタミンH_1受容体拮抗薬が有効である
追加事項：上記のうち，①が欠落してもよい．
注1：アトピー素因を示唆する所見 　（1）喘息以外のアレルギー疾患の既往あるいは合併 　（2）末梢血好酸球増加 　（3）血清総IgE値の上昇 　（4）特異的IgE陽性 　（5）アレルゲン皮内テスト即時型反応陽性

「2011年版 喉頭アレルギー診断基準検討委員会起案」を一部訂正

以下に具体例を呈示する．

症例　40歳，女性

【主　訴】乾性咳嗽．既往歴としてアトピー性皮膚炎，家族歴として長男がスギ花粉症．

【現病歴】2カ月前からの乾性咳嗽で内科受診し，胸部X線撮影にて異常なく，喘鳴，呼吸困難はなかった．中枢性鎮咳薬，β_2作動性気管支拡張薬，マクロライド系抗菌薬，プロトンポンプ阻害薬の内服が無効で，咳嗽により夜間睡眠障害となってきたので耳鼻咽喉科受診を勧められ，治療開始2カ月後に当科受診となった．受診時，後鼻漏を認めず，喉頭披裂部に軽度蒼白浮腫状腫脹を認める以外に喉頭に腫瘍や結核性病変などほかの異常を認めなかった．GERDの診断スケールであるFスケールは2点であった．

以上より喉頭アレルギーを疑いヒスタミンH_1受容体拮抗薬〔オロパタジン塩酸塩 1回1錠（5 mg）1日2回〕の内服を開始したところ，咳嗽は2週間後に半減し，さらに2週間後には消失した．

〈文献〉
1) Pang LG : Allergy of the larynx, trachea, and bronchial tree. Otolaryngol Clin North Am, 7 : 719-734, 1974
2) 内藤健晴：喉頭アレルギー．耳鼻咽喉科・頭頚部外科，87：803-807, 2015
3) 内藤健晴：H.CQ1 喉頭アレルギーの治療効果のエビデンスは．「咳嗽に関するガイドライン　第2版」（日本呼吸器学会　咳嗽に関するガイドライン第2版作成委員会／編），pp57-58, 日本呼吸器学会，2012
4) 清水秀康：慢性咳嗽の原因疾患の頻度とその臨床像に関する研究．藤田学園医学会誌学位論文集，pp283-297, 2008
5) 村嶋智明：慢性型喉頭アレルギー患者の喉頭および気管・気管支粘膜における肥満細胞，好酸球，TRPV1の組織学的研究．藤田医学会誌学位論文集，pp199-219, 2014
6) 内藤健晴，他：厳格に喉頭アレルギーと診断した症例に対する塩酸セチリジンの有効性．耳鼻咽喉科免疫アレルギー，24：25-29, 2006
7) 内藤健晴，他：麦門冬湯を使用した持続性咳嗽症例．漢方と免疫・アレルギー，17：54-65, 2004
8) 馬場　錬，他：喉頭アレルギーに対する麻黄附子細辛湯の有効性について．アレルギー，29：998, 2000

第3章 咳嗽の臨床　　I 総論　II 各論

C 持続する乾性咳嗽（胸部X線写真に異常所見がある場合）

1. 間質性肺炎と咳嗽
問診，検査，CTを含めた総合的な判断を！

髙田俊範

Q&A　一般臨床医からの疑問・質問

Q1 どれくらい咳嗽が続いたら，胸部X線を撮ればいいですか？

A1 「咳嗽に関するガイドライン　第2版」によれば，「1～2週間以上持続する咳嗽患者ではまず胸部X線写真を撮影する」とあります．もちろん，発熱など肺炎が疑われる症状がある場合は，この限りではありません．

Q2 胸部X線で陰影がなければ，CTは不要でしょうか？

A2 胸部X線では見えないすりガラス影などがみつかる場合があるので，症例によってはCT撮影も必要です．

Q3 問診や診察にあたり，何に気をつければいいですか？

A3 問診では，それまでどのような治療（内服薬，注射薬）を受けたか，身体所見の診察では，皮膚病変や関節の腫脹などがないかに気をつけてください．これらの所見は，薬剤性肺炎や膠原病に伴う肺病変などの鑑別に有用です．また，胸部聴診をするときは，特に胸部下背でfine cracklesが聴取されないかを確認してください．

Q4 血液検査は何をすればいいですか？

A4 一般検査に加えて，膠原病やサルコイドーシスなどを鑑別するため，各種血清検査を行ってください．また，尿検査（定性，沈渣）も行ったほうがいいでしょう．

1 概念・定義

　間質性肺炎は，肺の間質組織に炎症および/あるいは線維化が起こる疾患の総称である．疾患が進行して間質組織が線維化したものは，肺線維症とよばれる．間質性肺炎は，関節リウマチや多発性筋炎・皮膚筋炎などの膠原病（自己免疫疾患），職業上や生活上での粉塵やカビ・ペットの毛・羽毛などの慢性的な吸入（じん肺や慢性過敏性肺炎），薬剤・漢方薬・サプリメントなどの健康食品（薬剤性肺炎），および特殊な感染症など，さまざまな原因によって発症する．一方，原因を特定できない間質性肺炎を，**「特発性間質性肺炎」**とよぶ[1]．

2 疫学〜特発性肺線維症

特発性肺線維症（idiopathic pulmonary fibrosis：IPF）は，特発性間質性肺炎の代表的な疾患である．「厚生労働科学研究難治性疾患研究事業　びまん性肺疾患に関する調査研究班」の報告によれば，2003〜2007年の北海道における全例調査では，IPFの発症率は10万人対2.23人，有病率は10万人対10.0人であった[2]．ただし，認定基準の重症度を満たさない多くの軽症例が存在すると予想され，実際の発症率や有病率はもっと高い可能性がある．また，特発性以外の間質性肺炎（続発性間質性肺炎）の発症率と有病率のデータはない．

3 病態生理

生理学的に，気道を通過し肺胞まで到達した空気中の酸素が間質にある毛細血管内を流れる血液中の赤血球に取り込まれると同時に，二酸化炭素を排出するガス交換のことを呼吸という．間質性肺炎では，肺胞壁に炎症や線維化が起こるためガス交換に支障が生じることから，**低酸素血症**が出現する．

4 臨床像

病初期には，無症状のことも多い．症状がある場合は，**乾性咳嗽**とよばれる痰を伴わない空咳がみられる．進行すると，安静時には無症状でも坂道や階段を上るときなどに呼吸困難を自覚するようになる（**労作時呼吸困難**）．慢性の場合は，労作時呼吸困難を感じる頃にはかなり病状が進行していることもある．さらに，感冒様症状に引き続いて急激に呼吸状態が悪化することがあり，これは**「急性増悪」**とよばれる[3]．

5 診断 （図1）

胸部単純X線検査で異常陰影がなければ間質性肺炎の可能性は少ないが，ときにX線検査では捉えられないすりガラス影がある場合があり，**少しでも疑わしいときはCT検査**を行う．CT検査でも異常陰影がなければ，間質性肺炎以外の原因を探す．

胸部CTで異常陰影が**両側，あるいは一側でも複数の肺葉にわたるときは間質性肺炎を疑う**．間質性肺炎以外で両側性陰影を呈する疾患として，まず誤嚥性肺炎を鑑別すべきである．誤嚥性肺炎の可能性が低ければ，間質性肺炎の原因を探す．考慮すべきものは，薬剤性肺障害，膠原病に伴う肺病変，および慢性過敏性肺炎である．鑑別のためには詳細な薬剤服用歴の聴取，膠原病に特徴的な身体所見の有無（レイノー現象，皮膚硬化など）に加えて，各種自己抗体などの血清学的検査が有用である．なお10〜20％の症例では，間質性肺炎が膠原病発症より先行することに留意する．さらにペット，特に鳥の排泄物による慢性過敏性肺炎を鑑別する必要があるが，画像検査（胸部CT）では，特発性間質性肺炎とほとんど区別がつかない症例がある[4]．この場合，鑑別のためには，まず詳細な病歴聴取（住環境，生活環境など）を行う．

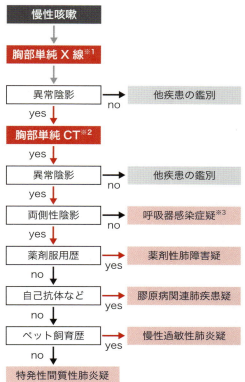

図1 ● 診断フローチャート
※1 できれば，側面像も撮影したほうがよい
※2 胸部単純X線で捉えられないすりガラス影などがみつかることがあるので，単純X線で異常がなくても間質性肺炎が疑わしければ胸部CTを撮影する
※3 誤嚥性肺炎は，両側性陰影を示すことがある

6 治療

　膠原病に伴う間質性肺炎の場合，膠原病に対する治療を行う．膠原病の治療にはステロイドや免疫抑制薬が用いられるが，肺を含めた全身臓器を診る必要があるため，膠原病専門医と呼吸器専門医のいる医療機関で行うことが望ましい．
　一方，薬剤性肺炎が疑われた場合，被疑薬を中止あるいは同効薬に変更する必要がある．薬剤中止・変更だけでは改善しない場合や，低酸素血症がある場合にはステロイドを用いる（図2）．以下に症例を呈示する．

症例　56歳，女性

　それまで検診で異常を指摘されたことなし．20XX年3月，咽頭痛，乾性咳嗽，両手指関節伸側に紅斑が出現．その後間もなく，両眼瞼の紅斑，腫脹，全身紅斑が出現し当院皮膚科を受診．全身紅斑，ヘリオトロープ疹，Gottron徴候が認められ，胸部X線で異常陰影と低酸素血症が認められたため，同日当科に入院．
　聴診上，右下肺に軽度のfine cracklesを聴取．明らかな筋力低下は認めず．入院時胸部

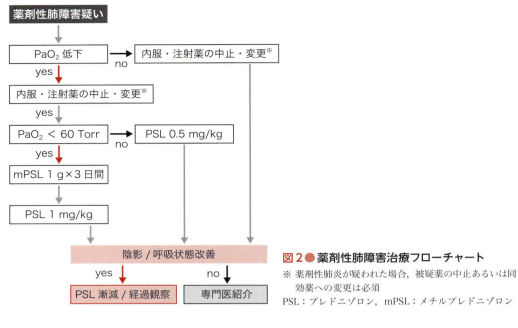

図2● 薬剤性肺障害治療フローチャート
※ 薬剤性肺炎が疑われた場合，被疑薬の中止あるいは同効薬への変更は必須
PSL：プレドニゾロン，mPSL：メチルプレドニゾロン

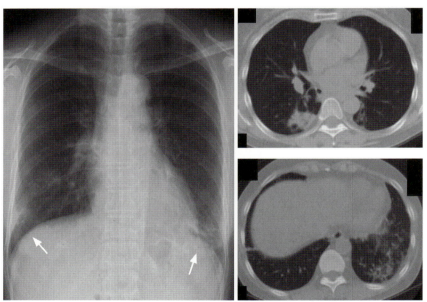

図3● 当科初診時の胸部単純X線とCT画像

X線では，右下肺野に斑状浸潤影，左下肺野に網状影（図3⇨），胸部CTでは右下葉胸膜に接して斑状の濃い濃度上昇と左肺底部にはすりガラス影を認めた（図3）．皮膚症状，胸部CTにおける両肺陰影から，筋症状に乏しい皮膚筋炎とそれに伴う間質性肺炎と診断し，ステロイドパルス療法，それに引き続いて体重あたり1 mgのプレドニゾロン内服を行った．治療後約1カ月で，肺病変はほぼ消失した．

〈文献〉

1) Travis WD, et al : An official American Thoracic Society/European Respiratory Society statement: Update of the international multidisciplinary classification of the idiopathic interstitial pneumonias. Am J Respir Crit Care Med, 188 : 733-748, 2013

2) Natsuizaka M, et al : Epidemiologic survey of Japanese patients with idiopathic pulmonary fibrosis and investigation of ethnic differences. Am J Respir Crit Care Med, 190 : 773-779, 2014

3) Raghu G, et al : An official ATS/ERS/JRS/ALAT statement: idiopathic pulmonary fibrosis: evidence-based guidelines for diagnosis and management. Am J Respir Crit Care Med, 183 : 788-824, 2011

4) Tateishi T, et al : Serial high-resolution computed tomography findings of acute and chronic hypersensitivity pneumonitis induced by avian antigen. J Comput Assist Tomogr, 35 : 272-279, 2011

第3章 咳嗽の臨床

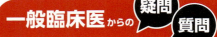

D 持続する湿性咳嗽（胸部X線写真に異常所見がみられない場合）

1. タバコと咳嗽（慢性気管支炎）
慢性気管支炎の最大の治療は禁煙

松本久子

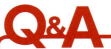

Q1 60歳代の現喫煙者が，3カ月以上続く湿性咳嗽を主訴に受診しました．必須検査を教えてください．

A1 現喫煙者で3カ月以上続く湿性咳嗽を訴える例では，肺癌，結核などの除外のために，胸部画像検査，抗酸菌を含む喀痰培養・細胞診検査が必要です[1]．また，これらに異常所見がなくとも，慢性気管支炎の半数では気流閉塞を伴い慢性閉塞性肺疾患（COPD）に至っている[2]と報告されていますので，呼吸機能検査も必須です．

Q2 この症例では，胸部画像検査で所見が乏しく，肺癌や結核は否定されました．呼吸機能検査でも気管支拡張薬吸入後の1秒率（FEV_1/FVC）は70％以上でした．COPDの診断基準は満たさず，単純性慢性気管支炎と診断しましたが，喘息の可能性を考えなくてもよいでしょうか．

A2 喘息による咳嗽の可能性も考える必要があります．喫煙開始前から症状がある，アレルギー性鼻炎などアトピー素因が強い，喘息の家族歴がある，深夜・早朝に咳嗽が強い，強制呼出時や季節によって喘鳴があり，咳嗽の出現に季節性などの変動があるなどの場合は，喘息も併存している可能性が高くなります．

喫煙による気道・肺の典型的病変は好中球，マクロファージ，Th1細胞を中心とした慢性気道炎症と肺の気腫化ですが，受け手のアトピー素因が強い場合，喫煙がTh2/好酸球性炎症を惹起・増強させることがあります[3]．したがって喘息併存の可能性について，末梢血好酸球数，血清総IgE値や吸入抗原に対する特異的IgE抗体の有無，喀痰中好酸球の有無，気道可逆性の程度などを確認する必要があります．好酸球性下気道炎症を反映する呼気一酸化窒素濃度（FeNO）測定も有用です．現喫煙例では，FeNOは見かけ上低くなりますが，FeNOが高値になる（およそ25〜30 ppb以上）ような例では，好酸球性下気道炎症が存在すると考えた方がよいでしょう．

Q3 禁煙指導で注意すべき点を教えてください．

A3 日本呼吸器学会による「COPD診断と治療のためのガイドライン」[4]で，禁煙を希望する患者を支援するストラテジー（表1）と治療薬（表2）が示されていますので，参考にしてください．

Q4 去痰薬などの使い方，作用機序を教えてください．

A4 一般的に用いられている去痰薬の作用機序を**表3**に示します[5]．喀痰の粘稠度に合わせて使い分けるとよいと考えます．また吸入β_2刺激薬には気管支拡張作用のほか，粘液繊毛クリアランスの改善，喀痰排泄促進作用があります．慢性気管支炎に適応のある短時間作用性吸入抗コリン薬，長時間作用性抗コリン薬（チオトロピウム）は偽薬と比べても粘液繊毛クリアランスを低下させず，喀痰量を低下させるため湿性咳嗽の軽減が期待されます（**表4**）[6]．

表1 ● 禁煙を希望する患者を支援するストラテジー

Ask	毎回の診察時にすべての喫煙者をシステム的に識別する． ・施設規模のシステムで実行し，すべての患者について，診察時ごとに喫煙の状況を質問し，記録すること
Advise	すべての喫煙者に禁煙するよう強く説得する． ・明確で，強く，各個人に応じた方法で，すべての喫煙者に禁煙するよう説得すること
Assess	禁煙しようとする意志を確認する． ・すべての喫煙者に対し，彼/彼女が今回（例：向こう30日以内）禁煙しようとする意志があるかどうか尋ねること
Assist	患者の禁煙を助ける． ・禁煙計画を立てて患者を援助すること ・実践的カウンセリングを行うこと ・治療の一部としての社会的支援を行うこと ・治療以外の社会的支援を行うこと ・治療以外の社会的支援を受けるよう患者を支援すること ・特殊な状況を除き，認可されている薬物療法の使用を推奨すること ・禁煙補助資料を与えること
Arrange	フォローアップ・コンタクトを計画する． ・直接会うか，電話によるフォローアップ・コンタクトを計画すること

文献4より引用

表2 ● 禁煙治療薬の特徴

	ニコチンパッチ*	ニコチンガム	バレニクリン
長所	1. 使用法が簡単（貼付薬） 2. 安定した血中濃度の維持が可能 3. 食欲抑制効果により体重増加の軽減が期待できる 4. 医療用のパッチは健康保険が適用される	1. 短時間で効果が発現 2. ニコチン摂取量の自己調節が可能 3. 口寂しさを補うことが可能 4. 食欲抑制効果により体重増加の軽減が期待できる 5. 処方箋なしで購入可能	1. 使用法が簡単（経口薬） 2. ニコチンを含まない 3. 離脱症状だけでなく，喫煙による満足感も抑制 4. 循環器疾患患者に使いやすい 5. 健康保険が適用される
短所	1. 突然の喫煙欲求に対処できない 2. 汗をかく，スポーツをする人は使いにくい 3. 医師の処方箋が必要	1. 噛み方の指導が必要 2. 歯の状態や職業によっては使用しにくい場合がある	1. 突然の喫煙欲求に対処できない 2. 医師の処方箋が必要

*一般用医薬品にもニコチンパッチがあるが，ここでは医療用のニコチンパッチについての説明
文献4より引用

表3 ● 代表的な去痰薬

分類	一般名	商品名	作用機序	備考
分泌促進薬	ブロムヘキシン*	ビソルボン®	気道分泌液を増加し粘性低下	粘液溶解
粘液溶解薬	アセチルシステイン*	ムコフィリン®	S–S結合を開裂し粘性低下	わずかに特異な臭い（吸入液）
粘液修復薬	カルボシステイン	ムコダイン®	ムチンの糖鎖構成を正常化し、粘性低下，杯細胞過形成抑制	抗炎症作用
粘液修復薬	フドステイン	クリアナール® スペリア®	杯細胞過形成抑制，気道分泌亢進	抗炎症作用
粘液潤滑薬	アンブロキソール*	ムコソルバン® ムコサール®	肺サーファクタントの分泌促進	ブロムヘキシンの活性代謝物

＊アンチオキシダント作用あり
文献5を参考に作成

表4 ● 気道分泌・クリアランスに対する抗コリン薬の作用

薬剤	著者	年	N	診断	結果
アトロピン	Groth	1991	14	COPD	偽薬に比しMCC低下
イプラトロピウム	Francis	1977	12	健常人	偽薬に比しMCC不変
イプラトロピウム	Ruffin	1978	6	COPD	偽薬に比しMCC不変
イプラトロピウム	Pavia	1979	12	COPD/喘息	偽薬に比しMCC不変 6時間後の喀痰重量減少
イプラトロピウム	Matthys	1985	14	COPD	偽薬に比しMCC不変
イプラトロピウム	Taylor	1986	7	現・過去喫煙者	MCTR・喀痰重量とも不変
イプラトロピウム	Bennett	1993	15	COPD	偽薬に比しCC低下
イプラトロピウム	Guleria	2003	10	COPD	偽薬に比しMCC不変
オキシトロピウム	Tamaoki	1994	17	慢性気管支炎	喀痰量31％低下 喀痰固形部と弾性増加
チオトロピウム	Hasani	2004	34	COPD	MCC不変，CC軽度低下

MCC：粘液繊毛クリアランス，CC：咳クリアランス，MCTR：粘液繊毛輸送率
文献6より引用

1 概念・定義

慢性気管支炎は，その主因が喫煙であり，従来COPD（chronic obstructive pulmonary disease：慢性閉塞性肺疾患）を構成する疾患名であった．しかしながら現在はCOPDが気流閉塞（気管支拡張薬吸入後のFEV_1/FVCが70％未満）の存在で定義されることから，慢性気管支炎はCOPDの定義からははずれている．なお，同じくCOPDに分類されていた肺気腫が肺胞の破壊をさす病理学的診断名であるのに対し，慢性気管支炎は症候学的診断名である．日本呼吸器学会のCOPDガイドラインでは，慢性気管支炎は"慢性の咳，痰が少なくとも年に3カ月以上あり，それが少なくとも連続2年以上認められ，この症状がほかの肺疾患や心疾患を原因としない"と定義される[4]．ただし実臨床では，閉塞性障害を伴わない喫煙刺激により生じた"**タバコ気管支炎（smoker's bronchitis）**"を，慢性気管支炎（単純性慢性気管支炎）と診断することも多い．気流閉塞がある例はCOPDに含まれ，非気腫型（末梢気道病変優位型）COPDと位置づけられる．

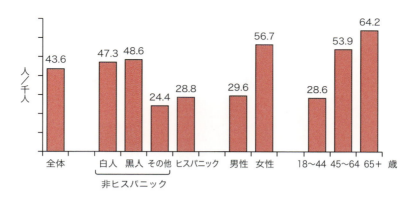

図1 ● 2011年米国での気管支炎の頻度
文献8より引用

"慢性気管支炎"の歴史的背景については，別総説[7]を参考にされたい．

2 疫学

1) 頻度

フランスでの45歳以上を対象とした疫学データ（n＝9,050）では，"慢性の咳，痰が少なくとも年に3カ月以上あり，それが少なくとも連続2年以上認められる"で定義された慢性気管支炎の頻度は，3.5％（95％信頼区間 3.1〜4.5％）であった．これは米国の疫学データなどでも同様であり，**慢性気管支炎の頻度は3〜7％**とされる．当然のことながら，年齢とともに罹患率は上がり，65歳以上では6.4％になる（**図1**）[8]．また前述した慢性気管支炎の定義を満たさないものの，湿性咳嗽を慢性的に自覚し，慢性気管支炎として管理されている例はその数倍に及ぶ．なお多くの疫学検討では，呼吸機能情報は加味されておらず，COPD例も混在している可能性がある．わが国で慢性気管支炎における気流閉塞の程度を検討した報告では，慢性気管支炎の約半数が気流閉塞を有しており（**図2**）[2]，COPDの潜在例にも注意が必要である．

2) リスク因子

慢性気管支炎のリスク因子として，男性，喫煙習慣，低所得者があげられ，自営業などの職業因子も関与する．慢性気管支炎の85〜90％が喫煙によるものであり，喫煙本数が増えるほど，慢性気管支炎の頻度は増える．大気汚染，化学物質，小児期の下気道感染，加齢，下気道感染の反復なども気道粘液の過分泌のリスクになる．また約15％は職業曝露が原因とされ，若齢成人（20〜45歳）を平均8.9年追跡した結果では，金属粉塵やガス物質の吸入は低濃度でもリスクになり，特に男性での高濃度曝露は経年的な慢性的喀痰自覚の頻度増加につながると報告されている（**表5**）[9]．各種有機溶剤（http://www.e-rousai.com）もリスクとして知られる．

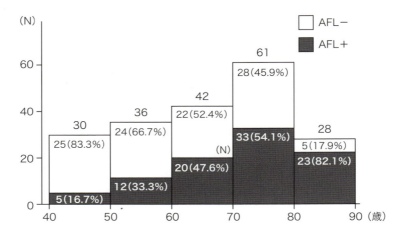

図2 ● 慢性気管支炎患者における年齢別気流閉塞（AFL）の頻度

慢性気管支炎患者（197例）の年齢分布，および年齢別気流閉塞（AFL）の頻度．慢性気管支炎患者数は70歳から79歳までが61例と最も多く，全体の3割を占めていた．うち，54.1％がAFLを伴っていた．AFL：airflow limitation
文献2より引用

表5 ● 職業曝露による慢性的な喀痰自覚頻度

	男性			女性		
	1991～1993	1998～2002		1991～1993	1998～2002	
	頻度（％）	頻度（％）	リスク比	頻度（％）	頻度（％）	リスク比
生物系塵						
曝露なし	4.93	4.33	1	3.85	3.88	1
低濃度曝露	5.11	5.34	1.19（0.82～1.73）	5.64	3.82	0.96（0.67～1.36）
高濃度曝露	4.42	4.74	1.00（0.52～1.92）	1.61	3.57	0.92（0.24～3.55）
金属塵						
曝露なし	4.10	3.41	1	4.12	3.63	1
低濃度曝露	6.17	6.55	1.78*（1.25～2.54）	5.79	6.04	1.49（0.98～2.28）
高濃度曝露	6.30	7.46	1.94*（1.29～2.91）	9.08	1.59	0.46（0.07～3.14）
ガス・ヒューム						
曝露なし	4.48	3.52	1	4.54	3.77	1
低濃度曝露	5.13	5.49	1.49*（1.05～2.10）	6.59	3.99	1.00（0.71～1.43）
高濃度曝露	5.75	6.06	1.53（0.99～2.36）	6.92	4.88	1.22（0.46～3.22）
すべて						
曝露なし	4.51	3.39	1	4.64	3.88	1
低濃度曝露	4.48	4.87	1.44（0.98～2.10）	6.06	3.82	0.96（0.68～1.36）
高濃度曝露	5.88	6.50	1.71*（1.18～2.49）	6.38	3.82	0.96（0.43～2.14）

* $p<0.05$
文献9を参考に作成

3 病態生理

　慢性気管支炎による咳嗽の基本病態は，**気道粘液の過分泌とその機械的刺激による咳嗽反射**と考えられる．病理像は気道の粘膜下腺の増生，杯細胞化で特徴づけられ，ムチン産生にかかわるMUC5ACの発現亢進，粘液繊毛クリアランス低下，細菌叢の定着などを伴う．これらの背景にはマクロファージ，好中球を主体とした気道炎症が存在する．

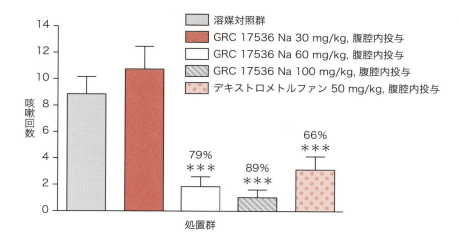

図3 ● 雄モルモットにおけるクエン酸（0.4M）誘発性咳嗽に対するGRC 17536（TRPA1阻害薬）の効果

＊＊＊：$p<0.001$ vs 溶媒対照群
溶媒対照群に比べて，GRC 17536（TRPA1阻害薬）は用量依存性にクエン酸誘発性咳嗽を抑制した．
文献10より引用

気道分泌液の95％は水分で，残りはムチンやリゾチーム，ラクトフェリン，分泌型IgAなどからなり，生理的には微生物の捕捉，生体防御作用を発揮する[5]．健常人では生理的下気道液として微量産生され喀出されることはないが，炎症や血管透過性亢進などが生じる病的状態では炎症性産物，崩壊細胞やそのDNA，血漿成分が加わり，病的な下気道液（喀痰）となる．過剰産生されたムチンや大分子であるDNAなどで喀痰の粘度が上がり，咳嗽による喀出が必要となる．

タバコ煙には4,000種類以上の化学物質が含まれ，そのなかには咳嗽を誘発しうる有害物質も多く含まれる．鼻腔内で最初に刺激臭を感知する三叉神経や迷走神経を構成する知覚神経のC線維には，温度・化学物質受容体でCa^{2+}チャネルの1つであるtransient receptor potential（TRP：一過性受容体電位チャネル）A1が発現している．TRPA1の活性化は咳嗽惹起との関係が示唆されており，タバコ煙に含まれるホルムアルデヒド，アクロレインなどはTRPA1を活性化し，咳嗽を誘発するとされる．TRPA1を介する系は，慢性気管支炎例でもときにみられる乾性咳嗽の一機序と考えられる．なお，動物モデルにおいてTRPA1阻害剤は，酸誘発性咳嗽を抑制することが示されており，今後ヒトへの応用が期待される（図3）[10]．

4 臨床像

喫煙習慣や，粉塵・ガス物質吸入歴のある中高年に発症しやすい．慢性的に喀痰を喀出するための咳嗽を呈する．湿性咳嗽は1日中生じることが多いが，乾性咳嗽を呈することもある．

5 診断・検査所見

胸部画像で，肺癌，肺・気管支結核，気管支拡張症などを除外したうえで，下記①～③をすべて満たす例を慢性気管支炎による咳嗽と診断する[1, 7]．
① 現喫煙者
② 湿性咳嗽
③ 禁煙で軽快する

胸部X線写真に異常所見はないが，胸部CTでは気道壁肥厚や気腫性変化がみられることもある．喀痰細胞診は好中球優位である．

6 治療・管理

1) 禁煙

慢性気管支炎の**最大の治療は禁煙，環境における粉塵・化学物質からの回避**である[1, 4, 7, 11]．禁煙により，咳嗽が1カ月以内に約50％で消失し，最終的には94～100％において消失あるいは軽減したと報告される[12]．また軽度から中等度の気流閉塞を有するCOPD例における5年間の前向き研究の報告[12]では，禁煙群において最初の1年で慢性咳嗽と喀痰が減少し，最終的にはその90％において咳嗽・喀痰が消失するとされている．禁煙後も続く咳嗽，喀痰などの呼吸器症状については，慢性副鼻腔炎合併なども考慮し，その治療を平行する．

2) 薬物療法

●去痰薬

COPDを対象とした22の去痰薬についての無作為化コントロール試験のメタ解析では，COPDの増悪頻度と増悪の罹病期間を軽度ながら有意に減少させるとしている[4, 10]．

●気管支拡張薬

単純性慢性気管支炎では，原則気流閉塞を伴わないが，吸入β_2刺激薬，徐放性テオフィリン薬などで気管支拡張効果が得られる例では，有効な呼気流量が保たれるため咳嗽による喀痰のクリアランス（咳クリアランス）が改善するとされる．吸入β_2刺激薬は粘液繊毛クリアランスも改善する．抗コリン薬は，気管支拡張効果とともに，多くの報告では粘液繊毛クリアランスを低下させることなく，喀痰量を減らす可能性が示されている（**表4**）[6]．

〈処方例〉
【少量の喀痰を伴う咳嗽の場合】
・去痰薬単剤：ムコダイン® 1回500 mg 1日3回（毎食後）など
　またはLAM：スピリーバ® レスピマット® 1回2吸入 1日1回の併用
【上記に気流閉塞を伴う場合】
・去痰薬＋長時間作用性β_2刺激薬もしくは長時間作用性抗コリン薬との配合剤（スピオルト® 1回2吸入 1日1回など），サルタノール®，メプチンエアー®などの短時間作用性β_2刺激薬を頓用とする

表6● 非閉塞性慢性気管支炎の存在に影響する因子（多変量解析結果）

現喫煙	3.31 (2.59～4.24)
アフリカ系アメリカ人	0.53 (0.43～0.65)
加齢（1歳ごと）	有意な影響なし
職場での粉塵曝露	1.34 (1.09～1.65)
職場での喫煙曝露	1.22 (1.00～1.50)
タバコ（pack-years）	1.00 (1.00～1.01)
肥満（BMI≧30 kg/m²）	1.20 (1.00～1.45)
FEV_1（％予測値）	有意な影響なし
睡眠時無呼吸	1.53 (1.16～2.04)
逆流性食道炎	1.33 (1.07～1.66)
糖尿病	1.38 (1.07～1.78)

文献13を参考に作成

【喀痰量が多い湿性咳嗽の場合】
・喀痰細胞診で好中球優位な例：去痰薬にエリスロシン® 1回200 mg 1日2回（朝夕食後）併用
・好酸球性下気道炎症が明らかな例：吸入ステロイド薬を併用
いずれにおいても，抗酸菌を含めた細菌培養などを行う．

3) 慢性期管理

　慢性気管支炎例の管理において，潜在するCOPDの早期発見，治療介入の必要性はいうまでもないが，現在1秒率が保たれていても，COPD予備群である可能性が高く，管理時には注意を要する．また**気流閉塞を伴わない慢性気管支炎のリスク因子として，睡眠時無呼吸，逆流性食道炎，糖尿病があげられている**（表6）[13]．特に前2者は慢性咳嗽の原因疾患で咳嗽を修飾しうるため，これらの疾患の併存・管理にも注意する必要がある．

4) 増悪期管理[4]

　慢性気管支炎では喀痰，咳嗽の増加，膿性喀痰，喘鳴の出現など安定期の治療の変更あるいは追加が必要となる増悪期がある．慢性安定期におけるマクロライド少量長期療法や予防的抗菌薬投与による湿性咳嗽の軽減について明確なエビデンスは現時点では乏しいが，増悪期における抗菌薬投与の有用性は認められている．特に喀痰が膿性化した場合は，細菌性感染の可能性が高く，抗菌薬投与が推奨される．膿性喀痰がでた場合は培養検査を行うべきだが，主な起炎菌はインフルエンザ菌，モラクセラ・カタラーリス，肺炎球菌である．
　外来では経口ペニシリン薬，経口ニューキノロン系薬の5～10日間の使用が推奨される．入院では注射用βラクタマーゼ系薬・βラクタマーゼ阻害薬，第3・4世代セフェム系薬，カルバペネム系薬，ニューキノロン系薬を3～7日間を目安として投与する．肺炎球菌ワクチンやインフルエンザワクチンの接種も推奨される．

〈文献〉

1) 「咳嗽に関するガイドライン　第2版」（日本呼吸器学会　咳嗽に関するガイドライン第2版作成委員会/編），日本呼吸器学会，2012
2) Chibana K, et al：Prevalence of airflow limitation in patients diagnosed and treated for symptoms of chronic bronchitis by general practitioners in Tochigi Prefecture, Japan. Intern Med, 50：2277-2283, 2011
3) Nagasaki T, et al：Smoking attenuates the age-related decrease in IgE levels and maintains eosinophilic inflammation. Clin Exp Allergy, 43：608-615, 2013
4) 「COPD（慢性閉塞性肺疾患）診断と治療のためのガイドライン　第4版」（日本呼吸器学会　COPDガイドライン第4版作成委員会/編），日本呼吸器学会，2013
5) 「喀痰からの情報」（安岡 劼/著），メディカルレビュー社，2001
6) Bateman ED, et al：Alternative mechanisms for tiotropium. Pulm Pharmacol Ther, 22：533-542, 2009
7) 「慢性咳嗽を診る　改訂版」（藤村政樹/編），医薬ジャーナル社，2010
8) American Lung Association Epidemiology and Statistics Unit Research and Health Education Division：Trends in COPD (Chronic Bronchitis and Emphysema): Morbidity and Mortality. http://www.lung.org/assets/documents/research/copd-trend-report.pdf
9) Sunyer J, et al：Lung function decline, chronic bronchitis, and occupational exposures in young adults. Am J Respir Crit Care Med, 172：1139-1145, 2005
10) Mukhopadhyay I, et al：Transient receptor potential ankyrin 1 receptor activation in vitro and in vivo by pro-tussive agents: GRC 17536 as a promising anti-tussive therapeutic. PLoS One, 9：e97005, 2014
11) Martin MJ & Harrison TW：Causes of chronic productive cough: An approach to management. Respir Med, 109：1105-1113, 2015
12) Braman SS：Chronic cough due to chronic bronchitis: ACCP evidence-based clinical practice guidelines. Chest, 129：104S-115S, 2006
13) Martinez CH, et al：The clinical impact of non-obstructive chronic bronchitis in current and former smokers. Respir Med, 108：491-499, 2014

第3章 咳嗽の臨床

I 総論　II 各論

D 持続する湿性咳嗽（胸部X線写真に異常所見がみられない場合）

2. 気管・気管支結核と咳嗽，喀痰

通常の肺結核の好発年齢に比べるとやや若年～中年女性に多く，気管支喘息との間違いに注意！

塚田弘樹

Q&A

一般臨床医からの疑問・質問

Q1 肺結核や気管・気管支結核を発生しやすい集団はありますか？

A1 肺結核を発症しやすい集団は，慢性閉塞性肺疾患（COPD），吸入ステロイド薬，高齢，男性，糖尿病，終末期腎疾患，肝硬変となっています[1〜4]．気管・気管支結核は，女性・若年者の発生が目立ちます．

Q2 気管・気管支結核は，気管支喘息と間違えられることがあると聞きますが本当ですか？

A2 本当です．気管・気管支が炎症で狭くなるので，そこを空気が通るときに喘鳴が聞こえることがあります．そのため喘息と間違われることがあります．他院で喘息として数カ月治療を受けて，ようやく結核と診断がついた例も散見されています．そういう場合があることを念頭において診療することが肝要です．

Q3 「感染性結核」と「非感染性結核」について教えてください．

A3 感染性結核（感染源となりうる結核）の代表は，「肺結核」（気管・気管支結核を含む）および「喉頭結核」です（表1）．喉頭結核と気管・気管支結核は特に強い感染性を示します．肺結核の合併がない結核性胸膜炎，脊椎カリエスなどは非感染性の結核としてよいと思われます．

Q4 気管・気管支結核，喉頭結核患者と接触した際の接触者健診の手順は？

A4
- 接触者健診における結核感染の有無の検査としては，QFT検査（クォンティフェロン TB-2G）を第一優先とします
- QFT検査の実施時期については，検査の「ウィンドウ期」（結核感染から検査陽性となるまでの期間）を考慮し，原則として結核患者との最終接触から8週間以上経過した後に実施します
- QFT検査の結果が「陽性」であれば，症状や画像所見の有無などについて精査を行い，結核の臨床的特徴を呈していない無症状病原体保有者と診断します．さらに医療が必要と認めた場合は，感染症法第12条第1項の規定による届出を行うとともに，「潜在性結核感染症」としての治療を行います
- QFT検査の結果が「判定保留（疑陽性）」の場合は，被検者の感染・発病リスクの度合いを考慮し，総合的に判定します．例えば，集団的に検査を実施してQFT陽性率

が高い場合（※注 例えば，対象とした接触者集団のQFT陽性率が15％以上の場合）などには，「判定保留」者も「感染あり」として扱うことが望まれます．健診対象者にはQFTが「陰性」であってもその後に稀に発病する場合があることを説明し，有症状時（2週間以上咳嗽が続いたときなど）の医療機関受診を必ず勧めてください

1 概念

頑固な咳嗽を訴える患者では，胸部X線上，肺野の異常陰影がなくても結核を否定できない場合がある．気管・気管支結核は長引く咳嗽を呈し，集団感染を引き起こす観点から見逃してはいけない疾患の1つであり，まず疑って検査を考慮することが大事である．排菌している可能性が強く，菌の拡散を防ぐ意味でも早期診断が非常に重要といえる．**長引く咳嗽で，喀痰が採取可能な場合には，細菌学的検査を行う方が望ましい**ことはいうまでもない．日本呼吸器学会発行の「咳嗽に関するガイドライン　第2版」[5]のなかで，「活動性感染性咳嗽」と「感染後咳嗽」に分けられる「感染性咳嗽（狭義）」は，急性咳嗽の72％，遷延性咳嗽の7.3％との報告がある．気管・気管支結核は，結核以外の「活動性感染性咳嗽」との鑑別は必須である．発展途上国のインドからの文献[6]では，「2週間以上の咳嗽は，結核を疑え」との記述があり，2週間以上を超えると10％以上の高い率で結核が見つかった（1週未満0.4％，1〜2週5.7％，**表2**）．逆に1年を超えると，COPDや喫煙者の割合が高くなるという．外国人居住者などを診察した際には念頭におく必要があろう．

表1● 感染性の結核患者の特徴

感染源になりうる結核は？（診断名）	肺結核，喉頭結核，結核性胸膜炎※，粟粒結核※
結核患者の「感染性の高さ」の評価方法は？	①喀痰検査 　→喀痰塗抹陽性例は，陰性例（培養陽性例）に比べて感染性が高い ②胸部X線検査 　→空洞性病変を認める肺結核患者は，相対的に感染性が高い

※肺実質病変を伴い，喀痰検査で結核菌が検出された場合（小児では稀）

表2● 咳嗽の持続期間別，菌陽性結核患者の有病率

	観察数	菌陽性例	％
総数	622	44	7.1
1週〜	241	1	0.4
2週〜	106	6	5.7
3週〜	96	12	12.5
5週〜	42	7	16.7
9週〜	25	5	20.0
14週〜	29	6	20.7
27週〜	36	4	11.1
53週〜	47	3	6.4

2 疫学と病態生理

1) 疫学

高齢男性が多いとされる肺結核に比べれば，気管・気管支結核は**女性，若年者**の発症も目立ち，入院する結核患者の数％が気管・気管支結核である．これは，医療従事者の発症が多いことと関連するかもしれない．女性：男性＝７：３とされ，右主幹と左主幹に同程度に起こるとされている．

2) 病態生理

肺病巣から喀出された菌が，気管・気管支粘膜上皮から気管支壁に侵入し，潰瘍や肉芽を形成するもので，気管支の狭窄，末梢気管支の拡張を起こすことがある．またリンパ節の結核病変が気管支に波及，穿孔することがある．頑固な咳嗽，喀痰，血痰，喘鳴，ときに呼吸困難があり，病変が声門部や喉頭に及べば嗄声や嚥下痛も起こる．**喘息様の狭窄音聴取**が特徴的で，**呼吸困難感を伴うこと**も多い．

気管支結核は治癒後も後遺症として気管支狭窄をきたすことがある．

3 臨床像と診断の流れ

喉頭や前胸部違和感，聴診上の気道狭窄を疑うラ音，血痰などを伴えば，喉頭・気管・気管支結核を疑って，胸部CTや気管支鏡検査につなげられるが，しばしばそれらの症状に欠け，慢性咳嗽のみが唯一の症状の場合があり，非常に診断が難しい．

胸部X線写真で肺野に活動性病変がみられることが多いが，喉頭および気管支結核では，肺結核のように陰影が認められない場合もあるため注意を要する．胸部CTでは**主気管支の壁の不整，軟骨輪とは違う凹凸**などを見落とさないようにする（図1～3）．

気管支鏡検査で病変を確認し，同部位から結核菌を証明することで確定診断する．気管支鏡での観察所見では，TypeⅠ（発赤肥厚型），TypeⅡ（粘膜内結節型），TypeⅢ（潰瘍型浅在性），TypeⅣ（結節型肉芽腫性），TypeⅤ（瘢痕型）に分けられるとされる（図4，5）．診断時に**TypeⅢに進展**している場合が多く，しばしば気管・気管支に**白苔を付着する潰瘍**がみられる．

4 治療

2009年に厚生労働省告示により，肺結核初回標準治療法に関する結核医療の基準が一部改正され以下のようになった[7]．

- A法：ピラジナミド（PZA）を使用できる場合には，まずイソニアジド（INH），リファンピシン（RFP）およびPZAにストレプトマイシン（SM）またはエタンブトール（EB）を加えた4剤併用療法を2カ月間行い，その後INHおよびRFPの2剤併用療法を4剤併用療法開始時から6カ月を経過するまで行う

A) 胸部単純X線写真

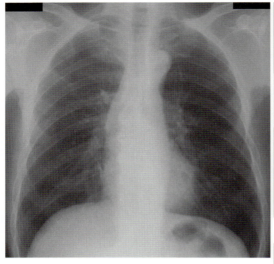

B) 胸部CT（肺野条件）

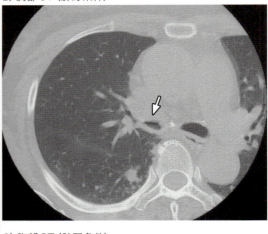

C) 胸部CT（肺野条件）

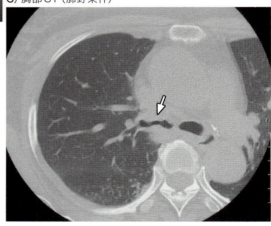

図1● 症例1：59歳，女性，気管支結核の胸部単純X線およびCT所見

気管支結核のCT所見．右主気管支の狭窄がみられる（⇨）
（国立病院機構西新潟中央病院呼吸器科 桑原克弘先生のご提供）

A) 胸部単純X線写真

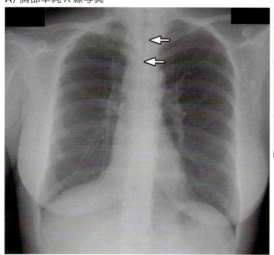

B) 胸部CT（肺野条件）

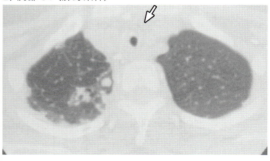

図2● 症例2：79歳，女性，結核性気管狭窄（⇨）の胸部単純X線およびCT所見

（国立病院機構西新潟中央病院呼吸器科 桑原克弘先生のご提供）

A) 胸部CT（縦隔条件，造影なし）

C) 胸部CT（冠状断，縦隔条件，造影あり）

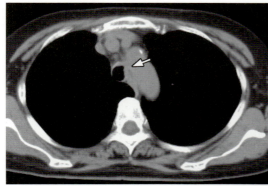
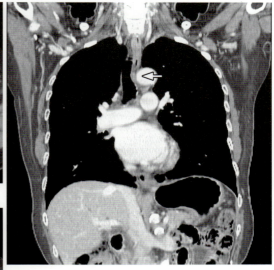

B) 胸部CT（縦隔条件，造影あり）

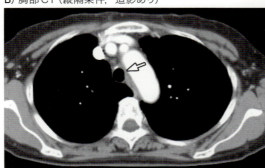

図3 ● 症例2：胸部CT所見
咳喘息として吸入ステロイド薬で治療をされていた．1カ月で改善したがその後湿性咳嗽出現．その時点のCT画像．気管に突出するmassが指摘できる（⇨）
（国立病院機構西新潟中央病院呼吸器科 桑原克弘先生のご提供）

A) 右主気管支〜上葉入口

B) 右主気管支〜中間気管支幹入口

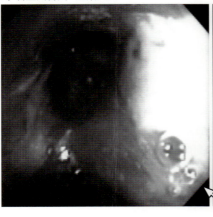
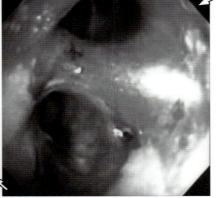

図4 ● 症例1：気管支鏡所見
Type I（発赤肥厚型）
粘膜の強い発赤があり粗造である．出血もみられる
（国立病院機構西新潟中央病院呼吸器科 桑原克弘先生のご提供）
（p8カラーアトラス❷参照）

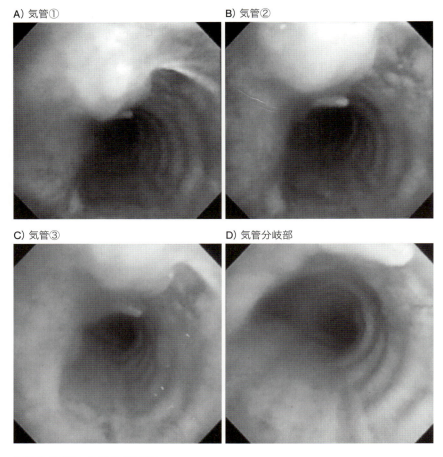

図5 ● 症例2：気管支鏡所見
Type Ⅳ＋Ⅲ（結節型肉芽腫性＋潰瘍型）
門歯から20 cmに気管左から前壁にかけて，4 cmに及ぶ粗造で白苔伴う腫瘤形成が観察される
（国立病院機構西新潟中央病院呼吸器科 桑原克弘先生のご提供）
（p9カラーアトラス❸参照）

- B法：PZAを使用できない場合（例えば肝機能障害を有する患者の場合）には，まずINHおよびRFPの2剤にSMまたはEBを加えた3剤併用療法を2ないし6カ月間行い，その後INHおよびRFPの2剤併用療法を3剤併用療法開始時から9カ月を経過するまでに行う感染性が強いので，直ちに隔離も可能な専門病院に紹介して治療を依頼すべきである．

抗結核薬によるアレルギー（皮疹など），肝機能障害，聴力障害，眼障害の発現に留意しながら治療完遂をめざすことになる．高齢者は特に肝機能障害が発現しやすく，投与量の調節が必要になることもある．

5 噴霧器の共用が感染原因であった複数発生事例

不適切な洗浄の気管支鏡を介した結核感染はよく知られている．気管支鏡検査では，喉や鼻にリドカインが噴霧されており，その際の微生物汚染が問題となることがある．噴霧器が

結核菌伝播の媒体となる可能性について，ノースカロライナ州のA病院で同じ日に気管支鏡検査を施行した患者の事例報告[8]を示す．

> 患者1は85歳の女性．咳嗽の治療で来院．肺癌を疑い気管支鏡での検査を施行．組織検査で肉芽腫が認められたが，塗抹標本で抗酸菌が認められ，直ちに結核治療を開始した．
> 患者2は80歳の女性．咳嗽で長年悩まされており，気管支鏡での検査を施行．塗抹標本は陰性．内視鏡検査結果は異常なかったが，喀痰培養で結核菌陽性となったため，5月下旬に結核治療を行う．
> 患者3は49歳の男性．背景に慢性閉塞性肺疾患．慢性咳嗽の原因検査に気管支鏡検査を施行．気管支鏡検査の1カ月後の6月初旬に複視，結膜浮腫，ブドウ膜炎と嗄声を訴える．気管支肺胞洗浄の培養結果で結核菌陽性と判明し，6月5日から結核治療薬を投与．治療により眼の症状はすみやかに回復した．
> 3人の気管支分泌物からRFLP（制限酵素断片長多型）によるDNAフィンガープリントで同一タイプの結核菌が検出された．

患者1～3は同じ日に行った気管支鏡検査で，患者の咽頭，鼻粘膜を麻痺させる目的で用いた噴霧器のノズルを交換せずに再使用した可能性がある．患者2は，本来結核ではないが，気管支鏡検査を通したコンタミネーションのため結核菌陽性と判断され，結核治療が行われた例である．患者3は本来結核ではなかったが，気管支鏡検査を通して感染した例である．

噴霧器の1回使用後のノズルは75％，リドカイン貯留部で42％の汚染が報告されている．患者1に使用し，汚染したノズルを患者2，3に使用したことによる結核菌伝播が最も疑わしい．調査後，病院Aは噴霧器を単回使用に改善した．

〈文献〉

1) Kim JH, et al：Inhaled corticosteroid is associated with an increased risk of TB in patients with COPD. Chest, 143：1018-1024, 2013
2) Lee CH, et al：Use of inhaled corticosteroids and the risk of tuberculosis. Thorax, 68：1105-1113, 2013
3) Lee CH, et al：Risk factors for pulmonary tuberculosis in patients with chronic obstructive airway disease in Taiwan: a nationwide cohort study. BMC Infect Dis, 13：194, 2013
4) Dong YH, et al：Use of inhaled corticosteroids in patients with COPD and the risk of TB and influenza: A systematic review and meta-analysis of randomized controlled trials. a systematic review and meta-analysis of randomized controlled trials. Chest, 145：1286-1297, 2014
5) 「咳嗽に関するガイドライン　第2版」(日本呼吸器学会　咳嗽に関するガイドライン第2版作成委員会/編), 日本呼吸器学会, 2012
6) Baily GV, et al：Potential yield of pulmonary tuberculosis cases by direct microscopy of sputum in a district of South India. Bull World Health Organ, 37：875-892, 1967
7) 日本結核病学会治療委員会：「結核医療の基準」の見直し-2014年．結核, 89：683-690, 2014
8) Southwick KL, et al：Cluster of tuberculosis cases in North Carolina: possible association with atomizer reuse. Am J Infect Control, 29：1-6, 2001

第3章 咳嗽の臨床

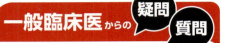

E 持続する湿性咳嗽（胸部X線写真に異常所見がある場合）

1. 副鼻腔気管支症候群（後鼻漏を含む）と咳嗽，喀痰

後鼻漏を認めたら副鼻腔炎を疑え！

藤枝重治

Q&A 一般臨床医からの疑問・質問

Q1 副鼻腔炎は，どのようにしたらわかりますか？

A1 副鼻腔単純X線を撮影するとわかりますが，耳鼻咽喉科医以外では読影が難しいとされます．CTでは，上顎洞に明確に陰影が現れ，診断は容易です．実際の診療では，患者さんに口を大きく開けさせて，咽頭後壁に膿性もしくは粘性の後鼻漏を認めれば，ほぼ間違いありません．

Q2 副鼻腔炎があるとどうして咳嗽が出るのですか？

A2 鼻汁が上咽頭から咽頭後壁に沿って落ちる機械的刺激によって[1]，もしくは落ちてきた鼻汁を排出しようとして咳嗽が出るといわれています．また副鼻腔粘膜と気管粘膜は，類似性があり，一方に病変があればもう一方にも同じような病変もあるとされています．すなわち副鼻腔炎があるときには同じように気管支炎も存在するからです．

Q3 鼻が悪い場合，副鼻腔炎かアレルギー性鼻炎かをどのようにしたら区別できますか？

A3 副鼻腔炎は，膿性もしくは粘性の鼻汁です．アレルギー性鼻炎は水様性です．副鼻腔炎は常に鼻閉が存在し，常に鼻をずるずるとすすっているような状態もしくは咳払いをします．アレルギー性鼻炎では，起床時に鼻の症状が強く，くしゃみを連発します．

Q4 鼻が悪くて咳嗽がでれば，必ず副鼻腔気管支症候群ですか？

A4 いえ，違います．ダニによる通年性アレルギー性鼻炎とアトピー型気管支喘息，好酸球性副鼻腔炎と気管支喘息の場合もあります．

1 概念・定義

　副鼻腔気管支症候群とは，副鼻腔（上気道）と気管支・肺（下気道）に慢性・反復性の好中球性の炎症を合併した病態である．上気道の病変は慢性副鼻腔炎（一般に上顎洞が主病変部位），下気道の病変は慢性気管支炎，びまん性気管支拡張症，びまん性汎細気管支炎を示す．上・下気道ともに好中球主体の炎症である．

　副鼻腔気管支症候群の代表的疾患は，**Kartagener症候群**である．Kartagener症候群とは線毛・鞭毛系の超微細構造の先天的異常により，正常に線毛・鞭毛が機能しないことから感染防御機構が働かず，上下気道，中耳，精管，卵管で感染を反復し，慢性副鼻腔炎，気管支拡張症，不妊症を起こすとともに，内臓逆転症を伴う疾患群である．一般的には，好中球浸潤が優位な炎症が上気道と下気道に存在すれば，副鼻腔気管支症候群と診断される．

2 疫学

　慢性気管支炎とびまん性気管支拡張症では約40～50％，びまん性汎細気管支炎では約80％に副鼻腔炎を合併するともいわれている．慢性副鼻腔炎患者において気管支喘息の合併は20～30％であるが，実際に咳嗽や喀痰を合併しているのは，数％程度であろうと推測される．副鼻腔気管支症候群の正確な罹患率は，調べられていないが，**慢性咳嗽患者の8～15％**との報告がなされている[2]．

3 病態生理

　副鼻腔には，好中球の浸潤が優位な炎症反応が認められる．気管支・肺でも好中球浸潤を示す慢性気管支炎，びまん性気管支拡張症，びまん性汎細気管支炎の像を示す．

4 臨床像

　臨床像を以下にまとめる．

- 症状：膿性痰を伴う湿性咳嗽が断続的にある．発熱，喘鳴，後鼻漏がひどくなったり，軽くなったりして長期間継続する
- 血液所見：CRPが軽度上昇することがあるが，ほとんど異常を認めない
- 喀痰細胞診：ClassⅠを示す．喀痰細胞分画では，好中球が多数存在する
- 喀痰培養検査：インフルエンザ菌，肺炎球菌，モラクセラ・カタラーリスが検出されることが多い
- 副鼻腔単純X線：上顎洞に陰影を認める
- 副鼻腔CT：上顎洞に陰影を認めるが，骨欠損はない
- 副鼻腔細菌検査：喀痰培養検査と同じくインフルエンザ菌，肺炎球菌，モラクセラ・カタラーリスが検出されることが多い
- 治療：抗菌薬のなかで，14員環マクロライド系抗菌薬を内服させると効果が認められる．ほかの抗菌薬でも膿性の鼻汁などは軽快するも，咳嗽の消失は認めない

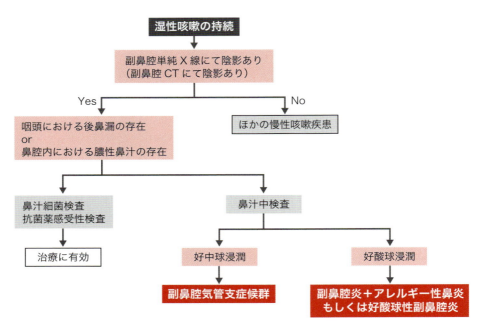

図1 ● 診断のフローチャート

5 診断（図1）

詳しくは図1のフローチャートに示すが，ポイントは以下のとおりである．
①呼吸困難発作を伴わない咳嗽（しばしば湿性）が8週間以上継続する
②A：後鼻漏，鼻汁および咳払いといった副鼻腔炎に伴う自覚症状
　B：上咽頭や中咽頭における粘液性ないし粘液膿性の分泌物（後鼻漏）の存在ないしは副鼻腔炎に伴う他覚所見が存在する
　C：副鼻腔炎を示唆する画像所見がある
　これら3つの所見のうち，1つ以上を認める

⚠ Pitfall

MRIで副鼻腔炎は診断できる？

　MRIはCTに比較して，上顎洞や篩骨洞の粘膜が肥厚している状態をより鋭敏にとらえることがある．無症状だったり，鼻腔内に鼻汁を認めなければ，MRIで所見があっても副鼻腔炎とは診断しないことが多い．この場合，治療は不要である．

③14員環マクロライド系抗菌薬や去痰薬が有効である

これら①〜③をすべて満たした場合，副鼻腔気管支症候群と診断される．

> **Point　補助診断**
>
> 耳鼻咽喉科用のファイバーを使用して，鼻腔内を観察し，膿性の鼻汁の存在，上顎洞の自然口から咽頭へ鼻汁が流れている様子を捕えられると，副鼻腔炎の診断は容易である．鼻がのどに落ちると訴える場合は，耳鼻咽喉科をコンサルトしよう．耳鼻咽喉科医にコンサルトすれば副鼻腔炎の診断はすぐに得られる．

6 治療

● 14員環マクロライド系抗菌薬や去痰薬が有効である

前述の診断基準にある項目であるが，膿性の鼻汁を認めたときには，まずアモキシシリン（AMPC）の内服を行う．

成人における副鼻腔炎の起炎菌は，**インフルエンザ菌**（30％），**肺炎球菌**（20％），**モラクセラ・カタラーリス**（6％）の順で多い[3]．これらの菌に感受性のあるものを鑑み，代表的なAMPCを選択する．

〈処方例〉
① まずはAMPCの内服を行う
・アモキシシリン（サワシリン®）250 mg　1回1錠　1日3回（食後）
＋L-カルボシステイン（ムコダイン®）500 mg　1回1錠　1日3回（食後）
② ①で膿性の鼻汁が軽快しないときは，細菌感受性の結果を見て感受性のある抗菌薬を使用する
・レボフロキサシン（クラビット®）500 mg　1回1錠　1日1回（朝食後）
＋ムコダイン® 500 mg　1回1錠　1日3回（食後）
③ 膿性の鼻汁が治まってきたら，14員環マクロライド系抗菌薬に変更する
・クラリスロマイシン（クラリス®）200 mg　1回1錠　1日2回（朝食・夕食後）
＋ムコダイン® 500 mg　1回1錠　1日3回（食後）
④ 14員環マクロライド系抗菌薬の投与期間が2週間を過ぎたときから，少量長期マクロライド療法を行う．3カ月間を目安とする
・クラリス® 200 mg　1回1錠　1日1回（朝食後）
＋ムコダイン® 500 mg　1回1錠　1日3回（食後）

マクロライド少量長期投与に抵抗性を示す副鼻腔炎は，鼻茸を伴う場合が多い．その場合には，耳鼻咽喉科をコンサルトし，鼻茸の有無を確認する．鼻茸が存在する場合には，内視鏡下鼻副鼻腔手術にて鼻茸を摘出し，それぞれの副鼻腔を単洞化すると副鼻腔炎は軽快する．この手術は最近全身麻酔で行うことが多く，約7〜9日間の入院を要する．

> **症例** 50歳，女性
>
> 【主　訴】2カ月以上前から湿性咳嗽が出現した．喀痰すると膿性であった．同じ頃から鼻がのどに落ちるように感じている．しかし鼻をかんでもあまり出てこない．鼻はつまった感じがしている．咳嗽は起床時に最も多い．1日中咳払いをしている．

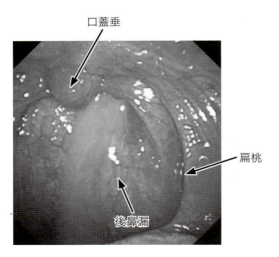

図2● 咽頭後壁を流れる後鼻漏
（p10カラーアトラス❹参照）

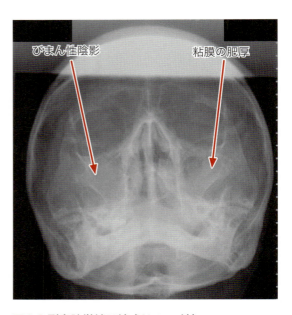

図3● 副鼻腔単純X線（Waters法）
両側上顎洞に陰影を認める

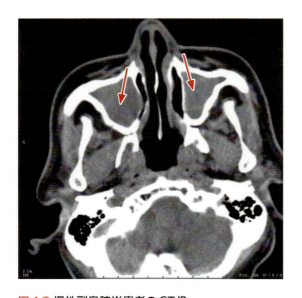

図4● 慢性副鼻腔炎患者のCT像
両側上顎洞にびまん性陰影（→）を認める

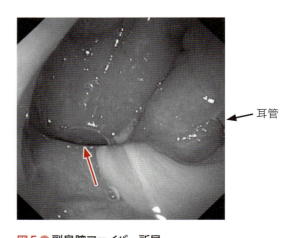

図5● 副鼻腔ファイバー所見
鼻腔から上咽頭に流れ込む膿性鼻汁（→）を認める
（p10カラーアトラス❺参照）

【所　見】咽頭を観察すると図2のように咽頭後壁に膿性分泌物が流れている状態であった．採血を行ったが，末梢血に異常は認められなかった．副鼻腔単純X線を撮影すると図3のように，右上顎洞にはびまん性陰影を，左上顎洞には粘膜の肥厚を認めた．さらにCTを撮影した（図4）．CTでは，両側上顎洞にびまん性陰影を認め，両側副鼻腔炎の疑いとして耳鼻咽喉科を対診した．

耳鼻咽喉科で副鼻腔ファイバーを行うと図5のように両側ともに，鼻腔から上咽頭に流れる膿性鼻汁を認め，両側慢性副鼻腔炎と診断した．その鼻汁を採取し，細菌検査に提出した．

● 経過

呼吸器内科と耳鼻咽喉科で協力しながら治療を行った．まずAMPCと去痰薬を7日間処方した〔アモキシシリン250 mg　1回1錠　1日3回（食後），ムコダイン®500 mg　1回1錠　1日3回（食後）〕が，効果がなかった．細菌検査では，ペニシリン耐性肺炎球菌（penicillin-resistant *Streptococcus pneumoniae*：PRSP）であった．レボフロキサシン（LVFX）に感受性があったので，7日間処方〔500 mg　1回1錠　1日1回（朝食後）〕したところ，膿性鼻汁は，粘性に変化した．そこで14員環マクロライドを2週間処方〔クラリスロマイシン230 mg　1回1錠　1日1回（朝食後）〕した．症状は徐々に軽快し，2週間後には，半量の14員環マクロライドを処方し，3カ月後に症状はなくなった．

● 鑑別診断

副鼻腔気管支症候群と鑑別を要するものに，**好酸球性副鼻腔炎**がある．好酸球性副鼻腔炎は，気管支喘息を伴う難治性副鼻腔炎であり，好酸球浸潤が優位な炎症を起こしている．副鼻腔気管支症候群の副鼻腔炎とは，いろいろ異なる点がある．特に治療の点では，経口ステロイドのみが有効であり，マクロライドは無効である．表1に2つの副鼻腔炎の違いを示す．

好酸球性副鼻腔炎は，表2のとおり該当するJESRECスコアを計算し，11点以上の場合に診断できる．最終的に，手術や生検で摘出した鼻茸粘膜を400倍視野で検鏡（接眼レンズ22）し，3カ所において好酸球をカウントし，その平均が70個以上あった場合に確定診断がつけられる[4]．

表1 ● 2つの副鼻腔炎の違い

	好酸球性副鼻腔炎	副鼻腔気管支症候群の副鼻腔炎
好発年齢	成人以降	全年代で起こりうる
ポリープ	中鼻道，嗅裂／両側，多発性	中鼻道／片側，単発
主要症状	嗅覚障害が多い	鼻閉，鼻漏，頭痛
鼻汁の性状	ニカワ状，粘稠	粘液性，膿性
病変部位	篩骨洞優位	上顎洞優位
細胞浸潤	末梢血および組織中好酸球優位	組織中好中球優位
合併症	気管支喘息 アスピリン喘息 薬剤アレルギー	慢性気管支炎 びまん性気管支拡張症 びまん性細気管支炎

表2 ● 好酸球性副鼻腔炎の診断基準（JESRECスコア）

項目	スコア
病側：両側	3
鼻茸	2
篩骨洞陰影優位	2

項目	スコア
血中好酸球（%）	
2＜, ≦5	4
5＜, ≦10	8
10＜	10

・合計スコア≧11点
・鼻茸組織中好酸球数≧70個/HPF　　で確定診断

〈文献〉

1）Iwata T, et al：Mechanical Stimulation by Postnasal Drip Evokes Cough. PLoS One, 10：e0141823, 2015
2）Niimi A：Geography and cough aetiology. Pulm Pharmacol Ther, 20：383-387, 2007
3）鈴木賢二：慢性上下気道感染よりの検出菌とその治療戦略―副鼻腔炎を中心として―．感染症学雑誌, 80：13-18, 2006
4）Tokunaga T, et al：Novel scoring system and algorithm for classifying chronic rhinosinusitis：the JESREC Study. Allergy, 70：995-1003, 2015

第3章 咳嗽の臨床

Ⅰ 総論　Ⅱ 各論

E 持続する湿性咳嗽（胸部X線写真に異常所見がある場合）

2. 肺癌による咳嗽，喀痰
肺癌のスクリーニングにはまず胸部単純X線

阿部徹哉

Q&A

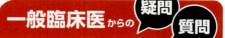

Q1 咳嗽の原因が肺癌である可能性はどのくらいですか？
A1 遷延性～慢性咳嗽の原因のおよそ2％が肺癌であるとされています．

Q2 どのような咳嗽のときに肺癌を疑えばよいですか？
A2 経過が長い（通常，数週間～数カ月），徐々に増悪傾向，血痰や胸痛などほかの症状を伴う，感染症や気管支喘息の治療が無効，重喫煙者，などの場合には肺癌を積極的に疑います．

Q3 肺癌のスクリーニングとして行うべき検査は？
A3 胸部単純X線は簡便かつ低侵襲で肺野型肺癌の発見に適しています．X線写真の死角を補う検査として胸部CTも有用です．喀痰を伴う場合には喀痰細胞診も有用です．腫瘍マーカーは，肺癌と診断されていない患者に対するスクリーニングとしては推奨されません．

Q4 肺癌で治療中の患者が咳嗽・喀痰の増加を訴えた場合に鑑別を要する病態は？
A4 原病の悪化のほかに，感染症の合併や治療に伴う合併症（薬剤性肺障害，放射線肺臓炎など）の可能性を考慮します．

Q5 肺癌に伴う咳嗽・喀痰の治療はどのように行うのでしょうか？
A5 原病に対する治療と並行して中枢性および末梢性鎮咳薬による対症療法を行います．喀痰を伴う場合には去痰薬を併用します．

1 概念・定義

　肺癌は気管支および肺に発生する上皮性悪性腫瘍の総称である．発生部位により気管支の中枢側に発生する肺門型肺癌と肺の末梢に発生する肺野型肺癌，組織型により小細胞肺癌と非小細胞肺癌（腺癌，扁平上皮癌，大細胞癌など）に分類される．

2 疫学

　わが国における肺癌の年間死亡数は7万人以上にのぼり，全悪性腫瘍のうちで最も死亡数の多い癌種となっている．年間の罹患数は約11万人，罹患率は人口10万対87.5と推計され，全悪性腫瘍のなかで胃癌，大腸癌に続いて第3位となっており，日常診療で肺癌患者に遭遇する機会は少なくないと考えられる．死亡数からみた男女比はおよそ2.5：1で**男性に多い**．高齢になるほど罹患率が高くなり，人口の高齢化と相まって罹患数，死亡数とも依然として増加傾向となっている[1]．肺癌の危険因子としては**喫煙**が最も重要で，特に小細胞癌，扁平上皮癌では喫煙が発症に大きく関与している．小細胞肺癌は肺癌全体の15～20％と頻度は少なく，肺癌の大多数は非小細胞肺癌である．

3 病態生理

　肺癌に伴う咳嗽は主に**腫瘍やリンパ節転移による気管支の直接刺激や気道狭窄**によって引き起こされる．肺門型肺癌は気管支の中枢側に病変があるため比較的早期から咳嗽を伴うことが多いが，肺野型肺癌で腫瘍が肺内にとどまっている状況では咳嗽は生じにくい．また，原発腫瘍以外にも**癌性リンパ管症**や**胸水貯留**も咳嗽の原因となりうる．気道の狭窄によって末梢気管支や肺に炎症を引き起こしたり，腫瘍自体が粘液を産生したりすることによって喀痰の増加をきたす．気管支に露出した腫瘍は易出血性であることが多く，そのような場合には血痰や喀血を伴う場合もある．肺癌患者では喫煙を背景としてCOPD（慢性閉塞性肺疾患）や間質性肺炎を合併していることも少なくなく，これらも咳嗽や喀痰の原因となり得る．

4 臨床像

　咳嗽はプライマリ・ケアにおいて頻繁に遭遇する症状であるとともに，**肺癌の初発症状としても最も頻度の高い症状**で，肺癌の診断時に45～75％の患者では咳嗽を伴っている（**表1**）[2]．前述のように肺癌は悪性腫瘍のなかでも罹患率の高い癌種であり，咳嗽を初発症状として発症した肺癌患者が外来を受診する機会はけっして稀なことではない．**遷延性～慢性咳嗽を伴う患者のうち，その原因が肺癌である割合は2％程度**とされており[3,4]，それほど高いとはいえないが，だからこそ多くの咳嗽患者のなかから肺癌を発見することは難しいともいえる．自覚症状で発見される肺癌の多くは進行肺癌であり[5]，診断が遅れると治療機会を逸したり，患者との信頼関係を損なったりする場合もあることから，**長引く咳嗽では鑑別疾患の1つとして常に念頭においておく必要がある**．肺癌を疑うべき咳嗽の特徴としては，**①経過が長い（通常，数週間～数カ月），②徐々に増悪傾向，③血痰や胸痛などほかの症状を伴っている，④感染症や気管支喘息としての治療が無効，⑤重喫煙歴**などがあげられる．

表1 ● 非小細胞肺癌の診断時における自覚症状と有症率

症状	診断時の有症率（%）
咳嗽	45〜75
呼吸困難	40〜60
体重減少	20〜70
胸痛	30〜45
血痰	25〜35
骨痛	6〜25
倦怠感	0〜20
嚥下困難	0〜2
喘鳴	0〜2

文献2より引用

!Pitfall

長引く咳嗽を訴えてきた患者については，対症療法だけでなく治療に対する評価やフォローを行い，必要に応じて画像検査を行うことが重要である．いろいろな医療機関で気管支炎や気管支喘息として治療を受けてきたが改善しなかった，という肺癌患者をしばしば経験する．

5 診断（図1）

　肺癌を疑う理学的所見としては，患側における呼吸音の低下（無気肺や胸水貯留）や狭窄音，鎖骨上や頸部の表在リンパ節の腫大などを認めることがあるが，これらは主に進行肺癌に伴う徴候であり，特徴的な理学的所見を伴わない場合も多い．

1) 胸部単純X線

　長引く咳嗽・喀痰を訴える患者で最初に行うべき検査は胸部単純X線である．胸部単純X線は簡便かつ低侵襲で肺野型肺癌の発見に適しているが，心陰影や横隔膜の背側など死角となる肺野も多く，読影にある程度の習熟が必要である．

2) 胸部CT

　胸部X線写真で異常を認めた場合，次に行うべき検査は胸部CTである．近年は機器の進歩や普及により比較的手軽にCTを行えるようになっており，肺野のみの精査であれば造影も不要である．病変の検出感度も単純X線に比べて優れていることから，**胸部X線で異常がないと考えられても，症状が長引く場合にはCTでの精査を考慮する**．
　胸部X線やCTで腫瘤影を認めた場合，以降の精査は専門病院で行うことが望ましい．

3) 喀痰細胞診

　重喫煙者で喀痰を伴う咳嗽を訴える患者では肺門型肺癌のスクリーニングとして喀痰細胞診が有用である．喀痰細胞診ではABC分類がD，E判定，またはパパニコロウ分類がclass IV，Vの場合は，胸部単純X線やCTで所見がなくても専門病院での精査を要する．

4) 腫瘍マーカー

肺癌のスクリーニングとして腫瘍マーカーを測定しているケースをしばしば見受けるが，腫瘍マーカーは肺の腫瘍性病変の質的診断補助としては有用であるものの，非腫瘍性疾患でも上昇することがあり，画像の異常がない患者に**スクリーニングとして行うことは推奨されない**．

5) 確定診断

画像や喀痰細胞診の異常で専門病院に紹介された後には，確定診断のための検査，すなわち気管支鏡やCTガイド下針生検などによる生検および細胞診（喀痰細胞診陽性の場合は省略することもある），腫瘍細胞の遺伝子検査，病期判定の検査（胸腹部CT，頭部CT/MRI，PET-CT/骨シンチグラフィ）が行われ，治療方針が決定されることになる（図1）．

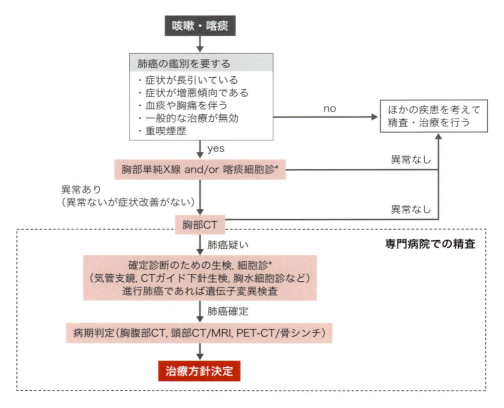

図1 ● 肺癌の診断フローチャート
＊喀痰細胞診で悪性細胞が認められた場合はその後の生検，細胞診は省略されることもある

6）高齢者への対応

　前述のとおり肺癌は高齢者に頻度の高い疾患であるが，高齢であっても全身状態が良好であれば若年者と同様の治療を行われることが多い．全身状態が良好といえない場合でも，低侵襲な局所治療（縮小手術や定位放射線治療など）や有効な薬物療法の適応となる場合もあることから，高齢というだけで精査や治療を控えることは患者にとってデメリットとなる可能性がある．肺癌の可能性について説明したうえで，患者が精査や治療を拒否した場合や病状を理解できない場合を除き，一度は専門施設に精査や治療方針について相談するべきである．

7）すでに肺癌と診断されている患者への対応

　また，すでに肺癌と診断されている患者が経過中に咳嗽や喀痰の増強をきたし，近隣の医療機関を受診する場合がある．遠方に通院しているなどの理由で治療中の病院を受診することが難しい場合もあるが，そのような場合でも直ちに受診を勧めたほうがよいケースがある．症状悪化の原因としては，

①化学療法に伴う好中球減少症や免疫低下により感染を合併した場合：発熱，白血球・好中球数の減少，炎症反応の亢進
②抗癌剤や分子標的治療薬による薬剤性肺炎：SpO_2の低下や胸部X線でのすりガラス影
③放射線肺臓炎：放射線治療歴（治療終了後1～3カ月後に出現），胸部X線で治療部位（体表に放射線皮膚炎の痕跡がある）に一致した浸潤影やすりガラス影
④原病の悪化

などが考えられる．①，②のケースでは緊急性を伴っている場合があり直ちに治療中の病院への受診を勧めるべきである．③，④の場合にはかならずしも緊急性がない場合もあるが，**呼吸不全（SpO_2＜90％）や全身状態の悪化を伴う**場合には受診を勧めるべきである．判断に迷う場合も少なくないと考えられるので，通院中の病院との連携が重要である．

6 治療

1）肺癌の治療

　咳嗽をはじめとした自覚症状の改善のためにはまず原病の治療が優先される．肺癌の治療は専門施設で行われることが多いので詳細については成書に譲るが，大まかな治療方針としては，比較的早期でみつかった場合（臨床病期Ⅰ～Ⅱ期）は手術（＋術後補助化学療法），切除不能だが局所にとどまる場合（臨床病期Ⅲ期）は化学療法と放射線療法の併用，遠隔転移をきたした進行癌の場合（臨床病期Ⅳ期）は抗癌剤や分子標的治療薬※を用いた薬物療法が推奨されている．肺癌は再発しやすい難治癌ではあるが，Ⅲ期までは治癒をめざした治療を行うこととなる．進行肺癌の場合は根治的な治療ではないので治癒は期待できないものの，近年の薬物療法は目覚ましく進歩しており，症状緩和や延命効果が期待できる．これらの治療は年齢にかかわらず全身状態が良好な場合の標準的な治療であり，全身状態不良の場合に

は標準治療の適応にならない場合もあるが，局所に限局していれば縮小手術や放射線治療による低侵襲な局所治療も可能であるし，進行肺癌であっても小細胞肺癌や分子標的治療薬※の適応となる一部の非小細胞肺癌では，薬物療法により劇的な症状改善が期待できる場合がある．

> **用語解説** ※ **分子標的治療薬**
> 癌の増殖にかかわる分子を特異的に阻害することにより効果を発揮する薬剤．上皮成長因子受容体（epidermal growth factor receptor：EGFR）または未分化リンパ腫キナーゼ（anaplastic lymphoma kinase：ALK）の遺伝子変異をきたした肺癌では，それぞれに特異的な分子標的治療薬であるゲフィチニブやクリゾチニブなどがきわめて有効である．

2) 鎮咳薬による治療

放射線治療や薬物療法は自覚症状の改善が得られるまでにある程度の時間を要することが多く，治療抵抗性の場合には治療を行っても自覚症状の改善が得られないケースも少なくないことから，**肺癌に伴う咳嗽に対しては原病の治療と並行して鎮咳薬による支持療法を行う**（図2）．咳嗽に関するガイドラインでは，「咳嗽の原因に応じた特異的治療が重要で，中枢性鎮咳薬の使用はできる限り控える」[6]ことが原則となっているが，肺癌，特に進行・再発肺癌の場合には原因を根本的に除去することが難しく，咳嗽によるQOLの低下や体力の消耗を極力抑えるために**中枢性鎮咳薬**を積極的に用いる．

症状に応じて，まず**非麻薬性の中枢性鎮咳薬**から開始する．

〈処方例1〉
- デキストロメトルファン（メジコン® 15 mg錠）
- ジメモルファン（アストミン® 10 mg錠）
- クロペラスチン（フスタゾール® 10 mg錠）

など，1回1〜2錠　頓用または1日3回

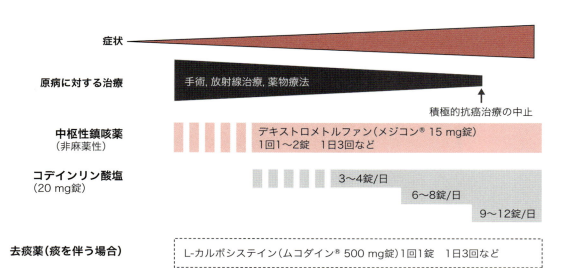

図2 ● 肺癌に伴う咳嗽の治療

それでも無効な場合には**麻薬性の中枢性鎮咳薬**であるコデインリン酸塩を併用する．コデインリン酸塩の剤形には1％散（100倍散），10％散（10倍散），5 mg錠，20 mg錠があり，1％散と5 mg錠は非麻薬扱いとなっていることから，処方の際に麻薬免許が不要で薬局での管理も簡便であるなどの利点があるが，内服量が多くなってしまうため，可能であれば20 mg錠での処方が望ましい．鎮痛薬としてのコデインリン酸塩には有効上限があり，1日300 mg以上は増量しても効果の上乗せがないとされており[7]，鎮咳作用についても同様と考えられる．コデインリン酸塩を使用する場合には便秘を生じやすいので，必要に応じて酸化マグネシウムなどの緩下薬を併用する．

〈処方例2：処方例1が無効な場合〉
コデインリン酸塩（20 mg錠）1回1〜3錠　頓用または1日3〜4回

Point 鎮咳薬の剤形には錠剤のほかにシロップや散剤もあるが，散剤は内服する際にむせてしまって，かえって咳嗽を誘発してしまう場合があるので，錠剤やシロップを選択した方がよい．

3) 去痰薬の使用

強力な鎮咳は痰の喀出を妨げる場合があるので，**痰を伴う咳嗽の場合には必ず去痰薬を併用する**．

〈処方例3：去痰薬の併用〉
L-カルボシステイン（ムコダイン®500 mg錠）
または/かつ アンブロキソール（ムコソルバン® 15 mg錠）
いずれも1回1錠 1日3回
※アンブロキソールは徐放錠45 mg 1日1回でも可

4) COPDへの対応

前述のとおり肺癌患者では喫煙を背景としてCOPDを合併していることが少なくなく，咳嗽の原因となっている場合がある．その場合にはCOPDの治療（禁煙，長時間作用性抗コリン薬や長時間作用性β_2刺激薬の吸入）を行うことによって咳嗽の症状が軽減できる場合がある．

原病の進行により症状を完全にコントロールできず，治療に難渋することも少なくないが，咳嗽・喀痰に対する支持療法を適切に行い，できるだけ患者のQOLを維持することが重要である．

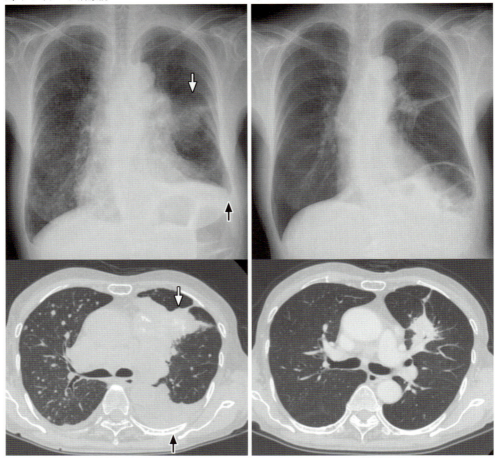

図3● 症例1の胸部X線，CT画像
A：左肺門部に粗大な腫瘤影（原発巣，⇨），両肺に多発する粒状影（肺内転移），左胸水（→）を認める
B：左肺の原発巣は著明に縮小し，胸水と多発肺内転移はほぼ消失している

7 症例呈示

症例1 83歳，女性（図3）

【既往・併存症】50歳代より無症候性脳梗塞で抗血小板療法を受けている
【喫煙歴】なし
【経　過】咳嗽を自覚し近医の胸部X線で左肺腫瘤影を指摘され，前医を紹介された．CTで左肺腫瘤影のほかに縦隔，左鎖骨上リンパ節の腫大が認められ，体表リンパ節の穿刺吸引細胞診で腺癌と診断されたが，高齢などの理由により本人・家族とも精査や治療を拒否したため経過観察の方針となった．診断から約半年後に咳嗽の増悪に加えて血痰や倦怠感を自覚したため，精査を希望し当科を紹介された．

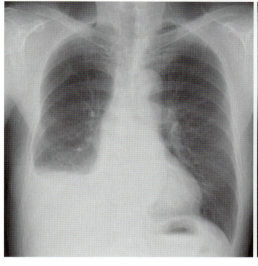
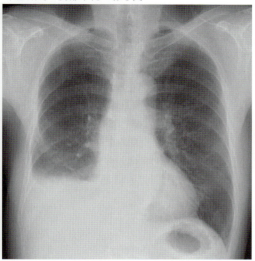
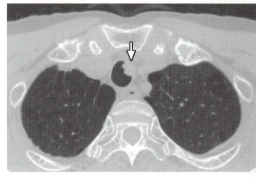
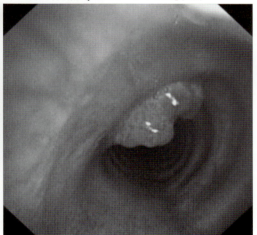

図4 症例2の胸部X線，CT，気管支鏡像
A：右肺癌術後所見のみ
B：Aと比べて著変なし
C, D：気管内に突出する不整形の隆起性病変を認める

　多発肺転移，左胸水を認めⅣ期の進行肺腺癌と診断され，腫瘍細胞の遺伝子検査ではEGFR遺伝子変異が認められた．変異型EGFRに対する阻害薬（分子標的治療薬）であるゲフィチニブ（イレッサ®）の内服を開始し，咳嗽をはじめとした自覚症状は著明に改善した．

　高齢の進行肺癌であっても，有効な薬物治療により症状改善が期待できることが認識された一例である．

症例2　66歳，男性（図4）

【既往・併存症】2年前に右肺癌手術
【喫煙歴】15本/日×35年

【経　過】 2年前に右肺扁平上皮癌に対して右肺中下葉切除術を施行され，その後フォローされていた．2カ月ほど前から空咳を自覚するようになったが，胸部単純X線では右肺術後変化以外の異常所見は認められなかった．定期フォローのCTで気管に隆起性病変を指摘され，気管支鏡で上部気管の内腔に突出する腫瘍が認められた（図4D）．生検で扁平上皮癌と診断され，気管管状切除＋気管形成術による手術が行われた．

胸部X線だけで咳嗽の原因がわからない際に，CTが有効であると考えられた一例である．

〈文献〉

1) 国立がん研究センターがん情報サービス：がん登録・統計．
http://ganjoho.jp/reg_stat/statistics/index.html
2) Wozniak AJ, Gadgeel SM：Clinical Presentation of Non-Small Cell Carcinoma of the Lung.「Principles and Practice of Lung Cancer 4th ed」(Pass HI, et al, eds), Lippincott Williams & Wilkins, 2010
3) Kvale PA：Chronic cough due to lung tumors: ACCP evidence-based clinical practice guidelines. Chest, 129：147S-153S, 2006
4) Fujimura M：Frequency of persistent cough and trends in seeking medical care and treatment-results of an internet survey. Allergol Int, 61：573-581, 2012
5) Satoh H, et al：Outcome of patients with lung cancer detected by mass screening versus presentation with symptoms. Anticancer Res, 17：2293-2296, 1997
6)「咳嗽に関するガイドライン　第2版」(日本呼吸器学会　咳嗽に関するガイドライン第2版作成委員会/編)，日本呼吸器学会，2012
7) 中込昌子，他：リン酸コデインの効果的な投与法の検討．ペインクリニック，14：533-536, 1993

第3章 咳嗽の臨床

Ⅰ 総論　Ⅱ 各論

F 頻度の多い呼吸器疾患と咳嗽，喀痰

1. COPDと咳嗽，喀痰
40歳以上，10-pack-year以上の喫煙歴ではCOPDを疑う

平田一人，浅井一久

Q&A

一般臨床医からの 疑問 質問

Q1 50歳の喫煙者ですが，感冒後，咳嗽や喀痰や喘鳴がありますが咳喘息でしょうか？

A1 年齢・喫煙歴からCOPD（COPDの増悪）の可能性もあります．咳喘息とCOPDでは治療方法が違いますので，一度検査しましょう．

Q2 60歳男性ですが，最近階段を上がったり，速足で歩くと息切れがするのですがCOPDでしょうか？

A2 COPDの可能性もありますが，ほかに，間質性肺炎などの肺疾患，循環器疾患，貧血などを調べる必要があります．

Q3 55歳の喫煙者ですが，最近痰が詰まった感じや咳嗽，夜間喘鳴があり，近医で喘息といわれたのですが？

A3 年齢・喫煙歴からCOPD（COPDの増悪）やACOSの可能性があります．また，喘息や心不全も調べる必要があります．

Q4 70歳女性ですが，以前喫煙していましたが最近は禁煙しています．咳嗽・喀痰とともに階段などの体動時に息切れが徐々に強くなって，休まなければ歩けません．喘息ですか？

A4 年齢・喫煙歴からCOPDの可能性があります．ほかに，間質性肺炎などの肺疾患，循環器疾患，貧血などを調べる必要があります．

Q5 60歳の喫煙者ですが，咳嗽が続くため近医を受診し，咳喘息と言われ吸入ステロイド薬で治療を受けたのですが，よくなりません．かえってのどの調子が悪く息切れが強くなりましたが，このまま薬を続けるべきですか？

A5 年齢・喫煙歴からCOPDの可能性があります．吸入ステロイド薬を一度やめて気管支拡張薬で治療しましょう．

1 概念・定義

　従来，肺の気腫化を示す「肺気腫」という形態的（病理学的）疾患と，慢性的な咳嗽，喀痰を訴える「慢性気管支炎」という症候的疾患の概念があった．現在では呼吸機能で閉塞性換気障害を示す**慢性閉塞性肺疾患（chronic obstructive pulmonary disease：COPD）**で統一され，ガイドラインでは「タバコ煙を主とする有害物質を長期に吸入曝露することで生じた肺の炎症疾患である．呼吸機能検査で，正常に復すことのない気流閉塞を示す．気流閉塞は末梢気道病変と気腫性病変がさまざまな割合で複合的に作用することにより起こり，通常は進行性である．臨床的には徐々に生じる労作時の呼吸困難や慢性の咳嗽，喀痰を特徴とするが，これらの症状に乏しいことがある」と定義されている[1]．

　このようにCOPDは，20年以上の喫煙や大気汚染（PM2.5）などにより生じる閉塞性換気障害を示す肺疾患で，症状は病気がある程度進行しないと自覚されにくい疾患であり，健康日本21でもCOPDの認知率の向上を目標にされている．

2 疫学

　COPDは本邦では，2015年の死因の第10位にあり，男性では第8位である．総死亡数は16,000人／年程であり，人口の高齢化とともに増える傾向にある．COPD住民調査（NICE study）に基づく有病率は，40歳以上の8.6％，患者数530万人と推定されているが，実際病院でCOPDと診断されたのは約26万人で，**多くの患者が気づかれていないか正しく診断されていない**[1]．

　世界的には死因の第4位で，2020年には第3位になると推定されている．現在，本邦では過去の喫煙などからCOPDは男性が多いが，COPDの発症リスクが高い女性の喫煙者も増加しているため，今後女性が増加する可能性がある．

3 病態生理

　COPDの気流閉塞は，末梢気道病変と気腫病変が複合的に関与するが，これら病変の関与の割合は患者により異なる．COPDは喫煙などによる気道・肺の慢性炎症にもとづく**進行性の気流閉塞や肺の過膨張**を特徴とし，慢性の咳嗽・喀痰症状は主として中枢気道における炎症（気道過分泌など）を反映する．

　末梢気道病変は炎症細胞浸潤，気道壁の線維化，気道内腔浸出物などにより気道が閉塞し，気腫病変により気道の内腔を広げる力が弱まるため末梢気道が虚脱し，呼気時の気道の狭窄～閉塞が強まる．特に運動時などの速い呼吸では呼気時の空気の捉えこみ現象（air trapping）により残気量が増大する動的肺過膨張が促進し，労作時呼吸困難を生ずる．労作時呼吸困難は，身体活動性の低下を生じ，運動不足によるデコンディショニングを起こし，さらに労作時呼吸困難を悪化させるという悪循環を生じQOLを低下させる．

　COPDの重症化に伴い，やせなどの栄養障害，骨格筋の機能異常，うつ症状などの精神症状，循環障害，骨粗鬆症，消化器障害，肺癌などの全身の併存症を合併し，さらに低酸素血症や肺高血圧も合併する．感染などを原因とする増悪は，経年的なFEV_1の低下を増加させ，

COPDの進行を加速させ，QOLの悪化をさらに進め，特に重症以上のCOPD患者の死亡率・入院率・合併症・入院費など全体の医療費を増加させる（図1）[1, 2]．

4 臨床像

労作時呼吸困難（息切れ），慢性の咳嗽，喀痰が主な症状であるが，進行例でも3症状が**すべてあるとは限らない**．早期では症状に乏しいこともあり，感冒に伴う増悪時のみにこれらの症状や痰の詰まった感じや喘鳴など喘息発作類似の症状を訴えるため，喘息と診断されていることも多い．

COPDで最も特徴的な呼吸困難（息切れ）は，最初，階段や坂道を上がるときなどの労作時にみられ，評価法として，修正MRC（British medical research council）の質問票（表1）が用いられる．通常，呼吸困難は持続的で進行性で，修正MRCグレード2（平坦な道を同年

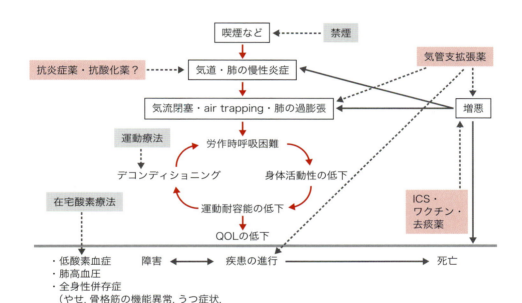

図1● COPDの病態生理と治療
ICS：inhaled corticosteroid（吸入ステロイド薬）

表1● 修正MRCの質問票

グレード分類	あてはまるものにチェックしてください（1つだけ）
0	激しい運動をしたときだけ息切れがある．
1	平坦な道を早足で歩く，あるいは緩やかな上り坂を歩くときに息切れがある．
2	息切れがあるので，同年代の人よりも平坦な道を歩くのが遅い，あるいは平坦な道を自分のペースで歩いているとき，息切れのために立ち止まることがある．
3	平坦な道を約100 m，あるいは数分歩くと息切れのために立ち止まる．
4	息切れがひどく家から出られない，あるいは衣服の着替えをするときにも息切れがある．

代の人と同じ速さで歩けない）以上では症状が強いと判断される．

慢性の咳嗽は早期の症状であることが多いが，感冒や喫煙のためと軽視される傾向にある．一般的には**喀痰を伴うことが多いが**，乾性咳嗽のこともある．

慢性の喀痰は湿性咳嗽や痰が詰まった感じとしてみられるが，膿性の喀痰は白血球の存在を反映しており，気道感染の可能性を考える必要がある．

COPDのQOLを評価する**CAT**（COPD assessment test：COPD評価テスト）[3]では，症状全般についても評価でき，患者の管理にも有用である．CATの質問票はWEBからダウンロードできる（http://www.catestonline.org/images/pdfs/JapanCATest.pdf）．0～40点で評価されるが，**10点以上ではQOLの低下が著明**と判断される．

5 診断（臨床検査を含む）（図2）

1）診断基準

COPDの診断基準は，「**気管支拡張薬投与後のスパイロメトリーで1秒率が70％未満で，ほかの気流閉塞をきたしえる疾患を除外すること**」である．よくみられる自覚症状としては労作時呼吸困難や慢性の咳嗽，喀痰であるが，早期のCOPDでは症状が乏しいことも多く，40歳（大部分は50歳）以上で，10 pack-year（大部分は20 pack-year）以上の喫煙歴が

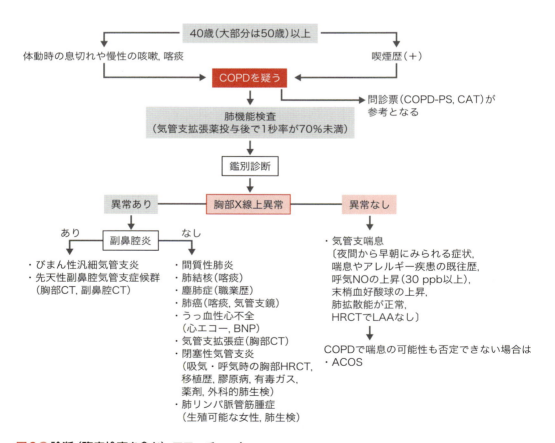

図2● 診断（臨床検査を含む）フローチャート

ある患者ではまずCOPDを疑う必要がある．高血圧症などの心循環器障害や代謝性疾患で受診している患者にもCOPDの潜在患者が多く存在していると考えられ，問診票として，**COPD-PS（COPD集団スクリーニング質問票，http://www.spinet.jp/pdf/copd_ps.pdf）で4点以上**[4]**やCATで7点以上**[3]ではCOPDの可能性が高くなり，10点以上ではQOLの低下が著明と判断される．

2）鑑別疾患

鑑別を要する疾患としては，気管支喘息，びまん性汎細気管支炎，先天性副鼻腔気管支症候群，閉塞性気管支炎，気管支拡張症，肺結核，塵肺症，肺リンパ脈管筋腫症，うっ血性心不全，間質性肺炎，肺癌があり，**胸部X線所見や副鼻腔炎の存在などの問診が重要**となる．特に問題となるのは中高齢者喘息であるが，鑑別には喘息でよくみられる夜間から早朝の症状，喘息やアレルギー疾患の既往歴，呼気NO値や末梢血好酸球の上昇や，著明な可逆性（気管支拡張薬投与により1秒量が400 mL以上改善），肺拡散能が正常で胸部HRCT（high resolution CT：高分解能CT検査）で気腫性変化LAA（low attenuation area：低吸収領域）がないことなどが喘息を支持する．

一方COPDでは，労作時息切れや慢性の咳嗽・喀痰が特徴的であり，呼気NO値は正常かやや低下し，一般的には末梢血好酸球の上昇はみられない．肺機能検査では，気管支拡張薬投与後でも閉塞性障害を示し，肺の気腫性変化により肺拡散能の低下や胸部HRCTでLAAを示す．

COPDで喘息の可能性も否定できない場合はACOS（asthma-COPD overlap syndrome：喘息合併COPD）と考える必要がある．

またCOPDの増悪は，気道感染などを契機に安定期に比べ息切れや咳嗽・喀痰の増加，喀痰の膿性化，痰の詰まる感じ，喘鳴などを生じ，感冒や喘息増悪と診断されることが多いので注意する必要がある．増悪の原因（感染症，気胸，心不全，肺血栓塞栓症，呼吸不全など）に対する診断や治療を優先し，安定期になってからCOPDの診断をする必要がある．

❻ 治療（図3）

1）安定期COPDの管理のアルゴリズム

労作時呼吸困難を訴えるCOPD患者には，薬物療法として長時間作用性抗コリン薬（long acting muscarinic antagonist：**LAMA**）または長時間作用性β_2刺激薬（long acting β_2-agonist：**LABA**）が安定期治療の第一選択薬として推奨されている．単剤で効果が不十分であれば，両薬を併用し，それでも不十分な場合はテオフィリン薬の追加を行う．薬物療法と同時に，禁煙，ワクチン療法（インフルエンザワクチンは年1回，肺炎球菌ワクチンは5年に1回）を行い，日常活動性向上のための運動療法を中心とした呼吸器リハビリテーションも考慮する．

ACOSでは，はじめから吸入ステロイド薬（inhaled corticosteroid：ICS）を第一選択薬として使用する必要がある．％1秒量が50％未満で増悪をくり返す症例では3剤（LAMA，LABA，ICS）を併用することが多い．

またCOPDの重症化に伴い，やせなどの栄養障害，骨格筋の機能異常，うつ症状などの精

神症状，循環障害，骨粗鬆症，消化器障害，肺癌などの全身の併存症を合併しやすいので併存症の治療も行う必要がある．さらに低酸素血症や肺高血圧も合併例では酸素療法の適応になる場合が多い．

〈処方例〉
- LAMA
  スピリーバ® レスピマット®（2.5 μg） 1回2吸入　1日1回　朝吸入
  スピリーバ® ハンディヘラー®（18 μg） 1日1回　朝吸入
  シーブリ®（50 μg）　1日1回　朝吸入
  エクリラ®（400 μg）　1日2回　朝，夕吸入
- LABA
  オンブレス®（150 μg）　1日1回　朝吸入
  オーキシス®（9 μg）　1日2回　朝，夕吸入
  ホクナリン® テープ（2 mg）1日1回　朝貼付

【上記単剤で効果不十分の場合】
- LABA/LAMA 配合薬
  ウルティブロ®　1日1回　朝吸入
  アノーロ®　1日1回　朝吸入
  スピオルト®　1回2吸入　1日1回　朝吸入

【ACOSと考えられる例やACOSが否定できない例】
- シムビコート®　1回2吸入　1日2回　朝，夕
- アドエア®（250）　1回1吸入　1日2回　朝，夕

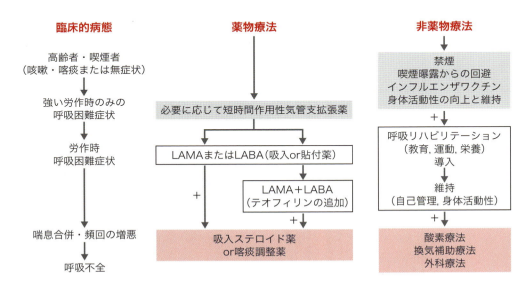

図3● 安定期COPDの治療フローチャート
＋：加えて使用
本邦において，ICS/LABA配合剤を除き，COPDに適応をもつ吸入ステロイド薬はない．
文献1より引用

2）症例呈示

症例 61歳，男性

- 【主　訴】労作時呼吸困難（修正MRCグレード1）
- 【現病歴】生来健康であったが，59歳頃から労作時呼吸困難が出現し，徐々に症状増悪のため精査目的で受診．喘鳴や咳嗽・喀痰はない．50歳頃から感冒時などに軽度の喘鳴や息切れ，痰が切れにくいことや感冒がなかなか治りにくいことを経験していたが，タバコや年齢のためと考えていた．食欲もあり，健康診断でも心循環器疾患，代謝性疾患，貧血，甲状腺疾患，消化器疾患，神経精神疾患などの明らかな異常も指摘されていない．
- 【喫煙歴】40本/日×40年で59歳から10本/日（80 pack-year以上），61歳から禁煙．
- 【既往歴】小児喘息を含め気管支喘息（－），アレルギー疾患（－）
- 【職業歴】事務職
- 【ペット飼育歴】猫
- 【身体所見】BMI 21.8 kg/cm^2，呼吸数14/分，脈拍72/分 整，血圧130/70 mmHg，SpO$_2$（room air）97％，心音・呼吸音に異常なく，貧血・黄疸認めず，表在リンパ節は触知せず．両下腿に浮腫なく，神経学的に異常を認めなかった．

● 主な検査所見

血液生化学検査やアレルギー検査，腫瘍マーカーなどに異常を認めなかった．胸部X線所見では肺過膨張所見と肺透過性の亢進がみられた（図4）．胸部HRCTでは両側上中肺野を中心にLAAが認められる以外に明らかな異常はみられなかった．肺機能検査では，気管支拡張薬吸入後の％肺活量は118.6％，1秒率は34.6％，％1秒量は57％と閉塞性障害を認

A）正面　　　　　　　　　　　B）側面

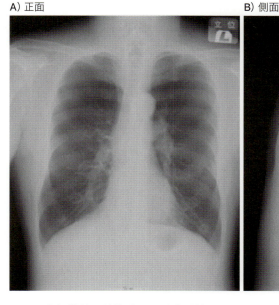
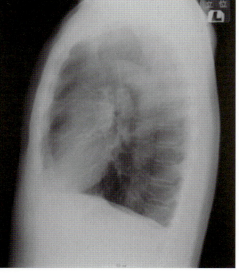

図4 ● 胸部単純X線像（正面，側面像）
肺の透過性亢進と横隔膜の平低化などの肺過膨張所見が認められる

表1 ● 肺機能検査〔気管支拡張薬（BD）吸入後〕

検査項目	予測値	実測値	%	BD吸入前
肺活量 (L)	3.61	4.28	118.6	-
努力性肺活量 (L)	3.61	3.67	101.7	3.51
1秒量 (L)	2.23	1.27	57.0	1.17
1秒率 (%)	-	34.6	-	33.3
機能的残気量 (L)	3.80	4.03	106.1	-
残気量 (L)	2.31	2.87	124.2	-
全肺気量 (L)	5.93	6.96	117.4	-
肺拡散能 (mL/分/Torr)	22.53	12.48	55.4	-

め，%DL_{CO} 55.4％と肺拡散能の低下を認めた（表1）．サルブタモール0.5 mL吸入後の1秒量の改善率は8.5％，100 mLであり気道可逆性は認めず，メサコリン吸入による標準法での気道過敏性検査では気道過敏性閾値（RTメサコリン）は10,000 μg/mLと過敏性はなかった．また呼気のNO値は14 ppbと正常であり気管支喘息は否定された．安静時の血液ガス所見でも明らかな異常を認めず，心電図，心エコー検査，BNP値に明らかな異常も認めなかった．6分間歩行試験では，総歩行距離455 m軽度低下と最低SpO_2 90％と運動に伴うSpO_2の低下がみられた．

●治療

以上の所見から中程度のCOPDと診断し，スピリーバ® ハンディヘラー®（18 μg）1日1回朝吸入によるLAMA単剤での治療を開始した．同時に呼吸方法やリラクゼーションを含む運動療法による呼吸リハビリテーションも開始した．その結果，労作時の息切れ感の自覚症状が改善し，日常の仕事も問題なくできるようになった．現在禁煙の継続と気管支拡張薬による薬物療法，毎日できるだけ自分のペースで歩くという日常活動性の向上と維持の指導も行っている．

〈文献〉

1）「COPD（慢性閉塞性肺疾患）診断と治療のためのガイドライン 第4版」（日本呼吸器学会 COPDガイドライン第4版作成委員会/編），日本呼吸器学会，2013
2）The Global Initiative for Chronic Obstructive Lung Disease（GOLD）：Global Strategy for Diagnosis, Management, and Prevention of COPD.
http://goldcopd.org/global-strategy-diagnosis-management-prevention-copd-2016/
3）The COPD assessment Test.
http://www.catestonline.org
4）Martinez FJ, et al：Development and initial validation of a self-scored COPD Population Screener Questionnaire（COPD-PS）．COPD, 5：85-95, 2008

第3章 咳嗽の臨床

I 総論　II 各論

F 頻度の多い呼吸器疾患と咳嗽，喀痰

2. 典型的気管支喘息（咳喘息を除く）と咳嗽，喀痰
治療ステップに応じた薬剤の使い分けを身につける！

岩永賢司，東田有智

Q&A 一般臨床医からの疑問・質問

Q1 喘息の咳嗽の特徴はどのようなものですか？

A1 発作性に出て，くり返すことが特徴です．夜間や明け方に出ることが多いです．

Q2 喘息の咳嗽に伴う症状にはどのようなものがありますか？

A2 呼吸困難，喘鳴，胸苦しさ，喀痰などを伴います．

Q3 喘息の咳嗽を誘発する因子にはどのようなものがありますか？

A3 呼吸器感染症，アレルゲン，運動ならびに過換気，気象変化，薬物（NSAIDs，β遮断薬など），食品・食品添加物，アルコール，刺激物質（煙，臭気，水蒸気など），二酸化硫黄・黄砂，感情変化とストレス・過労，月経などで症状が惹起されます．

1 概念・定義

気管支喘息（以下喘息）は，「気道の慢性炎症を本態とし，臨床症状として変動性をもった気道狭窄（喘鳴，呼吸困難）や咳で特徴付けられる疾患」である，と日本の喘息ガイドライン（喘息予防・管理ガイドライン2015：JGL 2015）で定義されている[1]．

慢性気道炎症によって気道過敏性の亢進がもたらされ，種々の誘発因子〔呼吸器感染症，アレルゲン，運動ならびに過換気，気象（曇天，台風，急激な気温変化など），薬物（NSAIDs，β遮断薬など），食品・食品添加物，アルコール，刺激物質（煙，臭気，水蒸気など），二酸化硫黄・黄砂，感情変化とストレス・過労，月経など〕で気道狭窄が起こる（喘息の増悪・発作）．この気道狭窄は可逆性であるが，慢性気道炎症が続くと，気道構造の変化（気道リモデリング）が惹起されて非可逆性の気流制限をきたしてしまう（喘息の難治化）．

2 疫学

世界人口の5〜16％が喘息症状を有する，もしくは喘息の診断を受けているといわれる[2]．

日本においては，小児の喘息有症率は2000年初頭までの20年間で約3倍に増加したが，2005年以降ほぼ横ばいに転じている（2008年で**8〜14％**）[1]．成人の喘息有症率は上昇傾向にあり（2007年で**9〜10％**），**特に高齢者で高い**（15〜64歳：約5〜6％，65歳以上：約10％）[1]．

厚生労働省患者調査による総喘息患者数は約20年間で微増（1993年で約107万人，2014年で約118万人）したが，15歳以上の喘息患者のうち65歳以上の占める割合が35〜41％にまで上昇し，人口構成比の変化と同様の動きがみてとれる（喘息患者の高齢化）．一方，喘息有症率全国調査の結果では，日本における総喘息患者数は約800万人と推定され[3]，調査方法が異なるものの厚生労働省の調査結果との乖離があるため，未受診も含めて喘息が適切に診断されていない可能性がある．

3 病態生理

喘息は大きく3つの経路により病態生理が形成される[4]（**図1**）．

1）Th2メカニズム（好酸球性気道炎症）

1990年代以降より，喘息はアレルギー性・好酸球性・Th2（ヘルパーT細胞2型）主体の「アレルギー性好酸球性気道炎症」であると理解されてきた．すなわち，①アレルゲンの気道吸入，②樹状細胞による処理と抗原提示，③ナイーブT細胞がTh2優位に分化・増殖，④Th2サイトカイン産生と各種細胞への影響（IL-5：好酸球の分化・増殖・気道への集簇，IL-4・IL-13：B細胞からのIgE抗体産生促進）の経路である．さらに，アレルゲン特異的IgE抗体は肥満細胞表面に結合し，アレルゲンの吸入で即時型アレルギー反応（喘息発作）が惹起される．この好酸球性慢性気道炎症によって気道上皮の剥離，杯細胞の過形成，基底膜部の肥厚などが生じ，気道過敏性亢進や気道リモデリングがもたらされる．

一方，自然免疫に関与するグループ2自然リンパ球（type 2 innate lymphoid cell 2：ILC2）がTh2サイトカインであるIL-4，IL-5，IL-13を産生することがわかった[5]．これは「非アレルギー性好酸球性気道炎症」の経路である[6]．

2）Th1，Th17メカニズム（好中球性気道炎症）

喘息患者ではTh1（ヘルパーT細胞1型）やTh17（IL-17を産生するCD4陽性T細胞）が活性化され，重症喘息患者の気道においては好酸球浸潤のみならず好中球の浸潤も関与することが示されている[7,8]．

3）気道リモデリング経路

喘息では気道上皮が傷害されているが，それを修復するための反応（**気道リモデリング**）が喘息にとっては不利に働き，気道過敏性亢進や不可逆的な気流制限につながる．それには種々のサイトカイン，ケモカイン，成長因子，細胞外マトリックスが関与し，気道粘膜の線維化，平滑筋肥厚，粘膜下腺過形成などを引き起こして気道リモデリングが形成される．

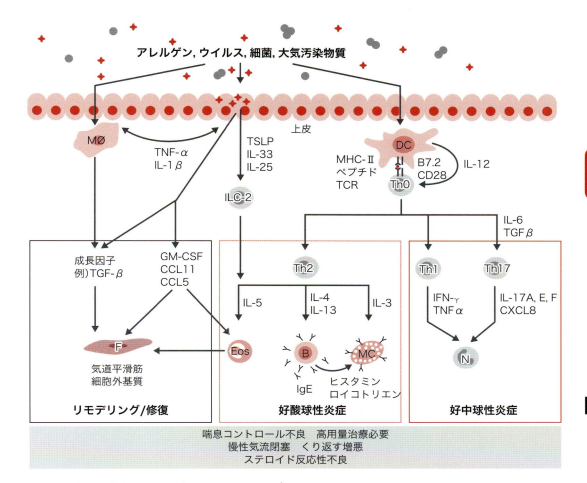

図1● 喘息の病態生理メカニズム

喘息の病態生理にはヘルパーT細胞2型（Th2）に関連するTh2サイトカイン（IL-4, IL-5, IL-13）と好酸球性炎症，IgE抗体産生が重要である．また，気道上皮細胞由来のTSLP, IL-25, IL-33刺激によってグループ2自然リンパ球（ILC2）からもTh2サイトカイン産生が行われる．Th1やTh17は好中球性炎症に関与する．マクロファージや傷害を受けた気道上皮細胞由来の成長因子，サイトカインをはじめ，Th2サイトカインなどによる気道リモデリングと修復の経路も重要である．
MØ：マクロファージ，DC：dendritic cell（樹状細胞），F：fibroblast（線維芽細胞），Eos：eosinophil（好酸球），B：B cell（B細胞），MC：mast cell（肥満細胞），N：neutrophil（好中球）．
文献4より引用

4 臨床像

1) 喘息は多様な疾患であり，クラスター解析にて種々のタイプに分類される

喘息の臨床像は多様である．例えば，発症年齢により小児発症と成人発症に分類され，臨床的特徴でもアトピー型と非アトピー型，運動誘発性喘息，月経喘息，季節性喘息，アスピリン喘息（NSAIDs過敏喘息），職業喘息など，多種多彩に分類される．また，気流制限は可逆性から固定性までさまざまで，患者によって気道過敏性や気道炎症の程度は異なっている．

このように「症候群」と考えられてきた喘息を種々の臨床的・生理学的特徴やバイオマーカーなどをもとにして，クラスター解析という統計学的手法により分類し（これを**フェノタ**

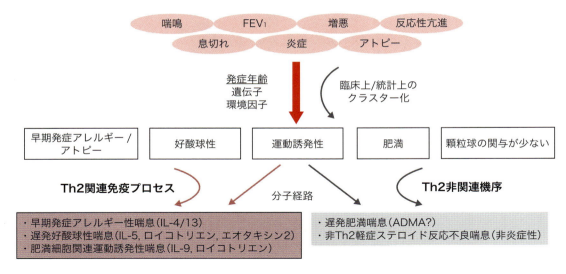

図2 ● 喘息のエンドタイプ分類の1例
喘息の発症年齢，遺伝子，環境因子，臨床的特徴，免疫プロセス，分子経路，病理，バイオマーカーなどをもとにして，喘息がクラスター解析によって分類された．大きくTh2関連とTh2非関連とに分けられ，前者は「早期発症アレルギー性喘息」（IL-4/13），「遅発好酸球性喘息」（IL-5, ロイコトリエン，エオタキシン2），「肥満細胞関連運動誘発性喘息」（IL-9, ロイコトリエンで誘発）の3つ，後者は，「遅発肥満喘息（asymmetric dimethylarginine：ADMA）が関連する？」，「非Th2軽症ステロイド反応不良喘息（非炎症性）」の2つで構成される．
文献10より引用

イプ分類**という．内因的病態生理メカニズムを含めたものは**エンドタイプ分類**という），病態解明や個別化治療に結びつけようとする試みがなされている[9]．

2）Wenzelの喘息フェノタイプ

Wenzelらは2013年にエンドタイプを考慮した喘息フェノタイプを発表した（**図2**）[10]．大きくTh2関連と非関連とに分けられており，前者は，「早期発症アレルギー性喘息」，「遅発好酸球性喘息」，「肥満細胞関連運動誘発性喘息」の3つ，後者は「遅発肥満喘息」，「非Th2軽症ステロイド反応不良喘息」の2つで構成される．これらの分類は日常臨床において，個々の喘息の病態把握に加え，喘息治療の基本薬である吸入ステロイド薬への反応性や，重症喘息であれば生物学的製剤（抗IgE抗体や，抗IL-5抗体，今後上市が見込まれている抗IL-4抗体など）の適応など，治療への応用に役立つ．

5 診断〜喘息診断の目安（6つの項目）

喘息の診断は「喘息診断の目安」[1]によってなされる（**表1**）．**表1**に示す6項目のうち，1. 発作性の呼吸困難，喘鳴，胸苦しさ，咳の反復，2. 可逆性の気流制限，3. 気道過敏性の亢進，6. 他疾患の除外の4つが重要である．4. と5. の存在は症状とともに喘息の診断を支持する．なお，5. は通常，好酸球性である．

図3に診断の流れをまとめたので参考にしてほしい．以下に各項目を概説する．

表1 ● 喘息診断の目安

1. 発作性の呼吸困難，喘鳴，胸苦しさ，咳（夜間，早朝に出現しやすい）の反復
2. 可逆性の気流制限
3. 気道過敏性の亢進
4. アトピー素因の存在
5. 気道炎症の存在
6. 他疾患の除外

・上記の1，2，3，6が重要である．
・4，5の存在は症状とともに喘息の判断を支持する．
・5は通常，好酸球性である．

文献1より引用

医療面接（問診）
① 症状の確認（発作性の呼吸困難，喘鳴，胸苦しさ，咳：夜間・早朝に多い）
② 気道可逆性を示唆する所見（無症状期をはさんで症状が反復する）
③ 気道過敏性亢進を示唆する所見（気道ウイルス感染，アレルゲン曝露，運動，気象変化，精神的ストレス，月経などで症状が惹起される）
④ アトピー素因の存在（アレルギー疾患の合併がある）

↓

身体所見
①聴診：呼気性連続性ラ音の聴取
②強制呼気で連続性ラ音の聴取（頸部で聴取）

↓

検査
【一般診療で可能】
・スパイロメトリー：1秒量で気流制限の程度を把握
・血液検査：末梢血好酸球比率，特異的IgE抗体
・胸部X線（ほかの心肺疾患との鑑別に必要）

【専門医が行う】
・喀痰好酸球（一般診療では喀痰細胞診）
・気道可逆性試験：短時間作用性β_2刺激薬を吸入後に1秒量の改善を調べる
・気道過敏性試験：気管支収縮薬を吸入させて気道収縮を誘発する
・呼気一酸化窒素濃度測定

図3 ● 喘息診断の流れ

1) 発作性の呼吸困難，喘鳴，胸苦しさ，咳嗽（夜間，早朝に出現しやすい）の反復

　喘息の症状は**発作性に夜間，早朝に出現する**ことが多く，無症状期をはさんで**反復し，安静時でも出現する**ことが特徴である．聴診上，日中の診療時に呼気性連続性ラ音を聴取しない場合でも，頸部に聴診器を当てて強制呼気をさせると連続性ラ音を聴取できることがあり，ぜひ行っていただきたい．

2) 可逆性の気流制限（気道可逆性検査※）

　無症状期をはさんで症状が反復すれば，可逆性の気流制限を示唆するので問診で確認していただきたい．スパイロメトリーを用いた気道可逆性試験がその証明に有用であるので専門医の検査を考慮する．

> **用語解説** ※ 気道可逆性試験
> 試験に先立ち，気道可逆性に影響する薬剤をあらかじめ決められた時間休薬した後，短時間作用性 β_2 刺激薬吸入前と吸入15〜30分後にスパイロメトリーを施行し，1秒量が12％以上かつ200 mL 以上改善すれば，有意な可逆性ありと判定される．

　また，治療や自然経過によって1秒量が改善する場合もある．通常，喘息寛解期では気道可逆性は認められない．ピークフロー（最大呼気速度）値が朝の服薬前と夜との間で20％以上（日内変動）ある場合も，気道可逆性ありと判定する．
　なお喘息長期罹患者は，気道リモデリングが生じている可能性があり，有意な可逆性を認めないことがある．

3) 気道過敏性の亢進（気道過敏性試験）

　喘息患者は，健常者では反応しないような刺激でも気道収縮反応が生じ，**健常者の30〜100倍気道過敏性が亢進している**．臨床上，前述の種々の因子が刺激となり症状が起これば気道過敏性が亢進していると示唆されるので問診で確認していただきたい．気道過敏性亢進の検査には，気管支収縮薬を吸入させて気道収縮を誘発する気道過敏性検査が有用であるので，問診で疑わしければ専門医への紹介を考慮する．

4) アトピー素因の存在（特異的IgE抗体）

　アレルギー性鼻炎をはじめとする**アレルギー性疾患を合併**していたり，血液検査で種々の**環境アレルゲンに対する特異的IgE抗体**を有しておれば（専門的には皮膚テストも施行される），その患者はアトピー素因があると判断される．

5) 気道炎症の存在（血液・喀痰中好酸球，呼気一酸化窒素）

　血中・喀痰中の好酸球比率や，呼気一酸化窒素濃度（fractional exhaled nitric oxide：FeNO）が上昇していれば，好酸球性気道炎症の存在が示唆される．健常人では喀痰中の好酸球分画は1％未満であるが，喘息患者で気道炎症が安定しておれば3％未満，3％以上では気道炎症のコントロールが不十分な状態と考えられる[11]．一般診療では，このように喀痰を処理して検鏡するのは困難なので，**喀痰細胞診で好酸球のおおよその割合を確認する**のがよい．
　NOは好酸球性気道炎症による誘導型NO合成酵素発現に由来して産生され，その呼気中濃度（FeNO）は好酸球性気道炎症の指標になる（保険適用）．FeNOは専用の機器にマウスピースを通じて直接呼気を吹き込み，侵襲なく簡便に測定することができる．日本人の成人では，おおよそ40 ppbを喘息診断のカットオフ値とするのが適当であると考えられている[12, 13]．2011年に発表された米国胸部疾患学会のガイドラインでは，FeNOが25 ppb未満（小児で

表2● 喘息と鑑別すべき他疾患

1. 上気道疾患：喉頭炎，喉頭蓋炎，vocal cord dysfunction（VCD，声帯機能不全）
2. 中枢気道疾患：気管内腫瘍，気道異物，気管軟化症，気管支結核
3. 気管支～肺胞領域の疾患：COPD
4. 循環器疾患：うっ血性心不全，肺血栓塞栓症
5. 薬剤：アンジオテンシン変換酵素阻害薬などの薬物による咳嗽
6. その他：自然気胸，過換気症候群，心因性咳嗽

文献1より引用

は20 ppb未満）の場合は好酸球性気道炎症の存在やステロイド薬に反応する可能性が低い，25～50 ppb（小児では20～35 ppb）では慎重に解釈，50 ppbを超える（小児では35 ppbを超える）場合は好酸球性気道炎症の存在する可能性が高いとしている．

6）他疾患の除外（喘息とよく似た症状を呈する疾患との鑑別）

日常臨床において，喘息と似た症状（喘鳴，呼吸困難，咳嗽）を呈する疾患を鑑別することは重要である．表2に鑑別すべき疾患をまとめたので確認してほしい．以下に各疾患の詳細を示す．

●声帯機能不全

声帯機能不全（vocal cord dysfunction：VCD）は発作性に吸気時に声帯が奇異性内転し，上気道閉塞をきたして喉頭部の閉塞感を呈する疾患である．VCDは喘息を合併することもあり，管理に難渋することがある．聴診上，VCDでは**頸部で吸気時に強い連続性ラ音**（stridor）を聴取する．診断には，症状発現時に喉頭鏡や喉頭内視鏡による声帯の観察が有用である．

●喉頭炎，喉頭蓋炎

慢性喉頭炎は嗄声や咳嗽が続き，喉頭の腫脹が強ければ**呼吸困難感**をきたすことがある．急性喉頭蓋炎は発熱，咽頭痛，嚥下困難感とともに，**喘鳴や呼吸困難感**を呈する．このような急性喉頭蓋炎例では窒息の恐れがあるため，直ちに耳鼻咽喉科医に診療を依頼しなければならない．

●中枢気道疾患（気管内腫瘍，気道異物，気管軟化症，気管支結核）

これらの疾患は慢性咳嗽や喘鳴を呈することがあるため，喘息として治療されることがある．喘息の治療を行っても症状が改善しない場合は，積極的に**胸部X線写真，胸部CT**を行って，中枢気道疾患の有無を精査する必要がある．

●COPD：高齢者において重要（第3章-Ⅱ-F-1参照）

喫煙歴（10 pack-year以上）を有して中年期以降に発症する進行性の慢性の咳嗽，喀痰，労作性呼吸困難例ではCOPD（chronic obstructive pulmonary disease：慢性閉塞性肺疾患）が疑われる．呼吸機能検査で閉塞性換気障害と肺拡散能障害を認め，気道可逆性がなく，胸部高分解能CTで気腫性病変があれば，COPDが示唆される．喘息とCOPDの病態が合併することは古くから認識されており，現在では**ACOS**（asthma-COPD overlap syndrome）としてJGL 2015に記載されている[1]．

●うっ血性心不全：高齢者において重要

CHF（congestive heart failure：うっ血性心不全）は運動時や夜間に症状が増悪すること

が喘息と共通している．CHFではwheezesのほかに**coarse crackles（水泡音）や過剰心音の聴取，下腿浮腫**などを呈することが多い．胸部X線で心拡大像・肺血管陰影の拡大・カーリーA・Bライン・胸水など，心エコー検査で心機能低下などを認めればCHFが示唆される．急性呼吸困難症例におけるCHFと喘息との鑑別には**血中BNP**（brain natriuretic peptide：脳性ナトリウム利尿ペプチド）値の測定が役に立つ（BNP＞400 pg/mL：心不全の可能性高し．BNP＜100 pg/mL：心不全ではない可能性高し．中間：どちらともいえない）[14]．

● 肺血栓塞栓症

急性PTE（pulmonary thromboembolism：肺血栓塞栓症）は突然の呼吸困難，胸痛，喀血などを呈するが，喘鳴をきたすこともあるので喘息発作との鑑別を要する場合がある．突然発症の喘息発作に対する治療が奏効しても**低酸素血症が残存する場合**は，PTEを疑う余地がある．また，喘息長期管理下で**呼吸機能が安定するにもかかわらず労作性呼吸困難が強かったり低酸素血症を認める場合**は，慢性PTEを疑う必要がある．

● 薬剤性の咳嗽

アンジオテンシン変換酵素（ACE）阻害薬，β遮断薬などは咳嗽を誘発することがあり，喘息の咳嗽との鑑別を要することがある．これら薬剤の中止や他剤への変更によって，咳嗽が改善するかどうか確認する必要がある．

● 自然気胸

自然気胸では，患側の呼吸音減弱，胸郭運動低下，打診での鼓音などを呈する．高度〜重篤な喘息発作の場合は緊張性気胸との鑑別を要するが，前述の**身体所見の有無**と**胸部X線写真で肺虚脱を確認**する必要がある．

● 過換気症候群

過換気症候群では呼吸困難感が出現するが，診察上wheezesは聴取されない．症状出現時に短時間作用性β_2刺激薬を吸入させて症状の改善や気道可逆性を認めれば，喘息の可能性が高いと考えられる．

● 心因性咳嗽[15]（第3章-Ⅱ-B-6参照）

心因性咳嗽は犬が吠えるような，きんきんしたあるいは霧笛のような咳嗽が発作性に反復する．この咳嗽は音が大きい割には**重症感に乏しく**，日常生活や社会生活が障害される一方で**患者自身に利益がもたらされる**ことも多い．患者のほとんどが小児〜思春期であり，成人では女性に多い．心因性咳嗽の診断の基本は除外診断である．

治療

1）長期管理法（吸入ステロイド薬が基本になる）

喘息症状を抑え，呼吸機能を正常化させてそれらを生涯維持するために，抗炎症作用をもつ薬剤，気管支拡張薬，両者の作用をもつ薬剤が長期管理薬として用いられる．中心は抗炎症薬の吸入ステロイド薬（inhaled corticosteroids：ICS）である．

吸入ステロイド薬：吸入指導が大事（表3）[1]

ICSには，乾燥パウダー化したステロイドを吸入するタイプ（ドライパウダー吸入器：DPI）と，加圧した代替フロンガスと一緒にステロイドを噴射して吸入するタイプ（加圧噴霧式定量吸入器：pMDI），ネブライザーを用いて吸入するタイプの3種類があるが，基本は前2者である．患者の年齢・理解度・吸入手技・好みなどを主治医が見極めて，各患者にあった製剤を処方する．特に高齢者では，認知力，手先の器用さ，握力（手指筋力），噴霧と吸気の同期などについて注意し，正しい吸入方法・回数の確認や指導をくり返すことが重要である．

表3 ● 吸入ステロイド薬（含む配合剤）の種類

種類	pMDI（加圧噴霧式定量吸入器）	DPI（ドライパウダー吸入器）
BDP（ベクロメタゾンプロピオン酸エステル）	BDP-HFA（キュバール®）：1吸入50，100μg．各100回吸入/1個	なし
FP（フルチカゾンプロピオン酸エステル）	FP-HFA（フルタイド® エアゾール）：1吸入50，100μg．50μg製剤120回吸入/1個，100μg製剤60，120回吸入/1個	FP-DPI（フルタイド® ディスカス®，ディスクヘラー）：ディスカス®；1吸入50，100，200μg．各28，56回吸入/1個．ディスクヘラー；1ブリスター50，100，200μg．4ブリスター/1ディスク
BUD（ブデソニド）（吸入懸濁液あり）	なし	BUD-DPI（パルミコート® タービュヘイラー®）：1吸入100，200μg．100μg製剤112回吸入/1個，100μg製剤56，112回吸入/1個
CIC（シクレソニド）	CIC-HFA（オルベスコ®）：1吸入50，100，200μg．50μg製剤112回吸入/1個，100μg製剤56，112回吸入/1個，200μg製剤56回吸入/1個	なし
MF（モメタゾンフランカルボン酸エステル）	なし	MF-DPI（アズマネックス® ツイストヘラー®）：1吸入100，200μg．各60回吸入/1個
FPとSM（サルメテロールキシナホ酸塩）との配合剤	FP/SM-HFA（アドエア® エアゾール）：FPとして1吸入50，125，250μg（各SM25μg配合）．各120回吸入/1個	FP/SM-DPI（アドエア® ディスカス）：FPとして1吸入100，250，500μg（各SM50μg配合）．各28，60回吸入/1個
FPとFM（ホルモテロールフマル酸塩水和物）との配合剤	FP/FM-HFA（フルティフォーム®）：FPとして1吸入50，125μg（各FM5μg配合）．各56，120回吸入/1個	なし
BUDとFMとの配合剤	なし	BUD/FM-DPI（シムビコート® タービュヘイラー®）：BUDとして1吸入160μg（FM4.5μg配合）．30，60回吸入/1個
FF（フルチカゾンフランカルボン酸エステル）とVI（ビランテロールトリフェニル酢酸塩）との配合剤	なし	FF/VI-DPI（レルベア®）：FFとして1吸入100，200μg（各VI 25μg配合）．各14，30回吸入/1個

文献1を参考に作成

●長期管理における吸入ステロイド薬の投与量・投与法（図4）

　ICSは，JGL 2015の喘息治療ステップ（表4）に則り，段階的に低用量から高用量まで調節・他剤を併用しながら使用される（表5，6）．患者が未治療である場合は，喘息症状・夜間症状・日常生活の妨げの頻度を確認し，表7[16)]に従って治療ステップを決定する．患者が

治療ステップ（重症度）の決定

未治療の場合（表7）
・喘息症状の頻度
・夜間症状の頻度
・日常生活の妨げの頻度　を目安にする

既治療の場合（表8）
・現在行われている治療ステップと実際の症状とを表7に照らし合わせて真の重症度を判定する

↓

治療ステップに応じた長期管理（表4～6）
・吸入ステロイド薬が中心（抗炎症療法）
・コントロール良好を目指す（表9）
・コントロール不十分であればステップアップする

図4● 喘息治療の流れ

表4● 喘息の治療ステップ

		治療ステップ1	治療ステップ2	治療ステップ3	治療ステップ4
長期管理薬	基本治療	吸入ステロイド薬（低用量）	吸入ステロイド薬（低～中用量）	吸入ステロイド薬（中～高用量）	吸入ステロイド薬（高用量）
		上記が使用できない場合は以下のいずれかを用いる ・LTRA ・テオフィリン徐放製剤 ※症状が稀なら必要なし	上記で不十分な場合に以下のいずれか1剤を併用 ・LABA（配合剤使用可[*5]） ・LTRA ・テオフィリン徐放製剤	上記に下記のいずれか1剤，あるいは複数を併用 ・LABA（配合剤使用可[*5]） ・LTRA ・テオフィリン徐放製剤 ・LAMA[*6]	上記に下記の複数を併用 ・LABA（配合剤使用可） ・LTRA ・テオフィリン徐放製剤 ・LAMA[*6] ・抗IgE抗体[*2, 7] ・経口ステロイド薬[*3, 7]
	追加治療	LTRA以外の抗アレルギー薬[*1]	LTRA以外の抗アレルギー薬[*1]	LTRA以外の抗アレルギー薬[*1]	LTRA以外の抗アレルギー薬[*1]
発作治療[*4]		吸入SABA	吸入SABA[*5]	吸入SABA[*5]	吸入SABA

ICS：吸入ステロイド薬，LABA：長時間作用性β_2刺激薬，LAMA：長時間作用性抗コリン薬，LTRA：ロイコトリエン受容体拮抗薬，SABA：短時間作用性β_2刺激薬

*1：抗アレルギー薬は，メディエーター遊離抑制薬，ヒスタミンH_1拮抗薬，トロンボキサンA_2阻害薬，Th2サイトカイン阻害薬を指す．
*2：通年性吸入アレルゲンに対して陽性かつ血清総IgE値が30～1,500 IU/mLの場合に適用となる．
*3：経口ステロイド薬は短期間の間欠的投与を原則とする．短期間の間欠投与でもコントロールが得られない場合は，必要最小量を維持量とする．
*4：軽度の発作までの対応を示し，それ以上の発作についてはガイドラインの「急性増悪（発作）への対応（成人）」の項を参照．
*5：ブデソニド/ホルモテロール配合剤で長期管理を行っている場合には，同剤を発作治療にも用いることができる．長期管理と発作治療を合せて1日8吸入までとするが，一時的に1日合計12吸入まで増量可能である．ただし，1日8吸入を超える場合は速やかに医療機関を受診するよう患者に説明する．
*6：チオトロピウム臭化物水和物のソフトミスト製剤．
*7：LABA，LTRAなどをICSに加えてもコントロール不良の場合に用いる．
文献1より引用

すでに治療されている場合は，現在行われている治療ステップと実際の症状とを表8に照らし合わせて真の重症度を判定し，治療ステップ内で強化したり，ステップアップやステップダウンしたりする．

治療の目標は，コントロールをよくすること，すなわち，日中および夜間の症状や増悪がなく，薬剤の副作用なく呼吸機能を正常なレベルに維持することである（表9）．治療下でコントロール不良のとき，症状が毎週ではない場合は同一治療ステップでの治療強化を行い，症状が毎週あるいは毎日の場合は治療ステップを1あるいは2段階上げる．コントロール良好の目標が3〜6カ月間達成されれば，治療のステップダウンを試みる．以下に各ステップにおける治療内容を解説する（表4〜6）．

● 治療ステップ1

軽い喘息症状がごく稀（月1回未満）にしか生じない場合は，原則として長期管理薬は必要とせず，症状のあるときに短時間作用性β_2刺激薬（short-acting β_2 agonist：SABA）を頓用する．症状が月に1回以上の場合は，ICSを低用量で使用する．もし吸入が不可能である場合や，副作用が出現する場合はロイコトリエン受容体拮抗薬（leukotriene receptor antagonist：LTRA）やテオフィリン徐放製剤で代替する．

表5 ● 各吸入ステロイド薬投与用量の目安

薬剤名	低用量	中用量	高用量
BDP-HFA	100〜200μg/日	400μg/日	800μg/日
FP-HFA	100〜200μg/日	400μg/日	800μg/日
CIC-HFA	100〜200μg/日	400μg/日	800μg/日
FP-DPI	100〜200μg/日	400μg/日	800μg/日
MF-DPI	100〜200μg/日	400μg/日	800μg/日
BUD-DPI	200〜400μg/日	800μg/日	1,600μg/日
BIS	0.5 mg/日	1.0 mg/日	2.0 mg/日

文献1より引用

表6 ● 各吸入ステロイド薬／長時間作用性β_2刺激薬（LABA）配合剤の投与用量の目安

薬剤名	低用量	中用量	高用量
FP/SM (DPI) (FP/SM量)	100μg製剤1吸入1日2回 (200μg/100μg)	250μg製剤1吸入1日2回 (500μg/100μg)	500μg製剤1吸入1日2回 (1,000μg/100μg)
BUD/FM* (DPI) (BUD/FM量)	1吸入1日2回 (320μg/9μg)	2吸入1日2回 (640μg/18μg)	4吸入1日2回 (1,280μg/36μg)
FP/SM (pMDI) (FP/SM量)	50μg製剤2吸入1日2回 (200μg/100μg)	125μg製剤2吸入1日2回 (500μg/100μg)	250μg製剤4吸入1日2回 (1,000μg/100μg)
FP/FM (pMDI) (FP/FM量)	50μg製剤2吸入1日2回 (200μg/20μg)	125μg製剤2吸入1日2回 (500μg/20μg)	125μg製剤4吸入1日2回 (1,000μg/40μg)
FF/VI (DPI) (FF/VI量)	100μg製剤1吸入1日1回 (100μg/25μg)	100μg製剤1吸入1日1回 (100μg/25μg) または 200μg製剤1吸入1日1回 (200μg/25μg)	200μg製剤1吸入1日1回 (200μg/25μg)

＊delivered doseで表記
文献1を参考に作成

表7 ● 未治療喘息患者の症状と目安となる治療ステップ

	治療ステップ1 軽症 間欠型相当	治療ステップ2 軽症 持続型相当	治療ステップ3 中等症 持続型相当	治療ステップ4 重症 持続型相当
喘息症状	週1回未満 軽度で短い	週1回以上だが 毎日ではない	毎日	毎日 治療下でもしばしば増悪
夜間症状	月に2回未満	月2回以上	週1回以上	しばしば
日常生活の妨げ	なし	月1回以上	週1回以上	持続的

文献16より引用

表8 ● 現在の治療を考慮した喘息重症度の分類

現在の治療における患者の症状		現在の治療ステップ			
		治療ステップ1	治療ステップ2	治療ステップ3	治療ステップ4
コントロールされた状態*1	・症状を認めない ・夜間症状を認めない	軽症間欠型	軽症持続型	中等症持続型	重症持続型
軽症間欠型相当*2	・症状が週1回未満である ・症状は軽度で短い ・夜間症状は月に2回未満である	軽症間欠型	軽症持続型	中等症持続型	重症持続型
軽症持続型相当*3	・症状が週1回以上，しかし毎日ではない ・症状が月1回以上，日常生活や睡眠が妨げられる ・夜間症状が月2回以上ある	軽症持続型	中等症持続型	重症持続型	重症持続型
中等症持続型相当*3	・症状が毎日ある ・短時間作用性吸入β2刺激薬がほとんど毎日必要である ・週1回以上，日常生活や睡眠が妨げられる ・夜間症状が週1回以上ある	中等症持続型	重症持続型	重症持続型	最重症持続型
重症持続型相当*3	・治療下でもしばしば増悪する ・症状が毎日ある ・日常生活が制限される ・夜間症状がしばしばある	重症持続型	重症持続型	重症持続型	最重症持続型

*1：コントロールされた状態が3〜6カ月以上維持されていれば，治療のステップダウンを考慮する．
*2：各治療ステップにおける治療内容を強化する．
*3：治療のアドヒアランスを確認し，必要に応じ是正して治療をステップアップする．
文献1より引用

表9 ● 喘息コントロール状態の評価

	コントロール良好 （すべての項目が該当）	コントロール不十分 （いずれかの項目が該当）	コントロール不良
喘息症状（日中および夜間）	なし	週1回以上	コントロール不十分の項目が3つ以上当てはまる
発作治療薬の使用	なし	週1回以上	
運動を含む活動制限	なし	あり	
呼吸機能（FEV$_1$およびPEF）	予測値あるいは自己最高値の80％以上	予測値あるいは自己最高値の80％未満	
PEFの日（週）内変動	20％未満	20％以上	
増悪（予定外受診，救急受診，入院）	なし	年に1回以上	月に1回以上*

*増悪が月1回以上あればほかの項目が該当しなくてもコントロール不良と評価する．
文献1より引用

●治療ステップ2

ICS低用量と長時間作用性β_2刺激薬（long-acting β_2 agonist：LABA）の併用が推奨される．この場合，ICSとLABAの配合剤を用いた方が有効性や服薬アドヒアランスの面からもよい．ほかにICS中用量単剤，LABAの代わりにLTRAやテオフィリン徐放製剤のいずれかを用いてもよい．

●治療ステップ3

ICS中～高用量とLABAの併用が推奨される．さらにLTRAやテオフィリン徐放製剤，長時間作用性吸入抗コリン薬（long-acting muscarinic antagonist：LAMA）のいずれかを併用する．

●治療ステップ4

ICS高用量とLABAの併用に，LTRA，テオフィリン徐放製剤，LAMAの複数を併用する．これらの薬剤においてもコントロール困難な場合は，抗IgE抗体の併用を考慮する（ただし通年性アレルゲンに感作されて，総IgE値が30～1,500 IU/mLを満たす必要あり）．

経口ステロイド薬は短期間の間欠的投与が原則で，可能な限り連用を避ける．投与量はプレドニゾロン0.5 mg/kg前後または同等量として，1週間以内の投与を行う．もし，その後もコントロール不十分な場合，プレドニゾロン（5 mg/日程度）を連日もしくは隔日投与する．

症例　未治療初診，長期管理を開始する場合

【症　例】33歳，男性．喫煙歴なし
【主　訴】咳嗽，喀痰
【現病歴】小児喘息の既往あり（小学校高学年で症状消失）．数カ月前より，夜間や早朝に咳嗽，喀痰が出現するようになった．ときに喘鳴も伴う．症状は毎日出現し，週に1回は夜間に睡眠が妨げられるほどであった．

●診断

強制呼気時に頸部でwheezesを聴取し，スパイロメトリーの結果では，予測値に対する1秒量の割合が90％，短時間作用性β_2刺激薬吸入後の1秒量は，＋15％・500 mLであった．諸検査の結果，喘息と診断した．

●症状からみた重症度の決定

未治療患者で，症状が毎日ある，週1回以上睡眠が妨げられるほどの強度である，予測値に対する1秒量の割合は80％以上であったということより，**中等症持続型**と判定した．

● 治療ステップの決定

中等症持続型と判定したので，治療ステップ3に沿った長期管理を行う．治療開始後は，症状の改善，呼吸機能の改善を認めた．

● 具体的な処方例

〈処方例〉
①〜③のいずれかを処方する．
①フルティフォーム® 125 1回2吸入　1日2回
②シムビコート® 1回2吸入　1日2回
③アドエア® 250 1回1吸入　1日2回

十分な吸入指導と再診時の吸入手技の適宜確認を行う．いずれも，メプチン® エアー 1回2吸入　増悪時頓用も処方する．②については，その後に固定用量での吸入が継続されていれば，増悪時に1日合計8吸入（固定用量を含め）まで追加可能である．

2) 増悪（発作）時の治療

● 家庭での対応

喘息増悪（発作）時には，**まずSABA（pMDIで1〜2パフ）を吸入する**よう患者へ指導する．効果不十分であれば最初の1時間は20分ごとに，以降1時間ごとを目安に症状改善するまで吸入させる．ICSとLABAの配合剤であるシムビコート®は，ホルモテロールが即効性気管支拡張効果を有するため，定期連用中の場合に限り喘息増悪（発作）時にも追加吸入可能である（single ICS/LABA maintenance and reliever therapy：SMART療法）．発作出現時に1吸入，数分間経過しても持続する場合にはさらに1吸入追加する．

もし，これらの治療で効果がなく，かつ以下のような目安が1項目でもあれば，経口（プレドニン® 15〜30 mg相当）を内服のうえ，直ちに救急外来を受診させる．

【救急外来受診の目安】
①中等度以上の喘息症状のとき
②β_2刺激薬の吸入を1〜2時間おきに必要とするとき
③気管支拡張薬で3時間以内に症状が改善しないとき
④症状が悪化していくとき

3) 一般診療所での対応

喘息増悪（発作）で一般診療所に患者が来院した場合，SpO_2が96％以上で，呼吸困難：急ぐと苦しい/動くと苦しい〜苦しいが横になれる，動作：ほぼ普通〜やや困難という小発作程度までなら，SABAネブライザー吸入で対処する．これで改善しない場合や，SpO_2が

95〜91％のとき，SpO$_2$が96％以上でも個々の判断でSABAネブライザーのみでは発作改善が見込まれないときは，点滴（維持輸液200 mL＋アミノフィリン250 mg＋デキサメタゾンもしくはベタメタゾン4 mgを1時間程度で滴下する）と酸素吸入を行う．これらの治療で発作が改善しない場合は救急医療機関に搬送する．

点滴するステロイドをデキサメタゾンもしくはベタメタゾンにする理由は，解熱鎮痛薬喘息（アスピリン喘息）では，コハク酸エステル型ステロイド薬によってさらに発作が増悪する可能性があるためである．アスピリン喘息かどうか不明な場合は，リン酸エステル型ステロイド薬（デキサメタゾンもしくはベタメタゾン）を用いた方がよい．

一方，SpO$_2$が91％以上でも，苦しくて動けなかったり，会話困難な場合は，上記すべての治療を行いつつ直ちに救急医療機関に搬送する．

〈文献〉

1) 「喘息予防・管理ガイドライン 2015」（日本アレルギー学会喘息ガイドライン専門部会/監修），協和企画，2015
2) Martinez FD & Vercelli D : Asthma. Lancet, 382 : 1360-1372, 2013
3) 赤澤 晃，他：気管支喘息の有症率，ガイドラインの普及効果QOLに関する全年齢全国調査に関する研究．厚生労働科学研究費補助金（免疫アレルギー疾患予防・治療研究事業）総括研究報告書，pp5-34, 2008
4) Chung KF : Asthma phenotyping : a necessity for improved therapeutic precision and new targeted therapies. J Intern Med, 279 : 192-204, 2016
5) McKenzie AN, et al : Innate lymphoid cells in inflammation and immunity. Immunity, 41 : 366-374, 2014
6) Lambrecht BN & Hammad H : The immunology of asthma. Nat Immunol, 16 : 45-56, 2015
7) Aujla SJ & Alcorn JF : T（H）17 cells in asthma and inflammation. Biochim Biophys Acta, 1810 : 1066-1079, 2011
8) McKinley L, et al : TH17 cells mediate steroid-resistant airway inflammation and airway hyperresponsiveness in mice. J Immunol, 181 : 4089-4097, 2008
9) 岩永賢司，東田有智：喘息のフェノタイプ・エンドタイプ解析の現状．アレルギー・免疫，22：788-793, 2015
10) Wenzel SE : Complex phenotypes in asthma : current definitions. Pulm Pharmacol Ther, 26 : 710-715, 2013
11) 相良博典：喀痰でわかること．「気管支喘息のすべて」（工藤翔二/監），pp140-143, 文光堂，2007
12) Matsunaga K, et al : Reference ranges for exhaled nitric oxide fraction in healthy Japanese adult population. Allergol Int, 59 : 363-367, 2010
13) Fukuhara A, et al : Validation study of asthma screening criteria based on subjective symptoms and fractional exhaled nitric oxide. Ann Allergy Asthma Immunol, 107 : 480-486, 2011
14) Maisel A : B-type natriuretic peptide levels : diagnostic and prognostic in congestive heart failure : what's next? Circulation, 105 : 2328-2331, 2002
15) 「咳嗽に関するガイドライン」（日本呼吸器学会 咳嗽に関するガイドライン作成委員会/編），日本呼吸器学会，2005
16) 成人気管支喘息診療のミニマムエッセンス作成ワーキンググループ：成人気管支喘息診療のミニマムエッセンス．平成23年度厚生労働科学研究費補助金 免疫アレルギー疾患等予防・治療研究事業，2012
http://dl.med.or.jp/dl-med/chiiki/allergy/bronchial_asthma.pdf
17) Préfontaine D, et al : Increased IL-33 expression by epithelial cells in bronchial asthma. J Allergy Clin Immunol, 125 : 752-754, 2010
18) Ying S, et al : Expression and cellular provenance of thymic stromal lymphopoietin and chemokines in patients with severe asthma and chronic obstructive pulmonary disease. J Immunol, 181 : 2790-2798, 2008

19) Cho SH, et al : Increased interleukin-4, interleukin-5, and interferon-gamma in airway CD4＋ and CD8＋ T cells in atopic asthma. Am J Respir Crit Care Med, 171：224-230, 2005
20) Kumar RK, et al : Effects of anticytokine therapy in a mouse model of chronic asthma. Am J Respir Crit Care Med, 170：1043-1048, 2004
21) Crapo RO, et al : Guidelines for methacholine and exercise challenge testing-1999. This official statement of the American Thoracic Society was adopted by the ATS Board of Directors, July 1999. Am J Respir Crit Care Med, 16：309-329, 2000

第3章 咳嗽の臨床

I 総論　II 各論

G その他

1. 環境真菌と慢性咳嗽
担子菌類の*Bjerkandera adusta*（ヤケイロタケ）の重要性

小川晴彦

Q&A

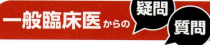
一般臨床医からの疑問・質問

Q1 担子菌類の多くは，いわゆる「きのこ」をつくる真菌類の一群ですがこの担子菌類は，真菌関連慢性咳嗽の原因になるのでしょうか？

A1 担子菌類の胞子が家のなかに舞い込んでくることがあります．担子菌類の仲間の1つに，*Bjerkandera adusta*（ヤケイロタケ）がありますが，その胞子や菌糸が室内環境にも存在しています．これが慢性咳嗽の原因になっていることがあります．

Q2 真菌関連慢性咳嗽は，稀な疾患ですか？　また，地域性がありますか？

A2 ヤケイロタケは全国に分布し，秋に胞子の飛散が多くみられます．筆者の施設では，専門の医師が真菌の培養，分離，同定を行っており，この疾患の検出率が高く，慢性咳嗽の原因の第4位を占めています．今後，ほかの医療施設で，この疾患の頻度についての検証が待たれます．

Q3 担子菌類は，一般臨床医でも喀痰から培養できますか？

A3 喀痰からの培養は，専門の知識をもつ医師，技師が行う必要があります．一般の施設では，培養，分離，同定は難しいと考えてください．培地はPDA培地やサブロー培地など，一般的な真菌培地を使用し，担子菌類が培養されるまでに，10～14日くらいかかります．

◆ はじめに

　筆者らの北陸地区は，アトピー咳嗽（atopic cough：AC）研究発祥の地であり，常に咳喘息（cough variant asthma：CVA）との鑑別が問題になってきたという地域性もあり，慢性咳嗽の診療は**気管支拡張薬の有効性を確認すること**からはじまる．したがって筆者らの施設を受診する時点で，すでに，抗喘息薬である抗ロイコトリエン薬，気管支拡張薬，経口および吸入ステロイド薬などが投与されていることが多く，**「なぜ喘息治療薬が無効なのか」**を考えなければならない状況におかれていた．

本稿で紹介する**「担子菌類（basidiomycetes：BM）による慢性咳嗽」**は，治療抵抗性の慢性咳嗽の診療に，新しい方向性を見出す手掛かりになるかもしれない．

1 背景～慢性咳嗽における担子菌の重要性

筆者らは1998年以来，空中浮遊真菌（環境真菌）が原因となった難治性アトピー咳嗽症例を報告してきた．アレルギー性呼吸器疾患では，原因抗原の追究は基本姿勢であり，環境真菌はその最も有力な抗原の候補の1つである．種々の環境真菌のなかでも，ある種の担子菌類が居住環境に出現すると喀痰好酸球が増加する難治性アトピー咳嗽症例を経験したことから，環境真菌である担子菌類と慢性咳嗽との関連についての研究がはじまった．

2 概念・定義

1）真菌関連慢性咳嗽

筆者らは，2007年4月，環境真菌関連気道アレルギー疾患研究会（FACS-JAPAN, http://square.umin.ac.jp/~facsnew/）を設立し，共同研究を開始した．2009年，アレルギー性気道疾患における環境真菌に関する一連の研究から，担子菌類の重要性に注目し，**真菌関連慢性咳嗽（fungus-associated chronic cough：FACC）**を提唱した[1]．この新規疾患概念は，2012年に日本呼吸器学会から発刊された「咳嗽に関するガイドライン　第2版」にも紹介されたが，**①慢性咳嗽，②喀痰から環境真菌，特に担子菌類が検出される，③少量の抗真菌薬が有効である**，を特徴とする．この研究では，慢性咳嗽患者171名のうち，喀痰から担子菌類が検出された咳嗽患者は39名（22.8％）であった．つまり，日常診療において担子菌類colonizerが高頻度に紛れ込んでいる可能性がある．

さらに難治性咳嗽（chronic idiopathic cough：CIC）患者70名を対象に，難治性咳嗽患者と非難治性咳嗽患者（一般的治療で改善した慢性咳嗽患者）の2群で喀痰の担子菌類陽性率を比較した．その結果，担子菌類の陽性率は難治性咳嗽群で有意に高かった（62.5％ vs. 16.7％，$p=0.0061$）[2]ので，**担子菌類は慢性咳嗽の難治化因子である可能性**が示された[3]．

2）*Bjerkandera adusta*（ヤケイロタケ）によるアレルギー性真菌性咳嗽の提唱

帝京大学の槇村浩一先生の検討によると，8名の真菌関連慢性咳嗽患者の喀痰培養から得られた担子菌類の28S rDNA塩基配列を解析したところ，全例が*Bjerkandera adusta*（ヤケイロタケ，AB096738）であった[4]．それらの喀痰から検出されたヤケイロタケの抽出粗抗原を従来法により作成し，皮内テスト，リンパ球刺激試験，および吸入誘発試験に用いた．

ヤケイロタケが喀痰から検出された慢性咳嗽患者8名に対し，ヤケイロタケの粗抗原を用いた吸入誘発試験を実施したところ，5名の患者で吸入誘発試験が陽性であった．このようなヤケイロタケに感作された慢性咳嗽患者は，アレルギー性真菌性咳嗽（allergic fungal cough：AFC）といえるが，特に国内からの提唱でもあり**"ヤケイロタケ咳嗽：Yakeirotake cough"**として報告した[4]．

3 疫学

当院に通院中の慢性咳嗽患者156名に対して実施した咽頭真菌培養の担子菌類陽性頻度(6.4％)は，*Candida*（10.6％）についで多かった[5]．

当院の特殊性もあるが，2012年4～12月までの9カ月間に当院を受診した慢性咳嗽患者106名の内訳は，AC 29名（27.4％），CVA 22名（20.8％），副鼻腔気管支症候群（sino-bronchial syndrome：SBS）21名（19.8％），胃食道逆流に伴う慢性咳嗽4名（3.8％），心因性咳嗽4名（3.8％），難治性咳嗽（既存の疾患概念にあてはまらない慢性咳嗽）26名（24.5％）であった．当初，難治性咳嗽とせざるを得なかった26名で改めて喀痰真菌培養を実施したところ，13名から担子菌類が検出され，真菌関連慢性咳嗽の診断を得た[6]．

さらに，先行研究で2005年4月～2012年3月までの間に，当院で診断した28名の難治性真菌関連慢性咳嗽患者から検出された担子菌類を遺伝子解析したところ，ヤケイロタケが12名（42.9％）と最も優勢種であった[7]．

2009年，Sautourらは，屋外サンプルにおいて，*Cladsporium*（55％）が最も多く，*Penicillium*，*Alternalia*，*Aspergillus*，についでヤケイロタケが5番目に高頻度に検出され，特に**ヤケイロタケは室内環境真菌の第3位（11～13％）であり**，季節によっては30％近くを占めると報告した[8]．一方，国内の多くの研究機関では，担子菌類は菌種まで同定されずにMycelia（菌糸体）※として扱われてきたため，国内のヤケイロタケの検出頻度は不明である．

> **用語解説** ※ **Mycelia（菌糸体）**
> 担子菌類のなかでも *Cryptococcus neoformans* や *Trichosporon* 属などの担子菌酵母（basidiomycetous yeast）は，細菌同様に一般の微生物検査室で同定できる．しかし，ヤケイロタケなどの糸状担子菌（filamentous basidiomycetes）は分子生物学的手法を用いなければ菌種同定は不可能であるため，これらの「無胞子性の白色カビ」は，従来，ひとまとめにMycelia（菌糸体）として分類されてきた．

4 病態生理

1) ヤケイロタケの生育温度

一般的に担子菌類は，体温に近い36～37℃では生育しにくいと考えられるが，**ヤケイロタケは4～37℃において無性性に分節分生子を産生しうる**ことを見出した．この事実が，30,000種類以上ある担子菌類のなかでも，ヤケイロタケがヒト気道に定着できる一因になっている可能性がある[9]．

2) アレルギー反応機序

ヤケイロタケに感作（sensitization）された5名のヤケイロタケ咳嗽（Yakeirotake cough）において，アレルギー学的検討を行った．ヤケイロタケの即時型皮内テストおよびリンパ球刺激試験は，それぞれ4例（80％）で陽性であり，双方もしくはどちらか一方が陽性であった．一方，ヤケイロタケに対する特異的IgEは全例陰性であった．したがって，ヤケイロタ

ケ咳嗽はIgEを介さないアレルギー反応によると考えられる[4]．

また，マウスに，ヤケイロタケを吸入させると気管支肺胞洗浄液中好酸球が集積することが報告された[10]．ヤケイロタケがどのようなメカニズムで慢性咳嗽を惹起し，増悪させるかは今後の研究課題である．

5 臨床像

●のどに痰が貼りついた感じは真菌関連慢性咳嗽を疑う重要な所見

「**のどに痰が貼りついた感じ（a sensation of mucus in the throat：SMIT）**」は，これまで注目されてこなかった咽喉頭異常感であるが，**気道への真菌定着と関連のある重要な咽喉頭症状で，真菌関連慢性咳嗽を疑う糸口**になる[11]．

さらに喀痰からヤケイロタケが検出される慢性咳嗽患者群は，検出されない群と比較して有意にカプサイシン咳感受性が亢進していた[12]．ヤケイロタケの吸入誘発陽性咳嗽患者群は，非感作群より**難治性**であり，咳嗽症状の寛解までの期間が長く，再発率が高く，抗真菌薬の使用量が多いことが示された[13]．

6 診断

①培養，分離，同定は，通常の検査機関では難しく，現時点では専門施設での検索が必要だが，概略は以下のとおりである
②喀痰や，咽頭ぬぐい液から真菌を分離培養する（サンプリングの際は，サブロー培地やPDA培地に直接喀痰を吹きかけると検出率が高くなる）
③真菌培養にあたっては，**10日以上の培養期間**を設ける
④一般的によく知られた環境真菌以外の，無胞子性の白色カビはMyceliaに分類されるが，このなかに担子菌類が含まれている可能性がある
⑤くり返しMyceliaが検出される場合，専門研究機関において分子生物学的に同定を行う

7 治療

真菌感染も真菌アレルギーも，真菌が気道に定着することからはじまる．定着した担子菌類自体，あるいは放出された分泌酵素が抗原となって惹起された好酸球炎症には，抗アレルギー薬や吸入ステロイド薬が有効と考えられるが，定着している担子菌類の除菌には抗真菌薬が有用である．

ヤケイロタケは担子菌類に分類される真菌である．ヤケイロタケの抗真菌薬に対する最小発育阻止濃度は，イトラコナゾール，ボリコナゾール，アムホテリシンBで順に，0.125，0.5，0.5 μg/mLであることが報告されている[14]．

現時点では**除真菌を目的とする抗真菌薬の投与量，使用期間などについて一定の見解が得られているわけではなく**，また，アスペルギルスなどの一般的な環境真菌の除菌は推奨されていないため，真菌関連慢性咳嗽の診断および加療に関しては十分な臨床経験のある専門病

院との連携が望ましい．

抗真菌薬は，咳嗽診療における新しい治療戦略の一角を担う可能性が広がるが，保険適用の問題など臨床応用までにはハードルがある．

8 疾患管理

1) 環境の変化

地球温暖化に伴って，海水の温度が上がり，台風が発生すると，その台風の到来によって，被害を受けた野山の倒木にきのこが繁茂する．地球環境の変化が，きのこの生活史（ecology）に影響を与えていないか，周辺環境にヤケイロタケの胞子や菌糸が増加していないかは，疾患管理において重要な因子となる．

2) 黄砂の影響

近年，**ヤケイロタケが黄砂のなかに含まれている**こと[15]が報告された．黄砂の到来によりアレルギー性呼吸器疾患患者の臨床症状が増悪するか否かを解明するには，今後の統合的研究が必要である[2, 16]．

9 症例呈示

症例　64歳，女性

2年前の秋頃より咳嗽を認め，呼吸器専門病院を受診しCVA＋ACの診断で，サルメテロールキシナホ酸塩＋フルチカゾンプロピオン酸エステル（アドエア®250ディスカス®）1吸入　1日2回朝夕，クレンブテロール塩酸塩（スピロペント®）1回20μg 1日2回朝夕に加え，アゼラスチン塩酸塩（アゼプチン®）1回2 mg 1日2回朝夕が処方された．

今年の5月頃より咳嗽が悪化．特に"のどに痰が貼りついた感じ"が強く，さかんに咳払いをしていた．再診時に，痰がからむことを伝えると，SBSの合併が疑われ，クラリスロマイシン（クラリス®）200 mg（1日1回朝）が追加処方された．4週間服用しても咳嗽と咳払いが続いた．そのため，逆流性食道炎の合併が疑われ，ラベプラゾール（パリエット®）10 mg（1日1回朝）が8週間処方されたが改善しなかった．

同年9月に耳鼻科を受診したが異常を指摘されなかった．咳嗽発作，透明な痰がまとわりつく感じが改善しないことを主治医に訴えたところ，CVAの悪化としてプレドニゾロンコハク酸エステルナトリウム（水溶性プレドニン®）20 mg（1日1回朝）が1週間追加された．その後も改善なく咳止めを希望したところ，コデインリン酸塩水和物（リン酸コデイン）20 mg（10％製剤0.2 g）1日2回朝夕が処方された．

同年10月，当院外来を受診．気管支拡張薬に対する可逆性はFEV$_1$が3.25 Lから3.30 L（1.5％）の変化であり，FeNOは8 ppbと正常であった．喀痰真菌培養を実施したところ，担子菌類が検出された．2週間の抗真菌薬の追加によってのどに痰が貼り付いた感じ（SMIT）および咳嗽発作は軽減した．

レスター咳質問票【日本版J-LCQ】（新実，小川版）[17]のスコアは来院時が，total 8.89, physical 3.5, psychological 3.14, social 2.25であったが，2週間の初期加療にて，total 18.14, physical 6.25, psychological 6.14, social 5.75へupし喀痰からの担子菌類は消失した．のどに痰が貼り付いた感じ（SMIT）の改善後は，前医でCVAに対するICSの維持療法を再開することになった．

⚠ Pitfall

"のどに痰が貼りついた感じ（SMIT）"は，画像や生理学的検査，耳鼻科的スコープによっても認識できない．患者は咽喉頭症状を的確に医師に伝えることは難しく，医師はその訴えに傾聴してきたとはいえない．**SMITなどの咽喉頭異常感は，問診すべき重要なclinical symptomsである**．

Point

慢性咳嗽診療では，増悪因子としての環境真菌，特に担子菌類が関与する場合がある．担子菌類検出の確立と普及が望まれる[18]．

◆ 結語

真菌関連慢性咳嗽の認識は，難治性慢性咳嗽の診療に役立つ可能性がある．初期治療によっても咳嗽が改善しない場合，残存するSMITなどの咽喉頭異常感は，2ndlineの治療戦略を構築するうえで傾聴すべき臨床症状である[19]．気道検体からの担子菌類の検出の確立と普及が早急の課題である．

〈文献〉

1) Ogawa H, et al：Efficacy of itraconazole in the treatment of patients with chronic cough whose sputa yield basidiomycetous fungi-fungus-associated chronic cough (FACC). J Asthma, 46：407-412, 2009

2) Ogawa H, et al：Re：Integrated research on the association between climate change and Bjerkandera allergy. J Allergy Clin Immunol Pract, 1：543, 2013

3) Ogawa H, et al：The importance of basidiomycetous fungi cultured from the sputum of chronic idiopathic cough：a study to determine the existence of recognizable clinical patterns to distinguish CIC from non-CIC. Respir Med, 103：1492-1497, 2009

4) Ogawa H, et al：Is *Bjerkandera adusta* Important to fungus-associated chronic cough as an allergen? Eight cases' reports. J Asthma, 46：849-855, 2009

5) 小川晴彦，藤村政樹：慢性乾性咳嗽患者における咽頭真菌培養の陽性頻度とその季節性に関する臨床的検討．日呼吸会誌，44：168-172, 2006

6) Ogawa H, et al：It is time to call attention to the clinical significance of fungal colonization in chronic cough. Allergol Int, 63：611-612, 2014

7) Yamaura M, et al：Specific detection of *Bjerkandera adusta* by polymerase chain reaction and its incidence in fungus-associated chronic cough. Mycopathologia, 176：337-343, 2013

8) Sautour M, et al：Profiles and seasonal distribution of airborne fungi in indoor and outdoor environments at a French hospital. Sci Total Environ, 407：3766-3771, 2009

9) Ogawa H, et al：Possible roles of 2 basidiomycetous fungi in allergic fungal respiratory disease. J Allergy Clin Immunol, 130：279-280；author reply 280, 2012

10) He M, et al：Aggravating effects of Asian sand dust on lung eosinophilia in mice immunized beforehand by ovalbumin. Inhal Toxicol, 24：751-761, 2012

11) Ogawa H, et al：Chronic cough management：dealing with a sensation of mucus in the throat. Respirology, 18：732-733, 2013

12) Ogawa H, et al：Impact of *Bjerkandera adusta* colonization on chronic cough. Allergol Int, 63：499-500, 2014

13) Ogawa H, et al：Sensitization to *Bjerkandera adusta* enhances severity of cough symptom in patients with fungus-associated chronic cough（FACC）．Med Mycol J, 52：205-212, 2011

14) González GM, et al：In vitro activities of approved and investigational antifungal agents against 44 clinical isolates of basidiomycetous fungi. Antimicrob Agents Chemother, 45：633-635, 2001

15) Kobayashi F, et al：Direct samplings, separated culture, and identifications of KOSA bioaerosols over Noto peninsula, Suzu city. Earozoru Kenkyu, 25：23-28, 2010

16) Ogawa H, et al：Is bjerkandera allergy affected by the arrival of yellow sand dust? Allergol Int, 62：517-518, 2013

17) 新実彰男，小川晴彦：咳のQOL問診票LCQの日本語版 概略の紹介（抄録）．第11回日本咳嗽研究会プログラム，p22, 2009

18) Ogawa H, et al：Fungus-associated asthma：overcoming challenges in diagnosis and treatment. Expert Rev Clin Immunol, 10：647-656, 2014

19) Ogawa H, et al：Dealing with cough-related laryngeal sensations for a substantial reduction in chronic cough. Pulm Pharmacol Ther, 27：127-128, 2014

第3章 咳嗽の臨床

G その他

2. 咳嗽治療に漢方薬を使ってみよう

藤森勝也，菊地利明，鈴木榮一

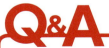

一般臨床医からの疑問・質問

Q1 漢方はエビデンスや効果がありますか？

A1 あります．漢方薬を処方する臨床医は，90％以上といわれています．エビデンスがあり有効なものを選択し使用すれば，近代医療の欠陥を補い，患者満足度向上に貢献できます．費用対効果に優れたものも多くみられています．

Q2 鎮咳作用のある生薬を教えてください．

A2 鎮咳作用のある生薬として，麦門冬，甘草，麻黄，半夏，五味子，杏仁，細辛，乾姜，桔梗，桑白皮，天門冬，前胡，貝母，百合，枇杷葉などが知られています．呼吸器疾患に使用される漢方薬には，これら生薬が含まれています（表1）．

Q3 気管支炎に使用される漢方薬を教えてください．

A3 気管支炎に使用される漢方薬は，麻黄湯類としての小青竜湯，麻黄附子細辛湯が，柴胡剤としての小柴胡湯，柴朴湯，神秘湯，四逆散が，滋陰剤としての麦門冬湯が，利水剤としての苓甘姜味辛夏仁湯があります．

Q4 咳嗽に適応のある漢方薬を教えてください．

A4 咳嗽に適応がある漢方薬は，麻黄湯類としての小青竜湯が，柴胡剤としての柴朴湯，柴陥湯，竹茹温胆湯が，滋陰剤としての麦門冬湯，滋陰降火湯，滋陰至宝湯が，理気剤としての半夏厚朴湯が，表裏双解剤（解表温裏剤）としての参蘇飲が，清熱剤としての清肺湯が，利水剤としての苓甘姜味辛夏仁湯があります．

Q5 喀痰に適応のある漢方薬を教えてください．

A5 喀痰に適応がある漢方薬は，麻黄湯類としての小青竜湯が，柴胡剤としての竹茹温胆湯が，滋陰剤としての滋陰降火湯，滋陰至宝湯が，表裏双解剤（解表温裏剤）としての参蘇飲が，清熱剤としての清肺湯が，利水剤としての苓甘姜味辛夏仁湯があります．

Q6 麦門冬湯は，どのような疾患に用いるとよいのでしょうか？

A6 麦門冬湯は，遷延性・慢性の咳嗽，特にかぜ症候群（感染）後咳嗽に有用です．加えて，ACE阻害薬の副作用としてみられる咳嗽，妊婦の咳嗽に有用な場合があります．さ

らに，気管支喘息の咳嗽，咳喘息，咳優位型喘息，間質性肺疾患の咳嗽，シェーグレン症候群に伴う口渇，気道乾燥症状にも有用な場合があります．

はじめに

1）漢方薬を使ってみよう

　ヒトは，自然界に生き，自然とのかかわりなしにはその生命活動を営むことはできないであろう．この自然界には，各種作用をもつ多くの生薬がある．自然の恵みである．自然の恵みである生薬を用い，何千年もの歴史的英知を経て得られた独特の病態理解により，「未病」，「病気」の治療に対応するのが「漢方医学」である．

　現在，**漢方薬を処方する臨床医は，90％以上**である．エビデンスがあり有効なものを選択し使用すれば，近代医療の欠陥を補い，患者満足度向上に貢献できる．費用対効果に優れたものも多い．

2）漢方薬を使うための基礎知識

　漢方には独特の病態把握の物差しがある．**陰陽，虚実，表裏，寒熱**である．

　さらに漢方の病態把握法の1つに，**気・血・水**がある．このなかで重要な概念が「気」である．「気」という言葉は，気力，やる気，生気，正気，電気，気分，移り気，病気，気違い，邪気などと使われているように，「気」は，目には見えない生命エネルギー，生体における精神活動，機能活動を表す．

　例えば，忙しいときや働き過ぎのときには，「気」を使い，自己のエネルギーを減らしている．すると「気」が不足し，元気がない，疲れやすい，無気力，顔が蒼白，言葉に力がない，下痢しやすい，食欲がない，などの症状がでてくる．これを漢方では，「気虚」とよんでいる．このような状態は，だれもが経験したことがあると思われる．「気虚」には「気」を補う処方があり，「補中益気湯(ほちゅうえっきとう)」が代表薬である．かぜ症候群が長引き，2～3週間経ってやっと治ったが，まだ食欲が戻らない，疲れやすい，元気が出ないなどを訴え受診する高齢者をよくみかける．これはウイルス感染で「気」を使い，自己のエネルギーを減らしていると考えられる．このような場合に「補中益気湯」が著効する．また，COPDで病状が進むと，「気」を使い，「気」のレベルが低下すると考えられる．COPDに対して「補中益気湯」を使用すると，感冒罹患回数を減らし，体重増加作用，栄養状態改善作用があることが報告[1]されている．

　「気」の異常には気虚以外に，「気うつ」「気滞」という病態が存在する．「血」には，「血虚」「瘀血」が，「水」には，「水滞」「津虚＝陰（水）虚」（津液不足：脱水，枯燥）がある．漢方治療は，常に全身を一個の有機体として診断し，心身全体の調和をはかり（心身一如），病人の個体差を尊重する．気・血・水のバランスの異常がいろいろな症状を引き起こすので，このバランスをとり，足りないものは補い（補剤），過剰なものは排除する（瀉剤）のが漢方治療である．

表1 咳嗽，喀痰，かぜ症候群，気管支炎など呼吸器疾患に頻用される31漢方薬とその構成生薬，薬効

生薬名		葛根	桔梗	麻黄	桂皮	甘草	杏仁	芍薬	大棗	生姜	半夏	細辛	乾姜	五味子
解熱作用		○		○	○								○	
鎮痛，鎮痙作用		○		○	○	○		○				○	○	○
鎮咳作用			○	○		○	○				○	○	○	○
健胃作用									○	○	○		○	
その他作用1				抗炎症	抗炎症	抗炎症				抗炎症	鎮吐		抗炎症	
その他作用2														
その他作用3														

漢方薬名（カッコ内は構成生薬数）		葛根	桔梗	麻黄	桂皮	甘草	杏仁	芍薬	大棗	生姜	半夏	細辛	乾姜	五味子
急性期	麻黄湯（4）			○	○	○	○							
	葛根湯（7）	○		○	○	○		○	○	○				
	小青竜湯（8）			○	○	○		○			○	○	○	○
	麻黄附子細辛湯（3）			○								○		
	麻杏甘石湯（4）			○		○	○							
	五虎湯（5）			○		○	○							
	桂枝湯（5）				○	○		○	○	○				
	桔梗湯（2）		○			○								
	香蘇散（5）					○				○				
	升麻葛根湯（5）	○				○		○		○				
	葛根湯加川芎辛夷（9）	○		○	○	○		○	○	○				
	川芎茶調散（9）					○								
	参蘇飲（12）	○	○			○				○	○			
	苓甘姜味辛夏仁湯（7）					○	○				○	○	○	○
亜急性期	小柴胡湯（7）					○			○	○	○			
	小柴胡湯加桔梗石膏（9）		○			○			○	○	○			
	柴胡桂枝湯（9）				○	○		○	○	○	○			
	柴陥湯（9）					○			○	○	○			
	柴朴湯（10）					○			○	○	○			
	竹筎温胆湯（13）		○			○				○	○			
	四逆散（4）					○		○						
	神秘湯（7）			○		○	○							
	半夏厚朴湯（5）									○	○			
亜急性期～回復期～慢性期	麦門冬湯（6）					○			○		○			
	滋陰降火湯（10）					○		○						
	滋陰至宝湯（13）					○		○						
	五積散（16）		○	○	○	○		○		○	○		○	
回復期～慢性期	補中益気湯（10）					○				○			○	
	荊芥連翹湯（17）		○			○		○						
	清肺湯（16）		○			○	○			○				○
	辛夷清肺湯（9）													

附子	陳皮	香附子	蘇葉	桑白皮	升麻	柴胡	黄芩	人参	麦門冬	粳米	黄耆	白朮	当帰	生薬名
					○								○	解熱作用
○			○	○		○							○	鎮痛,鎮痙作用
		○							○			○		鎮咳作用
	○									○		○		健胃作用
抗炎症	抗炎症	抗うつ	抗菌	抗炎症	抗炎症	抗炎症	抗炎症	疲労回復	抗炎症		強壮	利尿	抗炎症	その他作用1
						ステロイド様	抗ストレス				止汗	抗炎症		その他作用2
						抗うつ	強壮				利尿			その他作用3
														漢方薬名（カッコ内は構成生薬数）
														麻黄湯 (4) 【急性期】
														葛根湯 (7)
														小青竜湯 (8)
○														麻黄附子細辛湯 (3)
														麻杏甘石湯 (4)
				○										五虎湯 (5)
														桂枝湯 (5)
														桔梗湯 (2)
	○	○	○											香蘇散 (5)
					○									升麻葛根湯 (5)
														葛根湯加川芎辛夷 (9)
		○												川芎茶調散 (9)
	○	○												参蘇飲 (12)
														苓甘姜味辛夏仁湯 (7)
						○	○	○						小柴胡湯 (7) 【亜急性期】
						○	○	○						小柴胡湯加桔梗石膏 (9)
						○	○	○						柴胡桂枝湯 (9)
						○	○							柴陥湯 (9)
			○			○	○	○						柴朴湯 (10)
	○					○		○						竹茹温胆湯 (13)
						○								四逆散 (4)
	○		○			○								神秘湯 (7)
			○											半夏厚朴湯 (5)
								○	○	○				麦門冬湯 (6) 【亜急性期〜回復期〜慢性期】
	○								○			○	○	滋陰降火湯 (10)
	○	○				○			○			○	○	滋陰至宝湯 (13)
○	○											○	○	五積散 (16)
	○				○	○		○			○	○	○	補中益気湯 (10) 【回復期〜慢性期】
						○	○					○	○	荊芥連翹湯 (17)
	○			○					○			○	○	清肺湯 (16)
					○				○					辛夷清肺湯 (9)
附子	陳皮	香附子	蘇葉	桑白皮	升麻	柴胡	黄芩	人参	麦門冬	粳米	黄耆	白朮	当帰	生薬名

第3章 咳嗽の臨床

G-2 咳嗽治療に漢方薬を使ってみよう

（次ページに続く）

(表1の続き)

生薬名	川芎	辛夷	荊芥	防風	薄荷	白芷	羌活	茶葉	石膏	黄連	括樓仁	茯苓	厚朴	枳実(枳殻)
解熱作用								○	○	○	○			
鎮痛,鎮痙作用	○	○	○	○	○	○	○			○			○	○
鎮咳作用														
健胃作用										○				○
その他作用1		抗炎症	抗炎症	抗炎症					抗炎症		排痰	利尿	抗炎症	抗アレルギー
その他作用2										抗菌		抗潰瘍	抗アレルギー	
その他作用3													抗菌	

	漢方薬名(カッコ内は構成生薬数)	川芎	辛夷	荊芥	防風	薄荷	白芷	羌活	茶葉	石膏	黄連	括樓仁	茯苓	厚朴	枳実(枳殻)
急性期	麻黄湯(4)														
	葛根湯(7)														
	小青竜湯(8)														
	麻黄附子細辛湯(3)														
	麻杏甘石湯(4)									○					
	五虎湯(5)									○					
	桂枝湯(5)														
	桔梗湯(2)														
	香蘇散(5)														
	升麻葛根湯(5)														
	葛根湯加川芎辛夷(9)	○	○												
	川芎茶調散(9)	○		○	○	○	○	○							
	参蘇飲(12)												○		○
	苓甘姜味辛夏仁湯(7)												○		
亜急性期	小柴胡湯(7)														
	小柴胡湯加桔梗石膏(9)									○					
	柴胡桂枝湯(9)														
	柴陥湯(9)										○	○			
	柴朴湯(10)												○	○	
	竹筎温胆湯(13)										○		○		○
	四逆散(4)														○
	神秘湯(7)													○	
	半夏厚朴湯(5)												○	○	
亜急性期~慢性期/回復期	麦門冬湯(6)														
	滋陰降火湯(10)														
	滋陰至宝湯(13)					○							○		
	五積散(16)	○					○						○	○	
回復期~慢性期	補中益気湯(10)														
	荊芥連翹湯(17)	○		○	○	○	○				○				○
	清肺湯(16)												○		
	辛夷清肺湯(9)		○							○					
	生薬名	川芎	辛夷	荊芥	防風	薄荷	白芷	羌活	茶葉	石膏	黄連	括樓仁	茯苓	厚朴	枳実(枳殻)

第3章 咳嗽の臨床

G-2 咳嗽治療に漢方薬を使ってみよう

竹筎	前胡	山梔子	天門冬	貝母	百合	知母	枇杷葉	黄柏	地黄	連翹	地骨皮	生薬名
											○	解熱作用
		○						○				鎮痛,鎮痙作用
	○	○	○	○		○	○					鎮咳作用
						○	○					健胃作用
抗炎症	抗炎症	瀉下作用	排痰	排痰	抗炎症	抗炎症	抗炎症		補血	抗菌	抗菌	その他作用1
排痰	排痰			排痰	排痰	排痰	抗菌	抗菌	利尿	抗アレルギー		その他作用2
						抗菌						その他作用3
												漢方薬名（カッコ内は構成生薬数）
												麻黄湯 (4) [急性期]
												葛根湯 (7)
												小青竜湯 (8)
												麻黄附子細辛湯 (3)
												麻杏甘石湯 (4)
												五虎湯 (5)
												桂枝湯 (5)
												桔梗湯 (2)
												香蘇散 (5)
												升麻葛根湯 (5)
												葛根湯加川芎辛夷 (9)
												川芎茶調散 (9)
	○											参蘇飲 (12)
												苓甘姜味辛夏仁湯 (7)
												小柴胡湯 (7) [亜急性期]
												小柴胡湯加桔梗石膏 (9)
												柴胡桂枝湯 (9)
												柴陥湯 (9)
												柴朴湯 (10)
○												竹筎温胆湯 (13)
												四逆散 (4)
												神秘湯 (7)
												半夏厚朴湯 (5)
												麦門冬湯 (6) [亜急性期~慢性期]
		○	○			○	○					滋陰降火湯 (10)
		○		○							○	滋陰至宝湯 (13)
	○											五積散 (16)
												補中益気湯 (10) [回復期~慢性期]
	○	○				○	○	○				荊芥連翹湯 (17)
○		○		○		○	○					清肺湯 (16)
		○			○	○	○					辛夷清肺湯 (9)
竹筎	前胡	山梔子	天門冬	貝母	百合	知母	枇杷葉	黄柏	地黄	連翹	地骨皮	生薬名

3） 咳嗽治療に，漢方薬を使ってみよう

鎮咳作用のある生薬として，**麦門冬**，**甘草**，**麻黄**，**半夏**，**五味子**，**杏仁**，**細辛**，**乾姜**，**桔梗**，**桑白皮**，**天門冬**，**前胡**，**貝母**，**百合**，**枇杷葉**などが知られている．呼吸器疾患に使用される漢方薬には，これら生薬が含まれている（**表1**）．麻黄湯（麻黄，杏仁，甘草），葛根湯（麻黄，甘草），小青竜湯（半夏，麻黄，甘草，五味子，細辛，乾姜），麻黄附子細辛湯（麻黄，細辛），桂枝湯（甘草），桔梗湯（桔梗，甘草），香蘇散（甘草），小柴胡湯（半夏，甘草），柴胡桂枝湯（半夏，甘草），柴朴湯（甘草，半夏）半夏厚朴湯（半夏），麦門冬湯（麦門湯，半夏，甘草），補中益気湯（甘草，乾姜）などである．

かぜ症候群では，咳嗽を伴うことが多い．かぜ症候群急性期に麻黄湯，葛根湯，小青竜湯，麻黄附子細辛湯，桂枝湯，桔梗湯，香蘇散，かぜ症候群亜急性期に小柴胡湯，柴胡桂枝湯，かぜ症候群亜急性期〜慢性期に麦門冬湯，補中益気湯，のどに違和感のある咽喉頭神経症，不安神経症に伴う咳嗽に半夏厚朴湯，気管支喘息に柴朴湯などがよく用いられ，エビデンスがあり有用である．

1 漢方の基本的な考え方を理解しよう

漢方では，健康→未病→発病→既病という考え方がある．正気（体にとって必要不可欠なエネルギー）がさかんで邪気（不必要なもの）がなければ「健康」，正気がさかんでも邪気があり，一見健康そうに見えるのは「未病」，正気が虚して邪気がなければ「虚弱」，正気が虚していて邪気に侵されれば「発病」と考えている．まずはこの考え方を理解したい．しからば，からだの不調を訴えて受診した方に，西洋医学の診療においては異常所見がなく，検査しても正常値だけで何の異常所見を見出せないまま「治療の必要を認めません」と話す，「からだの不調」が解決できない医師が，「未病」の概念，「漢方の考え方」を利用して治療し，「からだの不調」を改善できるのである．

1） 病態把握に関する用語

漢方医学では，**気血水論，陰陽，虚実，表裏，寒熱**などの独特の考え方で，病態把握を行う．以下の基本用語の理解を深めて，漢方薬を使ってみると効果が出やすい．

「証」とは，気血水論，陰陽，虚実，表裏，寒熱などの病態把握を通した診断であり，治療の指示である．

「陽証」とは，気血が十分にあり，新陳代謝がさかんで，病邪に対する闘病反応が積極的な時期である．**陰証**とは，気血が不足気味で新陳代謝が衰え，病邪に対する闘病反応が沈滞気味な時期である．

「虚実」とは，①基本的な体力あるいは体格（正気，精気の多寡），②疾病に対する反応（正気，精気と邪気との反応）である．

「寒」とは，自覚症状としての，冷え，寒気を意味する．**「熱」**とは，自覚症状としてのほてり，熱感を意味する．「陰証は寒が主であり，陽証は熱が主」とされる．

皮膚，筋肉，関節，神経などの身体表層部を**「表」**，身体深部や内臓を**「裏」**，その中間の肺，肝などの横隔膜周囲の臓器を**「半表半裏」**と定義する．

2) かぜ症候群に関する考え方

以上をふまえて，外来で最もよく遭遇する「咳嗽」「喀痰」を呈する疾患，かぜ症候群について，西洋医学と東洋医学を合わせた**和洋折衷医学**にて考えてみよう．

感冒，かぜ（鼻かぜ），かぜ症候群は，呼吸器系の炎症性症状の総称である．主にウイルス感染による上気道（鼻腔や咽頭など）の炎症性疾患である．急性上気道炎，急性鼻咽頭炎，急性咽頭・喉頭炎まで含む概念とされる．80〜90％はウイルス（インフルエンザウイルス，パラインフルエンザウイルス，RSウイルス，ライノウイルス，コクサッキーウイルス，エコーウイルス，コロナウイルス，アデノウイルス，ヒトメタニューモウイルスなど）が原因で，残り10〜20％は，肺炎マイコプラズマ，肺炎クラミジアなどの細菌が原因である．

かぜ症候群の初期〜急性期とは，鼻汁，くしゃみ，鼻閉，発熱，悪寒，咽頭痛，頭痛などを呈する発病初期1〜2日のことを指す．この時期は，「表」で「寒」が多い．このときには麻黄湯，葛根湯，小青竜湯，麻黄附子細辛湯，桂枝湯，桔梗湯，香蘇散など（麻黄が含まれた麻黄湯類，桂皮が含まれた桂枝湯）がよく使用される．

急性期を過ぎ，高熱はなくなったが微熱が続き，食欲がないという時期が亜急性期に相当する．この時期には咳嗽，喀痰を伴うことが多い．口が苦く，舌を見ると，白苔が付着している．この時期は，「半表半裏」「裏」「熱」となる．この時期によく使われるのが，小柴胡湯である．胃腸が弱っている場合には，柴胡桂枝湯（柴胡が含まれた柴胡剤）が使用される．

一部の症例では，ほかの症状は改善したが，咳嗽のみが長引いたり，全身倦怠感，食欲不振が長引いたりする（回復期，慢性期）．この時期は「裏」となる．このときには麦門冬湯，補中益気湯が使用される．

2 咳嗽，喀痰，かぜ症候群，気管支炎などの呼吸器疾患に頻用される代表的漢方薬（表1，2）

先にも記載したが，**鎮咳作用のある生薬**として，麦門冬，甘草，麻黄，半夏，五味子，杏仁，細辛，乾姜，桔梗，桑白皮，天門冬，前胡，貝母，百合，枇杷葉などが知られている．構成生薬に占める，鎮咳作用がある生薬割合の高い方剤から記載，解説した．色文字は鎮咳作用のある生薬である．

1) かぜ症候群急性期に使用する漢方薬

①**桔梗湯**（構成生薬：桔梗，甘草）（裏熱虚証）

咽頭痛，咳嗽，喀痰がある場合．扁桃腺炎が適応症．

②**苓甘姜味辛夏仁湯**（構成生薬：茯苓，乾姜，細辛，五味子，杏仁，甘草，半夏）（裏寒虚証）

鼻汁，鼻閉，咳嗽，喀痰，喘鳴，手足の冷えがある場合．気管支炎，気管支喘息（喘息様気管支炎）が適応症．

③**五虎湯**（構成生薬：麻黄，石膏，杏仁，甘草，桑白皮）（表裏熱実証）

咳嗽，喀痰，喘鳴がある場合．気管支喘息（喘息様気管支炎）が適応症．麻黄湯類．

④**麻黄湯**（構成生薬：麻黄，桂皮，杏仁，甘草）（表寒実証）

発熱，悪寒，頭痛，関節痛，咳嗽，喘鳴がある場合．かぜ症候群，インフルエンザ，気管支喘息（喘息様気管支炎）が適応症．麻黄湯類．

表2 ● 咳嗽，喀痰，かぜ症候群，気管支炎など呼吸器疾患に頻用される31漢方薬の保険診療上の主な適応症と表裏寒熱虚実

	漢方薬（カッコ内は構成生薬に占める鎮咳作用ありの生薬数，割合）	感冒かぜ	鼻かぜ	インフルエンザ	扁桃腺炎	鼻炎・副鼻腔炎	気管支炎	気管支喘息	肺炎	咳嗽	喀痰	表裏寒熱	虚実
急性期	麻黄湯（4分の3，75％）	○		○				○				表寒	実証
	葛根湯（7分の2，29％）	○	○		○							表寒	実証
	小青竜湯（8分の6，75％）	○				○	○	○		○	○	表寒	実証
	麻黄附子細辛湯（3分の2，67％）	○					○					表(裏)寒	虚証
	麻杏甘石湯（4分の3，75％）							○				表(裏)熱	実証
	五虎湯（5分の4，80％）							○		○		表(裏)熱	実証
	桂枝湯（5分の1，20％）	○										表寒	虚証
	桔梗湯（2分の2，100％）				○							裏(表)熱	虚証
	香蘇散（5分の1，20％）	○										表寒	虚証
	升麻葛根湯（5分の1，20％）	○（皮疹）										表熱	実証
	葛根湯加川芎辛夷（9分の2，22％）					○						表寒	実証
	川芎茶調散（9分の1，11％）	○（頭痛）										表寒	虚(実)証
	参蘇飲（12分の4，33％）	○								○	○	表寒(熱)	虚証
	苓甘姜味辛夏仁湯（7分の6，86％）						○	○		○	○	裏寒	虚証
亜急性期	小柴胡湯（7分の2，29％）	○					○	○	○			裏熱	虚証
	小柴胡湯加桔梗石膏（9分の3，33％）				○							裏熱	虚証
	柴胡桂枝湯（9分の2，22％）	○										裏熱	虚証
	柴陥湯（9分の2，22％）									○（胸痛）		裏熱	虚(実)証
	柴朴湯（10分の2，20％）						○	○		○（不安）		裏熱	虚証
	竹茹温胆湯（13分の4，31％）	○		○						○（不眠）	○	裏熱	虚証
	四逆散（4分の1，25％）					○	○					裏熱	実証
	神秘湯（7分の3，43％）						○	○				裏寒	虚証
	半夏厚朴湯（5分の1，20％）									○（不安，不眠）		裏熱	実証
亜急性期～回復期～慢性期	麦門冬湯（6分の3，50％）						○	○		○		裏熱	虚証
	滋陰降火湯（10分の3，30％）									○（皮膚乾燥）	○	裏熱	虚証
	滋陰至宝湯（13分の3，23％）									○（体力低下）	○	裏熱	虚証
	五積散（16分の5，31％）	○										裏(表)寒	虚証
回復期～慢性期	補中益気湯（10分の2，20％）	○										裏寒	虚証
	荊芥連翹湯（17分の2，12％）				○（慢性）	○						裏熱	虚証
	清肺湯（16分の8，50％）									○		裏熱	虚証
	辛夷清肺湯（9分の3，33％）					○						裏(表)熱	虚(実)証

⑤**麻杏甘石湯**（構成生薬：麻黄，石膏，杏仁，甘草）（表裏熱実証）

咳嗽，喀痰，喘鳴がある場合．気管支喘息（喘息様気管支炎）が適応症．麻黄湯類．

⑥**小青竜湯**（構成生薬：麻黄，桂皮，甘草，芍薬，五味子，乾姜，細辛，半夏）（表寒実証）

鼻汁，発熱，咳嗽，喀痰，喘鳴がある場合．かぜ症候群，鼻炎，気管支炎，気管支喘息（喘息様気管支炎）が適応症．麻黄湯類．

⑦**麻黄附子細辛湯**（構成生薬：附子，細辛，麻黄）（表裏寒虚証）

悪寒，全身倦怠感，鼻汁，咳嗽，喀痰がある場合．かぜ症候群，気管支炎が適応症．麻黄湯類．

⑧**参蘇飲**（構成生薬：蘇葉，前胡，人参，茯苓，枳実，葛根，陳皮，半夏，桔梗，甘草，大棗，生姜）（表寒熱虚証）

発熱，頭痛，咳嗽，喀痰，肩背首のこり，胃もたれがある場合．かぜ症候群が適応症．

⑨**葛根湯**（構成生薬：葛根，麻黄，桂皮，芍薬，甘草，生姜，大棗）（表寒実証）

発熱，頭痛，悪寒，肩こりがある場合．かぜ症候群，扁桃腺炎が適応症．麻黄湯類．

2）かぜ症候群亜急性期に使用する漢方薬

①**神秘湯**（構成生薬：麻黄，杏仁，柴胡，陳皮，厚朴，蘇葉，甘草）（裏寒虚証）

咳嗽，喀痰，喘鳴，抑うつがある場合．気管支炎，気管支喘息（喘息様気管支炎）が適応症．麻黄湯類，柴胡剤．

②**竹茹温胆湯**（構成生薬：竹茹，柴胡，黄連，茯苓，半夏，麦門冬，人参，枳実，陳皮，香附子，桔梗，甘草，生姜）（裏熱虚証）

微熱，咳嗽，喀痰，不眠がある場合．かぜ症候群，インフルエンザ，肺炎が適応症．柴胡剤．

③**小柴胡湯**（構成生薬：柴胡，黄芩，半夏，甘草，人参，大棗，生姜）（裏熱虚証）

咳嗽，喀痰，微熱，食欲不振，口苦がある場合．かぜ症候群，気管支炎，気管支喘息（喘息様気管支炎），肺炎が適応症．柴胡剤．

④**柴朴湯**（構成生薬：柴胡，黄芩，半夏，厚朴，茯苓，人参，甘草，蘇葉，大棗，生姜）（裏熱虚証）

咳嗽，喀痰，喘鳴，咽喉・食道のつかえ感・異物感，不安・気分のふさぎがある場合．気管支炎，気管支喘息が適応症．柴胡剤．

3）かぜ症候群回復期～慢性期に使用する漢方薬

①**麦門冬湯**（構成生薬：麦門冬，半夏，人参，甘草，大棗，粳米）（裏熱虚証）

咳嗽が強く，咽喉乾燥感がある場合．気管支炎，気管支喘息（咳喘息，咳優位型喘息）が適応症．

②**清肺湯**（構成生薬：黄芩，山梔子，麦門冬，天門冬，五味子，貝母，杏仁，桔梗，桑白皮，竹茹，当帰，甘草，陳皮，茯苓，大棗，生姜）（裏熱虚証）

喀痰，咳嗽が強く，微熱がある場合．気管支炎，気管支拡張症などが適応症と考えている．

③**辛夷清肺湯**（構成生薬：黄芩，辛夷，知母，麦門冬，百合，枇杷葉，山梔子，升麻，石膏）（裏表熱虚実証）

鼻汁，頭痛，咳嗽，喀痰，微熱がある場合．慢性鼻炎，慢性副鼻腔炎が適応症．

④ 滋陰降火湯（構成生薬：地黄，芍薬，麦門冬，天門冬，当帰，知母，黄柏，陳皮，白朮，甘草）（裏熱虚証）

咳嗽，喀痰，微熱，喉にうるおいがなく皮膚乾燥の場合．気管支炎などが適応症と考えている．

⑤ 滋陰至宝湯（構成生薬：柴胡，芍薬，地骨皮，麦門冬，茯苓，当帰，貝母，知母，白朮，陳皮，甘草，薄荷，香附子）（裏熱虚証）

持続する咳嗽，喀痰，微熱，口渇，やせ，虚弱，体力低下がある場合．気管支炎などが適応症と考えている．柴胡剤．

❸ 長引く乾性咳嗽に麦門冬湯を使用してみよう[2]

麦門冬湯は，滋陰剤に分類される．滋陰剤は，陰虚証を治療する方剤である．陰虚とは，津液が不足した状態である．現代医学的には，乾燥症状（口渇，嗄声，乾性咳嗽など）があり，胃腸虚弱状態である．麦門冬湯はこのような状態の改善に用いられる．

麦門冬湯は，水と気の異常，すなわち水の枯渇，気逆に用い，五臓では肺の働きの異常（肺の陰虚），六病位では，少陽病期，半表半裏に用いる．

現代医学的には，遷延性・慢性の咳嗽，特にかぜ症候群（感染）後咳嗽に有用である．加えて，ACE（アンジオテンシン変換酵素）阻害薬の副作用としてみられる咳嗽，妊婦の咳嗽に有用な場合がある．さらに，気管支喘息の咳嗽，咳喘息，咳優位型喘息，間質性肺疾患の咳嗽，シェーグレン症候群に伴う口渇，気道乾燥症状にも有用な場合がある．

1）麦門冬湯の構成生薬

先に示したが，構成生薬は，麦門冬，半夏，人参，甘草，大棗，粳米である．

構成生薬中，鎮咳効果が報告されているのは，麦門冬，甘草，半夏である．

麦門冬は，ユリ科のジャノヒゲの根の膨大部である．主要成分は，オフィオポゴニンである．オフィオポゴニンには，気管支炎罹患モルモットのカプサイシン誘発咳嗽反射を有意に抑制することが報告されている[3]．

甘草の主要成分は，グリチルリチンである．グリチルリチンには，抗炎症作用，鎮咳作用が知られている．加えて，最近，甘草の成分であるリクイリチン，リクイリチン-アピオシドとリクイリチン-アピオシドの代謝物質であるリクイリチゲニンが強い鎮咳作用があることがわかってきた[4]．

半夏にも鎮咳作用があることが知られている．

2）咳嗽発生機序と麦門冬湯の薬理[3]

咳嗽発生機序の一部は次のように説明できる．

気道上皮に存在する咳受容体であるC-fibers（C線維）やirritant receptorsに対する機械的・化学的刺激が，上喉頭神経，迷走神経のafferent（求心性伝導路）を通して咳中枢である延髄の孤束核に投射し，そこより脊髄に下降し，横隔神経，肋間神経，迷走神経反回枝（efferent，遠心性伝導路）を介して各種の呼吸筋に伝達され，咳嗽が発生する．咳嗽に重要

な神経ペプチドとしてサブスタンスPが知られている．サブスタンスPはC-fibersが刺激され放出される．サブスタンスPを分解する酵素がneutral endopeptidase（中性エンドペプチダーゼ）である．

麦門冬湯は，咳中枢の抑制でなく，neutral endopeptidaseの活性低下抑制作用によるC-fibersの過度の興奮性の抑制により鎮咳効果を発揮することが予測されている．加えて，C-fibersを刺激する一酸化窒素（NO）の合成や放出に対する阻害作用があることが知られている．

3）かぜ症候群（感染）後咳嗽に対する作用

胸部X線写真に異常を認めない3週間以上続く遷延性乾性咳嗽，8週間以上続く慢性乾性咳嗽の3大原因疾患は，かぜ症候群（感染）後咳嗽，咳喘息，アトピー咳嗽（非喘息性好酸球性気管・気管支炎）である．

かぜ症候群（感染）後咳嗽は，1995年に筆者らがその疾患概念を提唱した[5,6]．

かぜ症候群（感染）後咳嗽は，かぜ症候群の後から，ほかの症状（鼻汁，くしゃみ，鼻閉，発熱，流涙，咽頭痛，嗄声など）は改善したが，乾性咳嗽のみが続く疾患である「かぜ症候群（感染）後咳嗽」（**第3章-Ⅱ-B-4参照**）．筆者らの検討では，中高年の女性に多くみられる．検査成績では，末梢血白血球数・好酸球数，CRP，喀痰中好酸球比率に異常を認めず，非好酸球性気道炎症性疾患である．呼吸機能検査に異常所見を認めず，気道過敏性亢進を認めず，カプサイシン咳感受性は亢進している．推定される咳嗽発生機序の1つとしては，気道感染による気道粘膜に存在する，neutral endopeptidase（中性エンドペプチダーゼ）の活性が低下し，気道局所にサブスタンスPが増加して咳嗽が発生すると考えられている．

そのため，かぜ症候群（感染）後咳嗽の推定される咳嗽発生機序を改善することと，麦門冬湯の薬理作用は，まさに合致する．

一方，かぜ症候群（感染）後咳嗽症例を東洋医学的にみると，虚実中間証から虚証が多く，かぜ症候群の亜急性期～回復期（少陽病期）で，遷延性・慢性の乾性咳嗽であることから気と水の異常があり，まさに麦門冬湯証を呈していることが多い．

実際にこの疾患に，麦門冬湯を使用してみると有効である．

例として筆者らの成績を示す[7]．かぜ症候群（感染）後咳嗽25例に対して，12例は中枢性鎮咳薬のデキストロメトルファン臭化水素酸塩単独で，13例は麦門冬湯単独で治療し，咳日記を用いて，2群間の咳嗽抑制効果を比較検討した．その結果，両群とも有意な咳嗽抑制がみられたが，麦門冬湯群では，有意に早く鎮咳効果がみられた．また重篤な副作用を認めなかった．

4）咳喘息[8]，咳優位型喘息[9]に対する作用

気管支喘息は，好酸球，リンパ球，肥満細胞，好塩基球などが関与した気道の慢性炎症性疾患で，気道過敏性亢進を伴い，可逆性気道閉塞のみられる疾患である．咳喘息は，これらの特徴をもつが，典型的喘息と異なり，喘鳴がみられず，咳嗽のみを唯一の症状とする疾患と定義している．咳喘息や咳優位型喘息に麦門冬湯は有効である．

5) 間質性肺疾患に伴う咳嗽に対する作用[8]

間質性肺疾患ではしばしば乾性咳嗽によるQOLの障害がみられる．間質性肺疾患では，カプサイシン咳感受性が亢進している場合と亢進していない場合がある．麦門冬湯は，カプサイシン咳感受性の亢進した間質性肺疾患による咳嗽を改善する場合がある．

6) ACE阻害薬による咳嗽に対する作用

ACEは，activeなキニンをinactiveなキニンに変換させる．高血圧の治療薬であるACE阻害薬内服により，activeなキニン（＝ブラジキニン）が増加する．増加したブラジキニンがC-fibersを刺激して，咳嗽に重要な神経ペプチドであるサブスタンスPが気道局所に増加し，副作用としての乾性咳嗽が発生する．ACE阻害薬内服患者の1〜20％程度に乾性咳嗽がみられる．麦門冬湯は，ACE阻害薬内服による副作用としての乾性咳嗽に有効である．

7) 妊婦の咳嗽[2]

妊婦では，乾性咳嗽に悩まされる場合がある．その機序については詳しくわかっていないが，このとき麦門冬湯が有効な場合がある．

8) シェーグレン症候群に伴う口渇，気道乾燥症状[2]

シェーグレン症候群に伴う口渇，気道乾燥症状や耳鼻咽喉科領域の口渇，咽喉頭異常感などに麦門冬湯は有効な場合がある．

4 症例呈示

症例1　60歳，男性

【主　訴】咽頭痛，軽度の咳嗽
【既往歴】喫煙歴なし．内服薬なし．アレルギー歴なし．
【現病歴】周囲で咳嗽・喀痰・鼻汁を呈するかぜ症候群が，流行していた．重要な仕事を控えており，咽頭痛，軽度の咳嗽があるため，受診．
【身体所見】発熱なし．食欲は通常通り．咽頭に所見なし．胸部に異常所見なし．

●治療経過と思考過程

周囲で同様の症状があり，**咽頭痛**があり，**軽度の咳嗽**があり，**発熱ない**ことから，ASAHI-NのA：無，S：無，A：無，H：無，I：有，N：無（**第3章-I 表3**参照）となり，急性ウイルス感染，急性かぜ症候群（急性咽頭炎）と診断した．

桔梗湯を3日間（1回1包　1日3回）処方したところ，すぐに改善した．

症例2　58歳，女性

【主　訴】咳嗽，喀痰
【既往歴】小児喘息あり．喫煙歴なし．内服薬なし．
【現病歴】職場で咳嗽・喀痰・鼻汁を呈するかぜ症候群が，流行していた．数日前から，鼻汁，咽頭痛があり，しだいに咳嗽・喀痰を伴い，市販薬で治療していた．しかし咳嗽・喀痰が続いているため，受診した．
【身体所見】発熱なし．食欲はやや低下している．咽頭に所見なし．胸部に異常所見なし．

● 治療経過と思考過程

小児喘息の既往があり，発熱はなく，**鼻汁・咽頭痛・咳嗽・喀痰**があることから，ASAHI-NのA：無，S：無，A：有，H：無，I：有，N：現在症状有（**第3章-I．表3**参照）となり，急性ウイルス感染，急性かぜ症候群（急性気管支炎併発）と診断した．
小青竜湯を7日間（1回1包　1日3回）処方したところ，改善した．

症例3　68歳，女性

【主　訴】咳嗽（喀痰はほとんどない）
【既往歴】小児喘息あり．喫煙歴なし．内服薬なし．
【現病歴】家庭内で咳嗽・喀痰・鼻汁を呈するかぜ症候群が，流行していた．数日前から，鼻汁・咽頭痛・咳嗽があり，市販薬で治療していた．鼻汁・咽頭痛は改善してきたが，咳嗽が続いているため，受診した．
【身体所見】発熱なし．食欲はやや低下している．咽頭に所見なし．胸部に異常所見なし．SpO_2は97％．

● 治療経過と思考過程

小児喘息の既往があり，発熱なく，鼻汁・咽頭痛・咳嗽があったが（ASAHI-NのA：無，S：無，A：有，H：無，I：有，N：現在症状改善），市販薬で改善傾向で，**咳嗽が続いている**ことから，かぜ症候群（感染）後咳嗽をまず考えた（治療前診断）．
麦門冬湯で7日間（1回1包　1日3回）治療したところ，改善し，再発がなく，かぜ症候群（感染）後咳嗽と確定診断した（治療後診断）．

〈文献〉
1）福地義之助，巽　浩一郎：慢性閉塞性肺疾患に対する漢方治療の有用性評価に関する研究．慢性閉塞性肺疾患に対する漢方治療の有用性評価に関する研究．厚生労働科学　研究・長寿科学総合研究事業　平成18年度総括・分担研究報告書，1-31，2007
2）藤森勝也，他：EBM時代の生薬・方剤の使い方［第8回・方剤編］麦門冬湯．JIM，14：712-714，2004
3）宮田　健，他：気道炎症時の咳刺激受容機構と麦門冬湯および麦門冬抽出ステロイドサポニンの作用．炎症，13：435-443，1993

4）亀井淳三, 森田佳代：麦門冬湯構成生薬中の鎮咳活性成分について. 漢方と免疫・アレルギー, 15：64-76, 2001
5）藤森勝也, 他：かぜ症候群後遷延性/慢性咳嗽.「慢性咳嗽を診る」(藤村政樹/編), pp195-201, 医薬ジャーナル社, 2003
6）藤森勝也, 他：咳をめぐって　頻度の多い原因疾患　1) 咳と感染症. アレルギー・免疫, 11：209-218, 2004
7）Fujimori K, et al：Comparison between Bakumondo-to (Mai men dong tang) and Dextromethorphan Hydrobromide in Terms of Effect on Postinfectious Cough：A Pilot Study. A pilot study. Jap J Oriental Med, 51：725-732, 2001
8）藤森勝也, 他：呼吸器疾患と漢方 – 麦門冬湯を中心に –. 漢方と免疫・アレルギー, 16：125-141, 2002
9）渡邉直人, 他：咳感受性の亢進している気管支喘息患者と非喘息患者に対する麦門冬湯の効果の比較検討. 日呼吸会誌, 42：49-55, 2004

第3章 咳嗽の臨床

G その他

3. プライマリ・ケアの現場で「長引く咳嗽」の診断・治療に困ったら

藤森勝也, 菊地利明, 鈴木榮一

Q&A 〜一般臨床医からの疑問・質問〜

Q1 長引く咳嗽で，原因疾患が思いつきませんが，どうすればよいでしょうか？

A1 基本に戻り，問診，身体所見を丁寧に確認してみましょう．特にASAHI-N（旭-日本）やp-knowの確認が重要です（第3章-Ⅰ．参照）．

Q2 長引く咳嗽で，原因疾患が思いつきませんが，問診，身体所見以外に，さらにどんなことを確認すればよいでしょうか？

A2 喀痰を伴うのであれば，喀痰の検査をしてみましょう．喀痰の細菌検査（結核菌などの抗酸菌を含む）と細胞診検査を行い，原因を考えてみます．細胞診では，腫瘍細胞，好酸球増加，好中球増加の有無を確認します．好酸球が増加していれば，気管支喘息（咳喘息を含む），アトピー咳嗽，好酸球性気管支炎などが疑われます．好中球が増加していれば，副鼻腔気管支症候群，気管・気管支結核などが考えられます．

Q3 それでも原因疾患が思いつかない場合は，さらにどのような検査をすればよいでしょうか？

A3 喀痰がない場合で，かつ咳嗽が続き，基本的検査（胸部X線写真，末梢血好酸球数，血清IgE値，CRP，鼻汁好酸球検査，呼吸機能検査など）でも原因がはっきりしない場合，一度は胸部CT検査，副鼻腔CT検査をしてみましょう．気管・気管支腫瘍，気管・気管支結核は，胸部X線写真だけでは，わからないことが多いのです．また，自覚症状だけでは，副鼻腔疾患がわからないこともあります．原因がわからない場合には，心因性咳嗽も忘れてはならない疾患の1つです．

Q4 長引く咳嗽で困っている症例を，どのように治療したらよいでしょうか？

A4 ヒスタミンH_1受容体拮抗薬，麦門冬湯（ばくもんどうとう），プロトンポンプ阻害薬（PPI）併用を考慮しましょう．吸入抗コリン薬を使ってみることもときに必要です．

1 診療に困ったら，基本を思い出せ!! 〜問診と身体所見の重要性

●ASAHI-Nを聞いてみよう，p-knowの身体診察を実践しよう（第3章-I. 表3）

「長引く咳嗽で，異常所見なく，咳嗽の自覚症状が強いとき」「長引く咳嗽で，原因疾患が思いつかず，困ったとき」に，「どうしたらよいでしょうか」と，よく質問を受ける．

わからなければ，**基本に戻る**ことが大切である．つまり問診と身体所見が重要であるということである．詳細は「**第3章-I. 総論**」にまとめているので，熟読してほしい．ここでは特に重要なポイントだけを記載する．

長引く咳嗽では，問診で，**ASAHI-N**（旭-日本と記憶）を確認する（**第3章-I. 表3**）．
ASAHI-Nとは，A（ACE阻害薬内服の有無），S（Smokingの有無），A（Allergyの有無），H（Heartburnの有無），I（Infectionの有無：地域での感染症流行状況，職場・学校・家庭での感染症の有無），N（Nasal and paranasal sinus diseaseの有無）のことである．Allergyのなかには，住居，職業，ペット飼育など生活環境歴，家族のアレルギー疾患の既往歴も含まれる．

次に，身体所見であるが，重要なことは，**p-know**（「physicalを知る」と記憶）の有無の確認である（**第3章-I. 表3**）．p-knowとは，p（postnasal drip：後鼻漏の有無），k（kyphosis：脊椎後彎症の有無），n（nasal voice：鼻声の有無），o（obesity：肥満の有無），w（wheeze：喘鳴の有無）のことである．

検査では，**胸部X線写真，末梢血好酸球数，血清IgE値，CRP，呼吸機能検査**は基本である．

症例で具体的に考えてみる．

症例1　36歳，女性

会社で事務担当．主訴は，咳嗽．
現病歴は，半年前より，ときどき咳嗽が出現していたが，仕事が忙しいことを理由に治療せず放置していた．1カ月前より仕事量の増加とともに咳嗽の発現回数が増加し，仕事に差し支えるようになったため，受診した．咳嗽は，毎日ではないが，夜間や明け方に出現し，先日は睡眠が障害されるほどの咳嗽を1度経験した．診察時の胸部聴診や，胸部X線検査に異常なく，「どうしたらいいのか」悩んでいる．

さて，このような症例をどう分析し，検査し，治療していくか，考え方の手順を示してみたい．

●診断のフロー

咳嗽が主訴で，半年前よりときどきみられ，1カ月前より回数が増加しているので「**慢性咳嗽**」である．次に乾性咳嗽か湿性咳嗽かを判断する．この症例では，咳嗽時喀痰はほとんどみられず，「**乾性咳嗽**」と判断した．

次に，ASAHI-Nを聞き出す．ACE阻害薬の有無，喫煙歴，アレルギー歴（ペット飼育などの生活環境歴，家族のアレルギー疾患の既往歴，薬剤アレルギー歴など含む），胸やけ，周

囲での咳嗽をきたす感染症の流行の有無，鼻・副鼻腔疾患に関して詳しく問診した．この症例では，スギ花粉症がみられた．つまりA：無，S：無，A：有，H：無，I：無，N：有であった．このことから，**咳喘息，アトピー咳嗽，喉頭アレルギー**が原因疾患として考えやすいことになった．

慢性乾性咳嗽の原因の約半分は，**咳喘息**である．鑑別診断では，頻度の多い順に考えるのは定石である．そこでまず，咳喘息として合致するか否か，考えてみる．**咳喘息の咳嗽は，夜間や明け方**に出現する特徴があるので，本例の症状出現時間帯と一致しており，咳喘息で矛盾しない．咳喘息では胃食道逆流が約4割に，鼻炎が約4割に合併する．この症例では，スギ花粉の舞う時期に**スギ花粉症**の症状がみられるとのことであった．QUEST問診票やFスケール問診票をチェックしたが，陽性所見はみられなかった．咳喘息と考えると，その頻度は毎日でなく，強度は月に1度，また，睡眠障害がみられたことから，重症度は**「軽症持続型」**と判断されることになる（**表1**）．

身体所見では**p-know**をチェックする．つまり，鼻・副鼻腔疾患，脊椎後彎症（亀背），肥満，強制呼出下の喘鳴wheezeの聴取である．本症例では，強制呼出下に，両側肺で呼気終末にごくごく小さな喘鳴wheezeが聴取された．これは**咳優位型喘息**に合致する所見と考えられた．

臨床検査では，**咳優位型喘息**の可能性を考え，呼吸機能検査，ピークフローを行う．採血検査では，末梢血好酸球数，血清IgE値をチェックしたい．専門病院では，呼気NO，喀痰中の好酸球をチェックする．本症例では，呼吸機能検査で，%$\dot{V}_{25}$が50％に低下し，末梢血好酸球数540/mm^{3}と増加，血清IgE値は245 IU/mLと増加，喀痰中好酸球比率15％と増加し，呼気NOは45 ppbと増加していた．

以上を総合的に判断して，咳優位型喘息と診断した．

表1 ● 臨床所見による喘息重症度分類

重症度[*1]		軽症間欠型	軽症持続型	中等症持続型	重症持続型
喘息症状の特徴	頻度	週1回未満	週1回以上だが毎日ではない	毎日	毎日
	強度	症状は軽度で短い	月1回以上日常生活や睡眠が妨げられる	週1回以上日常生活や睡眠が妨げられる	日常生活に制限
				しばしば増悪	しばしば増悪
	夜間症状	月に2回未満	月に2回以上	週1回以上	しばしば
PEF，FEV$_1$[*2]	%FEV$_1$，%PEF	80％以上	80％以上	60％以上80％未満	60％未満
	変動	20％未満	20～30％	30％を超える	30％を超える

[*1] いずれか1つが認められればその重症度と判断する．
[*2] 症状からの判断は重症例や長期罹患例で重症度を過小評価する場合がある．呼吸機能は気道閉塞の程度を客観的に示し，その変動は気道過敏性と関連する．%FEV$_1$＝（FEV$_1$測定値/FEV$_1$予測値）×100，%PEF＝（PEF測定値/PEF予測値または自己最良値）×100
文献1より引用

● 治療のフロー

次に治療であるが，2つの方法があると思われる．

1つは，軽症持続型であるから，**ヒスタミンH₁受容体拮抗薬**と**ロイコトリエン受容体拮抗薬**を1週間処方，**短時間作用型β₂刺激薬**の吸入指導を行い，短時間作用型β₂刺激薬の鎮咳効果を確認しながら，この1週間に喀痰検査を行う方法である．こちらは，喀痰の所見から，好酸球性気道炎症を証明できる可能性がある．1週間後に血清IgE値，喀痰中好酸球割合を確認し，以後の治療に反映させられる．

もう1つは，軽症持続型であるから，短時間作用型β₂刺激薬の吸入指導と吸入ステロイド薬（inhaled corticosteroid：ICS）の中用量〜低用量を使用する．短時間作用型β₂刺激薬の鎮咳効果を確認し，1週間後，咳嗽の改善が悪い場合，**ICS/LABA配合薬（シムビコート®，アドエア®，レルベア®，フルティフォーム®）**の中用量を使用する．

いずれの方法も，**気管支拡張薬の咳嗽への効果を確認していることが診断につながり**，今後の方針決定にもなっていることを覚えていてほしい．

● 本症例での対応

本症例では，喀痰検査から好酸球増加の有無を判断する（ICSを使用すると好酸球増加の判断ができなくなってしまう可能性がある）ため，まず**アゼラスチン（アゼプチン®）**1 mg錠を1回1錠　1日2回朝，夕で，**モンテルカスト（キプレス®）**10 mg錠を1回1錠　1日1回夕方で，処方した．加えて，**プロカテロール（メプチンエアー®）**吸入を咳嗽時2吸入してもらうよう指導した．さらに3日間の蓄痰による**喀痰細胞診検査**を実施したところ，喀痰中好酸球比率は15％と増加していた．その後，**ブデソニド（パルミコート®）**200 μgを1回2吸入，1日2回吸入してもらい，咳嗽は改善した．

❷ 原因がわからない状態が続いたら，胸部CT，副鼻腔CTはチェックしよう

「長引く咳嗽で，異常所見なく，咳嗽の自覚症状が強いとき」「長引く咳嗽で，原因疾患が思いつかず，困ったとき」には，問診・身体所見を確認するほかに，**まず胸部X線写真**を見直す．異常があれば，胸部CT検査を行い，その性状により鑑別診断する（図1）．

次に，**喀痰**に注目してみよう．つまり，湿性咳嗽か乾性咳嗽かを区別する．湿性咳嗽とは，喀痰を喀出するための咳嗽である．湿性咳嗽であれば，どこから喀痰がでているかを考える．上気道である鼻・副鼻腔疾患か，下気道である気管，気管支，細気管支，肺実質からか，である．画像診断では，副鼻腔CT検査，胸部CT検査を検討したい．喀痰が出るのであるから，喀痰の細菌検査（結核菌である抗酸菌を含む），細胞診検査を行う（図2）．喀痰検査で，**抗酸菌は必ずチェック**しよう．細胞診では，腫瘍細胞，好酸球増加，好中球増加の有無を確認する．

これで，ある程度原因疾患が推定できるはずである．喀痰の検査結果が判明するまでに，去痰薬を中心に処方し，1週間後に再診してもらう．

それでも喀痰がない場合で，かつ咳嗽が続き，基本的検査（胸部X線写真，末梢血好酸球数，血清IgE値，CRP，鼻汁好酸球検査，呼吸機能検査など）でも原因がはっきりしない場合，一度は**胸部CT検査，副鼻腔CT検査**をしてみよう．気管・気管支腫瘍，気管・気管支

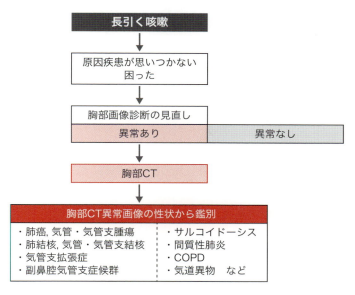

図1 ● 長引く咳嗽の診断と治療に困ったときの画像診断フローチャート

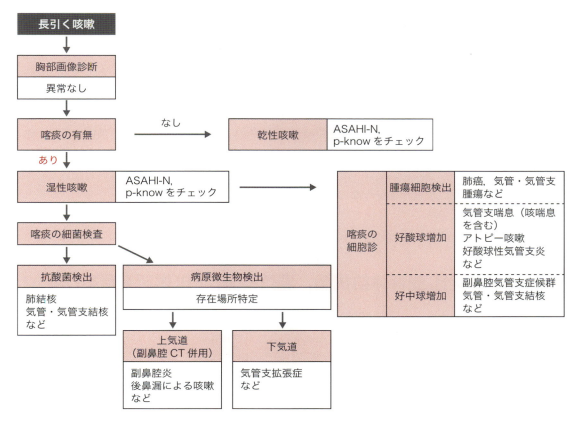

図2 ● 長引く咳嗽の診断と治療に困ったら

結核は，胸部X線写真だけでは，わからないことが多い．自覚症状だけでは，副鼻腔疾患がわからないこともある．

原因がわからない場合には，心因性咳嗽も忘れてはならない疾患の1つである．

症例で具体的に考えてみる．

症例2　53歳，女性

約7カ月間続く慢性咳嗽．この間に内科外来を2度受診しているが，いずれもかぜ症候群と診断され，数日間投薬されているのみであった．
非喫煙．ACE阻害薬服用なし．小児喘息なし．アレルギー歴なし．鼻・副鼻腔疾患なし．胸やけなし．周囲で咳嗽が続くような方はみられない．
身体所見では，BMI 22 kg/m^2．胸部でごくわずかに喘鳴が聞かれる．胸部X線検査に異常所見なし．

●診断と治療

ASAHI-NのA：無，S：無，A：無，H：無，I：無，N：無．p-knowのp：無，k：無，n：無，o：無，w：有で，p-knowでは，喘鳴が該当した．以上から，慢性咳嗽の最も多い原因である咳優位型喘息が疑われた．気管支喘息の家族歴はみられなかった．

臨床検査では，末梢血好酸球数79/mm^3，血清IgE値19 IU/mL，CRP陰性．末梢血好酸球数，血清IgE値が全くの正常値であり，アレルギー歴がなく，気管支喘息としてやや違和感を感じた．慢性咳嗽の原因として多い咳優位型喘息と検査所見が合致しないため，喀痰検査を合わせて行ったところ，喀痰中には好酸球増加はなく，好中球が増加していた．肺炎マイコプラズマ抗体価×40．喀痰中好中球増加から喀痰抗酸菌検査を行い，ガフキー2号，同定検査で結核菌であった．気管支鏡検査では，気管・気管支に易出血性，潰瘍と白苔を伴う結核病変を認めた．以上より，気管・気管支結核と診断した．

胸部聴診で喘鳴が聞かれ，慢性咳嗽の原因として多い咳優位型喘息で矛盾しないと考えがちであるが，検査所見が合致せず，喀痰検査まで行ったため，誤った診断をせず，気管・気管支結核と診断できた症例である．

その後，結核専門病院へ転院し，抗結核薬で加療がなされた．

3　ヒスタミンH$_1$受容体拮抗薬，麦門冬湯，PPI併用を考慮しよう！！

原因がわからない長引く咳嗽では，胃食道逆流が関与して，咳嗽を悪化させていることがよくみられる．本来の原因＋胃食道逆流により，咳嗽が続いていることがある．本人の訴えに胸やけがなくても，QUEST問診票，Fスケール問診票はチェックしよう．これらの問診票から，逆流性食道炎，胃食道逆流の存在が推察されることがある．

次に，内因性咳嗽誘発物質として，ヒスタミンは重要である．すなわち，ヒスタミンH$_1$受容体拮抗薬には，鎮咳作用がある．遷延性・慢性咳嗽の原因のなかでは，咳喘息，アトピー咳嗽，かぜ症候群（感染）後咳嗽に有用であることが知られている（表2）．

麦門冬湯は，気道のNO産生・放出に関係して，鎮咳効果を発揮する，末梢性鎮咳薬であ

表2 ● 遷延性・慢性乾性咳嗽の原因疾患とその治療

	咳喘息	アトピー咳嗽	かぜ症候群（感染）後咳嗽	胃食道逆流による咳嗽
気管支拡張薬の効果	有効	無効	無効	無効
主な治療薬				
1）ヒスタミンH₁受容体拮抗薬	有効	有効	有効	
2）ロイコトリエン受容体拮抗薬	有効			
3）Th2サイトカイン抑制薬	有効	有効		
4）β₂刺激薬	有効	無効	無効	無効
5）テオフィリン薬	有効			
6）吸入抗コリン薬			有効	有効
7）吸入ステロイド薬	有効	有効	有効，無効の相反する報告あり	
8）麦門冬湯	有効		有効	
9）プロトンポンプ阻害薬				有効

特に重要な治療を色文字で示す

る．遷延性・慢性咳嗽の原因のなかでは，咳喘息，かぜ症候群（感染）後咳嗽に有用であることが知られている．

以上のことから，どうしても原因がわからない長引く咳嗽の場合，ヒスタミンH₁受容体拮抗薬，麦門冬湯，プロトンポンプ阻害薬（PPI）を併用することがある．

症例で具体的に考えてみる．

症例3　33歳，男性

5週間続く遷延性咳嗽．
地域では，百日咳が散見されていた．非喫煙．アレルギー歴なし．内服薬なし．鼻・副鼻腔疾患なし．QUEST問診票は4点．身体所見に異常なし．BMI 24 kg/m²．胸部聴診に異常所見なし．胸部X線検査に異常所見なし．末梢血好酸球数240/mm³，血清IgE値50 IU/mL，喀痰中好酸球比率1％，肺炎マイコプラズマ抗体価×40，百日咳凝集素価（東浜株）×320，百日咳毒素（PT）114 EU，百日咳線維状赤血球凝集素（FHA）12.5 EU．アストグラフによるメサコリン気道過敏性25単位，カプサイシン咳感受性4.9 μM．

● 診断と治療

ASAHI-NのA：無，S：無，A：無，H：有，I：有（地域で，百日咳散見），N：無．p-knowのp：無，k：無，n：無，o：無，w：無．

遷延性咳嗽で，地域で百日咳が散見され，百日咳抗体が陽性であり，百日咳による遷延性咳嗽と診断した．

治療はクラリスロマイシン（クラリス®）14日間と麦門冬湯，アゼラスチン（アゼプチン®），プロトンポンプ阻害薬のラベプラゾール（パリエット®）3剤併用28日間で症状軽快した．

〈処方例〉
- クラリスロマイシン（クラリス®）　1回200 mg　1日2回　14日間
- 麦門冬湯エキス顆粒　1回3 g　1日3回
  ＋アゼラスチン（アゼプチン®）　1回1 mg　1日2回
  ＋ラベプラゾール（パリエット®）1回10 mg　1日1回　の3剤併用28日間

4 吸入抗コリン薬を使ってみる[2]

　吸入抗コリン薬は，咳喘息，かぜ症候群（感染）後咳嗽，胃食道逆流による咳嗽，ACE阻害薬による咳嗽など，広く有効である（表2）．ヒスタミンH_1受容体拮抗薬，麦門冬湯，プロトンポンプ阻害薬に併用して，吸入抗コリン薬を使ってみるのも手である．

　最近，欧米では，炎症，感染，アレルギーなどにより気道の知覚神経の障害が起こり，そこからの**咳嗽反射経路の障害（neuropathic disorder）**をきたすとの考え[3]がある．この考えに従い，神経障害性疼痛に使用できる**ガバペンチン（ガバペン®）やアミトリプチリン（トリプタノール）**などが，慢性咳嗽の治療に使用されている．海外では，難治性慢性咳嗽に有効であった報告があるが，国内では，保険適応外である．

5 one airway, one diseaseの概念の重要性[4,5]

●咳喘息を見出すために，鼻汁好酸球検査をしてみよう

　上気道と下気道は1つのつながった気道（one airway）であり，それぞれの疾患は互いに影響を及ぼすことが知られている．これがone airway, one diseaseの概念である．

　典型的喘息患者では，鼻粘膜に好酸球性炎症を起こしている．咳喘息でも，典型的喘息同様に，鼻炎の症状の有無にかかわらず，鼻汁中好酸球がみられる．

　2009年に，遷延性・慢性咳嗽を主訴に受診した患者で，ACE阻害薬を内服しておらず鼻・副鼻腔疾患の既往がなく，胸部画像に異常のない症例を対象に検討した結果を以下に示す．なお，鼻汁好酸球検査を必須とし，必要に応じて採血，呼吸機能，喀痰，気道過敏性検査，QUESTやFスケール問診票を行い診断し，治療（β_2受容体刺激薬吸入による効果判定を含む）し，最終的に確定診断した．

　32例の遷延性・慢性咳嗽の確定原因は，咳喘息22例，かぜ症候群（感染）後咳嗽5例，胃食道逆流4例，慢性気管支炎1例であった．咳喘息例は全例気道過敏性が亢進し，喀痰好酸球が陽性例である．鼻汁好酸球検査陽性は14例で全例咳喘息であった．全例鼻汁，鼻閉などの鼻症状は伴っていなかった．咳喘息以外の咳嗽では鼻汁好酸球検査は陰性であった．つまり，**鼻汁好酸球検査の咳喘息診断に対する敏感度64％，特異度100％，陽性反応的中率100％，陰性反応的中率56％**であった．

　遷延性・慢性咳嗽の原因診断に鼻汁好酸球検索は有用である．

ACE阻害薬を内服しておらず，鼻・副鼻腔疾患の既往がなく胸部画像に異常のない持続する咳嗽で，鼻汁好酸球検査が陽性であれば，咳喘息の可能性が高いと考えられる．ぜひ試していただきたい．

〈文献〉
1)「喘息予防・管理ガイドライン2015」(日本アレルギー学会喘息ガイドライン専門部会/監)，協和企画，2015
2) Birrell MA, et al：Tiotropium modulates transient receptor potential V1（TRPV1）in airway sensory nerves：A beneficial off-target effect? J Allergy Clin Immunol, 133：679-687.e9, 2014
3) Chung KF, et al：Chronic cough as a neuropathic disorder. Lancet Respir Med, 1：414-422, 2013
4) 藤森勝也，他：咳喘息と鼻アレルギー合併．モダンフィジシャン，26：1744-1745，2006
5) 藤森勝也，他：咳の診かた本当のトコロ　第5回長引く咳嗽—最も頻度が高い咳喘息，アトピー咳嗽．4606：41-44, 2012

索 引

記号・数字

%1秒量 ... 63
β_2刺激薬 ... 209
14員環マクロライド系抗菌薬 ... 83, 173
I型アレルギー ... 148
$5-HT_{1A}$受容体 ... 37

欧 文

A〜C

ACCP ... 131
ACE 阻害薬 ... 49, 127, 232
acid-sensing ion channels ... 49
ACOS ... 193, 203
ACT ... 82
AFC ... 214
allergic fungal cough ... 214
American college of chest physicians ... 131
Ang II ... 128
ASAHI-N ... 59, 236
ASICs ... 49
AT1 ... 128
AT2 ... 128
ATP ... 49
Aδ線維 ... 45
CAT ... 192
COPD ... 93, 156, 185, 189, 203
COPD assessment test ... 192
COPD-PS ... 193
COPD 評価テスト ... 192
C線維 ... 22

E〜K

eNO ... 104
FACC ... 214
FeNO ... 156
FHA ... 82
fungus-associated chronic cough ... 214
Fスケール問診票 ... 110
GEAR CAP ... 55
GERD ... 88, 109
ICS ... 94
iNOS ... 47
Kartagener症候群 ... 173

L〜P

LABA ... 95, 193, 209
LAMA ... 193, 209
LCQ ... 89
Leicester Cough Questionnaire ... 89
NK1受容体 ... 36
NMDA受容体 ... 36
NO ... 23
P2X受容体 ... 49
P2Y受容体 ... 50
p-know ... 61, 236
PPI ... 89
PRN ... 82
PT ... 82

Q〜V

QUEST問診票 ... 110
RAA ... 128
rapidly adapting receptors ... 46
RARs ... 46
reflex theory ... 110
SABA ... 207
Somatic Cough Syndrome ... 139
Somatic Symptom Disorder ... 139
Tdapワクチン ... 85
Tic Cough ... 139
TRPA1 ... 48, 161
TRPV1 ... 47
VAS ... 27
visual analog scale ... 27

和 文

あ行

アデニル酸シクラーゼ毒素 ... 82
アトピー咳嗽 ... 46, 58, 100, 140
アナンダミド ... 47
アナンダミドトランスポーター ... 48
アミロライド ... 49
アリルイソチオシアネート ... 48
アルドステロン ... 128
アレルギー ... 89
アレルギー性真菌性咳嗽 ... 214
アンジオテンシンII ... 128
アンジオテンシン変換酵素 ... 127
暗示療法 ... 137, 142
胃食道逆流 ... 58, 108
胃食道逆流症 ... 88, 109
咽喉頭異常感 ... 148
インフルエンザ ... 74
インフルエンザ菌 ... 173
疫学 ... 159

嚥下反射の改善効果 ………… 134	気管支狭窄 …………………… 167	好酸球性気道炎症 …………… 198
炎症サブタイプ ………………… 90	気管支喘息 …………………… 197	好酸球性副鼻腔炎 …………… 177
エンドタイプ ………………… 200	気道過敏性 ……………… 90, 131	好中球性気道炎症 …………… 198
オピオイド受容体 ……………… 40	気道過敏性検査 ……………… 64	喉頭アレルギー ……………… 147
	気道感染症 …………………… 69	喉頭結核 ……………………… 165
## か	気道狭窄 ……………………… 180	抗百日咳毒素抗体 ……………… 83
咳嗽 …………………… 14, 172	気道粘液 ……………………… 160	後鼻漏 ………………………… 172
咳嗽反射 …………………… 21, 33	気道リモデリング …………… 198	抗不安薬 ……………………… 136
咳嗽反射中枢 ………………… 33	逆流性食道炎 ………………… 140	高齢者の咳嗽反射 …………… 134
咳嗽誘発物質 ………………… 22	急性気道感染症 ……………… 69	誤嚥性肺炎 …………………… 152
喀痰 …………………………… 172	急性増悪 ……………………… 152	呼気中一酸化窒素濃度
喀痰中好酸球・好中球比率 … 64	吸入抗コリン薬 ……………… 242	……………………… 104, 156
ガス物質の吸入 ……………… 159	吸入ステロイド薬 …………… 205	呼気中一酸化窒素濃度測定 … 94
かぜ症候群 ……………… 119, 227	境界型人格障害 ……………… 139	呼吸機能 ………………………… 63
かぜ症候群（感染）後咳嗽	胸水貯留 ……………………… 180	呼吸困難感 …………………… 167
…………………… 58, 119, 231	胸部 CT ……………………… 238	
カプサイシン咳受容体感受性	胸部 X 線写真 ………………… 56	## さ行
………………………………… 92	去痰薬 ………………… 157, 162, 185	催眠療法 ……………………… 142
カプサイシン咳テスト ……… 102	気流閉塞 ……………………… 190	サブスタンス P ………… 46, 131
花粉症 ………………………… 147	禁煙治療薬 …………………… 157	サルコイドーシス …………… 151
過膨張 ………………………… 190	金属粉塵 ……………………… 159	シェーグレン症候群 ………… 232
環境真菌 ……………………… 213		湿性咳嗽 ……………… 46, 156, 173
間質性肺炎 …………………… 151	## く～こ	疾病利得 ……………………… 139
間質性肺疾患 ………………… 232	クラミジア肺炎 ……………… 140	修正 MRC …………………… 191
乾性咳嗽 …………… 46, 121, 148	グリシン受容体 ………………… 35	腫瘍 …………………………… 180
癌性リンパ管症 ……………… 180	結核 …………………………… 73, 165	消化管運動不全 ………………… 89
感染後咳嗽 …………………… 141	血清 IgE 値 …………………… 63	情動ストレス ………………… 139
感染性咳嗽 ……………………… 68	原因疾患 ……………………… 55	上部消化管内視鏡検査 ……… 64
感染性結核 …………………… 165	健康日本 21 ………………… 190	心因性咳嗽 …………………… 136
感冒 …………………………… 101	検査 …………………………… 54	真菌関連慢性咳嗽 …………… 214
漢方 …………………………… 226	抗 PT 抗体 …………………… 83	神経ペプチド ………………… 131
漢方薬 ………………………… 220	抗うつ薬 ……………………… 136	身体咳嗽症 …………………… 139
	好気性グラム陰性桿菌 ……… 82	身体症状症 …………………… 139
## き	抗菌薬 ………………………… 75	身体所見 ……………………… 54
気管・気管支結核 …………… 165	膠原病に伴う肺病変 ………… 151	身体表現性障害 ……………… 139
気管支炎 ……………………… 227	抗コリン薬 …………………… 209	じん肺 ………………………… 151
気管支拡張症 ………………… 140	黄砂 …………………………… 217	心理社会的因子 ……………… 136
気管支拡張薬 ………………… 162	好酸球 ………………………… 90	心理的影響 ……………………… 19
気管支鏡検査 ……………… 65, 167		心理療法 ……………… 142, 144

随意性咳嗽 ………………… 137	特発性肺線維症 ……………… 152	ブラジキニンB2受容体 ……49
生活習慣 …………………… 115		プロスタグランジン ……… 22
成人の百日咳感染 ……………81	**な行**	プロトン感受性イオンチャネル
生体防御反射 ……………… 137		……………………………49
咳過敏性 …………………… 131	妊婦 ………………………… 232	プロトンポンプ阻害薬 … 89, 114
咳感受性検査 …………………65		分子標的治療薬 …………… 184
咳受容体 ………………… 20, 45	**は行**	
咳衝動 ……………………… 137	パータクチン …………………82	**ま行**
咳衝動による咳嗽 ………… 137	肺炎 …………………… 75, 151	マイコプラズマ ………………73
咳喘息 … 46, 58, 88, 101, 140, 231	肺炎球菌 …………………… 173	マイコプラズマ肺炎 ……… 140
咳点数 …………………………64	肺炎クラミジア ………………74	マクロライド少量長期投与 … 175
咳優位型喘息 …………… 93, 231	肺癌 ………………………… 179	末梢血好酸球数 ………………62
線維状赤血球凝集素 …………82	肺結核 ……………………… 165	麻薬性鎮咳薬 …………………40
喘息 ………………………… 197	爆発性咳嗽 …………… 139, 140	慢性咳嗽 ………………… 82, 130
喘息合併COPD …………… 193	麦門冬湯 ………… 122, 230, 240	慢性過敏性肺炎 ………… 151, 152
喘息増悪（発作）………… 210	発生機序 ………………………20	慢性乾性咳嗽 ……………… 136
喘息の治療ステップ ……… 206	反射性咳嗽 ………………… 137	慢性気管支炎 ……………… 156
喘息様の狭窄音聴取 ……… 167	ピークフロー …………………64	慢性気管支炎のリスク因子 … 159
増悪期管理 ………………… 163	非感染性結核 ……………… 165	慢性期管理 ………………… 163
双極性障害 ………………… 139	鼻汁 ………………………… 174	慢性気道感染症 ………………69
続発性間質性肺炎 ………… 152	鼻汁中好酸球 …………………63	慢性閉塞性肺疾患
	ヒスタミン ……………… 23, 50	………………… 93, 156, 190, 203
た行	ヒスタミンH₁受容体拮抗薬	メサコリン咳テスト ……… 102
タキキニン類 …………………46	………………… 50, 122, 148, 240	モラクセラ・カタラーリス … 173
タバコ ………………… 156, 161	ヒスタミンH₂受容体拮抗薬	問診 ……………………………54
担子菌類 …………………… 214	…………………………… 114	
チック ……………………… 139	非麻薬性中枢性鎮咳薬 ………38	**や行**
中枢性鎮咳薬 …………………32	百日咳 …………………… 73, 79	薬剤性肺炎 ………………… 151
中枢性非麻薬性鎮咳薬 …… 122	百日咳菌 ………………………81	ヤケイロタケ咳嗽 ………… 214
長時間作用性抗コリン薬 … 193	百日咳毒素 ……………………82	有機溶剤 …………………… 159
長時間作用性β₂刺激薬 …… 193	評価方法 ………………………27	
鎮咳薬 ……………………… 184	不安障害 …………………… 139	**ら行**
鎮咳薬依存症 …………………26	フェノタイプ ……………… 199	臨床研究 ………………………14
テトロドトキシン抵抗性Na⁺チャネル …………………………48	副鼻腔気管支症候群 …… 46, 172	レニン・アンジオテンシン・アルドステロン系抑制薬 ……… 128
電位依存性Na⁺チャネル …… 48	副鼻腔CT ………… 65, 173, 238	ロイコトリエン受容体拮抗薬
	副鼻腔単純X線検査 …………65	……………………………………95
	ブラジキニン …………………49	

● 編者プロフィール

藤森勝也（ふじもり かつや）

新潟県立柿崎病院　院長

1960年新潟県佐渡島にて出生．小学6年時，地域の少年野球大会で投手を務め，優勝．中学3年時，ソフトテニス部に所属し，郡大会で2度優勝．新潟県立佐渡高校を卒業し，1979年に自治医科大学8期生として入学．ソフトテニス部で6年間を過ごす．7期生の塚原太郎先生と部内でしのぎを削った．1984年の東日本医科学生総合体育大会（軽井沢テニスコート）で主将を務め，団体戦優勝．また学生時代，吉良枝郎呼吸器内科教授のゼミに所属．

1985年卒業後，新潟大学第二内科に入局し，荒川正昭教授に師事した．その後，下条文武教授，鈴木榮一教授，成田一衛教授，菊地利明教授に師事した．新潟県立中央病院，新潟県立がんセンター新潟病院，新潟県立新発田病院などを経て，2007年から新潟県立柿崎病院長を務める．

新潟県国民健康保険診療報酬審査委員会審査委員（2015年に10年継続表彰），日本アレルギー学会代議員，日本東洋医学会代議員，日本プライマリ・ケア連合学会代議員，日本医薬品安全性学会理事，日本呼吸器学会合同北陸地方会評議員，日本咳嗽研究会世話人，新潟アレルギー研究会会長，日本東洋医学会新潟県支部副会長などを務める．

現在「遷延性・慢性咳嗽の診断と治療」「難治性喘息の治療」「睡眠時無呼吸症候群の診断と治療」「COPDの病診連携」「西洋医学と東洋医学を併用した和洋折衷医学の展開」「地域講演会（活き生き健康生活）を10年，計34回継続し，地域ぐるみで医療の底上げをする活動」に取り組んでいる．

咳の診かた、止めかた
ガイドラインだけではわからない日常診療の疑問に答えます！

2016年11月15日　第1刷発行

編　集　藤森勝也
発行人　一戸裕子
発行所　株式会社 羊 土 社
　　　　〒101-0052
　　　　東京都千代田区神田小川町2-5-1
　　　　TEL　03（5282）1211
　　　　FAX　03（5282）1212
　　　　E-mail　eigyo@yodosha.co.jp
　　　　URL　www.yodosha.co.jp/
装　幀　小口翔平＋三森健太（tobufune）
印刷所　株式会社加藤文明社

© YODOSHA CO., LTD. 2016
Printed in Japan

ISBN978-4-7581-1795-1

本書に掲載する著作物の複製権，上映権，譲渡権，公衆送信権（送信可能化権を含む）は（株）羊土社が保有します．
本書を無断で複製する行為（コピー，スキャン，デジタルデータ化など）は，著作権法上での限られた例外（「私的使用のための複製」など）を除き禁じられています．研究活動，診療を含む業務上使用する目的で上記の行為を行うことは大学，病院，企業などにおける内部的な利用であっても，私的使用には該当せず，違法です．また私的使用のためであっても，代行業者等の第三者に依頼して上記の行為を行うことは違法となります．

JCOPY　＜（社）出版者著作権管理機構　委託出版物＞
本書の無断複写は著作権法上での例外を除き禁じられています．複写される場合は，そのつど事前に，（社）出版者著作権管理機構（TEL 03-3513-6969，FAX 03-3513-6979，e-mail：info@jcopy.or.jp）の許諾を得てください．

羊土社のオススメ書籍

もう悩まない！
喘息・COPD・ACOSの外来診療
名医が教える吸入薬の使い分けと効果的な指導法

田中裕士／編

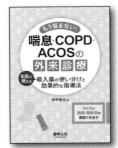

「呼吸困難を診たらどうするか？」「吸入薬を中止してしまう患者さんへの対応は？」日常診療でのよくある悩みを、ベテラン医がエビデンスと経験をもとに解決します．外来で喘息やCOPDを診る内科医・開業医必携！

- 定価（本体4,800円＋税）
- B5判
- 205頁
- ISBN 978-4-7581-1785-2

亀田流
驚くほどよくわかる
呼吸器診療マニュアル

青島正大／編

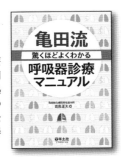

呼吸器疾患の診断，検査，治療法までを具体的に解説し，後期研修医・一般内科医に最適！熱意あふれる執筆陣が「亀田流の診療のコツ」も教えます！多様なケースに対応できる"呼吸器generalist"になろう！

- 定価（本体5,500円＋税）
- B5判
- 343頁
- ISBN 978-4-7581-1770-8

Gノート増刊 Vol.3 No.6
もっと踏み込む認知症ケア
患者だけじゃない！家族や地域の問題まで診る，現場で活かせるレシピ集

井階友貴／編

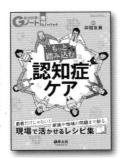

BPSDが治まらない，家族が介護でダウン寸前，多職種連携が進まない…など，認知症にまつわる種々の問題への対応を多彩な事例で解説し，要点を"レシピ"として紹介．「困った！」に効くヒントが満載の事例集！

- 定価（本体4,800円＋税）
- B5判
- 310頁
- ISBN 978-4-7581-2316-7

排尿障害で患者さんが困っていませんか？
泌尿器科医が教える「尿が頻回・尿が出ない」の正しい診方と、排尿管理のコツ

影山慎二／著

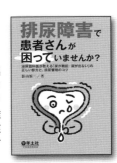

「じつはおしっこが…」，不意に出会う「尿の悩み」．患者に相談されたら，どこまで診ていますか？基本的な診察法，注意すべき鑑別診断や薬の使い分けなど，実践的に解説したプライマリ・ケア医のための入門書！

- 定価（本体3,700円＋税）
- A5判
- 183頁
- ISBN 978-4-7581-1794-4

発行 羊土社 YODOSHA
〒101-0052 東京都千代田区神田小川町2-5-1　TEL 03(5282)1211　FAX 03(5282)1212
E-mail：eigyo@yodosha.co.jp
URL：www.yodosha.co.jp/

ご注文は最寄りの書店，または小社営業部まで